ential

ahl (n) der Elektronen für:

⇌ E(f) (Metalle)

⇌ E^{n-}

$+ ne^-$ ⇌ E(f) + $n/2$ H_2O

$+ 2e^-$ ⇌ H_2O(fl)

°C)

nte

mente (20°C)

Elemente

Elemente

Elemente

10	11	12	13	1[4]				[1]8
								2,20 −272,2 0,1785 −268,93 2 **He** Helium
			10,811 [He] $2s^2 2p^1$ 3 2,04 2075 2,460 3927 5 **B** Bor	12,011 [He] $2s^2 2p^2$ −4, 2, 4 2,55 3642 (Subl.) 3,51 6 **C** Kohlenstoff	14,00674 [He] $2s^2 2p^3$ −3, 1, 2, 3, 4, 5 3,04 −210,01 1,25 −195,81 7 **N** Stickstoff	15,9994 [He] $2s^2 2p^4$ −2, −1 +1,229 (4) 3,44 −218,79 1,429 −182,95 8 **O** Sauerstoff	18,9984032 [He] $2s^2 2p^5$ −1 +2,87 (1) 4,00 −219,62 1,6965 −188,12 9 **F** Fluor	20,1797 [He] $2s^2 2p^6$ −248,59 0,90 −246,08 10 **Ne** Neon
			26,981539 [Ne] $3s^2 3p^1$ 3 −1,662 (3) 1,61 660,32 2,70 2519 13 **Al** Aluminium	28,0855 [Ne] $3s^2 3p^2$ −4, (2), 4 1,90 1410 2,336 2355 14 **Si** Silicium	30,973762 [Ne] $3s^2 3p^3$ −3, 1, 3, 5 2,19 44,1 1,82 281 15 **P** Phosphor	32,066 [Ne] $3s^2 3p^4$ −1, −2, 2, 4, 6 −0,48 (2) 2,58 115,21 2,07 444,62 16 **S** Schwefel	35,4527 [Ne] $3s^2 3p^5$ −1, 1, 3, 5, 7 +1,358 (1) 3,16 −101,50 2,90 −34,04 17 **Cl** Chlor	39,948 [Ne] $3s^2 3p^6$ −189,3 1,784 −185,8 18 **Ar** Argon
58,6934 [Ar] $3d^8 4s^2$ 2, 3 −0,257 (2) 1,91 1455 8,908 2913 28 **Ni** Nickel	63,546 [Ar] $3d^{10} 4s^1$ 1, 2 +0,3419 (2) 1,90 1084,62 8,92 2962 29 **Cu** Kupfer	65,39 [Ar] $3d^{10} 4s^2$ 2 −0,7618 (2) 1,65 419,53 7,14 907 30 **Zn** Zink	69,723 [Ar] $3d^{10} 4s^2 4p^1$ (−1), (−2), 3 −0,549 (3) 1,81 29,77 5,904 2204 31 **Ga** Gallium	72,61 [Ar] $3d^{10} 4s^2 4p^2$ 2, 4 −0,150 (4) 2,01 938,25 5,323 2833 32 **Ge** Germanium	74,92159 [Ar] $3d^{10} 4s^2 4p^3$ −3, 3, 5 +0,560 (3) 2,18 817 (36 bar) 5,72 603 (Subl.) 33 **As** Arsen	78,96 [Ar] $3d^{10} 4s^2 4p^4$ −2, 4, 6 −0,924 (2) 2,55 220,5 4,819 684,9 34 **Se** Selen	79,904 [Ar] $3d^{10} 4s^2 4p^5$ −1, 1, 3, 5, 7 +1,065 (1) 2,96 −7,25 3,12 58,8 35 **Br** Brom	83,798 [Ar] $3d^{10} 4s^2 4p^6$ 2 3,00 −157,36 3,7491 −153,22 36 **Kr** Krypton
106,42 [Kr] $4d^{10} 5s^0$ 0, 2, 4 +0,951 (2) 2,20 1554,9 11,99 2963 46 **Pd** Palladium	107,8682 [Kr] $4d^{10} 5s^1$ 1, 2, 3 +0,7996 (1) 1,93 961,78 10,49 2162 47 **Ag** Silber	112,411 [Kr] $4d^{10} 5s^2$ 2 −0,4030 (2) 1,69 321,07 8,65 767 48 **Cd** Cadmium	114,818 [Kr] $4d^{10} 5s^2 5p^1$ 1, 2, 3 −0,3382 (3) 1,78 156,5985 7,31 2072 49 **In** Indium	118,710 [Kr] $4d^{10} 5s^2 5p^2$ 2, 4 −0,1375 (2) 1,96 231,93 7,265 6202 50 **Sn** Zinn	121,757 [Kr] $4d^{10} 5s^2 5p^3$ −3, 3, 5 +0,152 (3) 2,05 630,63 6,697 1587 51 **Sb** Antimon	127,60 [Kr] $4d^{10} 5s^2 5p^4$ −2, 4, 6 −1,143 (2) 2,10 449,51 6,24 988 52 **Te** Tellur	126,90447 [Kr] $4d^{10} 5s^2 5p^5$ −1, 1, 3, 5, 7 +0,536 (2) 2,66 113,60 4,94 184,35 53 **I** Iod	131,293 [Kr] $4d^{10} 5s^2 5p^6$ 2, 4, 6 2,60 −111,7 5,8982 −108,0 54 **Xe** Xenon
195,084 [Xe] $4f^{14} 5d^9 6s^1$ 2, 4 +1,118 (2) 2,28 1768,4 21,45 3825 78 **Pt** Platin	196,96654 [Xe] $4f^{14} 5d^{10} 6s^1$ −1, 0, 1, 2, 3, 5 +1,498 (3) 2,54 1064,18 19,32 2856 79 **Au** Gold	200,59 [Xe] $4f^{14} 5d^{10} 6s^2$ 1, 2, 4 +0,8535 (2) 2,00 −38,84 13,5459 356,73 80 **Hg** Quecksilber	204,3833 [Xe] $4f^{14} 5d^{10} 6s^2 6p^1$ 1, 3 −0,3363 (1) 1,62 304 11,85 1473 81 **Tl** Thallium	207,20 [Xe] $4f^{14} 5d^{10} 6s^2 6p^2$ 2, 4 −0,1262 (2) 2,33 327,5 11,342 1749 82 **Pb** Blei	208,98037 [Xe] $4f^{14} 5d^{10} 6s^2 6p^3$ 3, 5 +0,317 (3) 2,02 271,4 9,78 1564 83 **Bi** Bismut	209,982 [Xe] $4f^{14} 5d^{10} 6s^2 6p^4$ (−2), 2, 4, 6 +0,37 (2) 2,00 254 9,196 962 84 **Po** Polonium	209,9871 [Xe] $4f^{14} 5d^{10} 6s^2 6p^5$ −1, 1, 3, 5, 7 2,20 302 85 **At** Astat	222,0176 [Xe] $4f^{14} 5d^{10} 6s^2 6p^6$ 2 −71,0 9,73 −61,8 86 **Rn** Radon
281 [Rn] $5f^{14} 6d^9 7s^1$ 110 **Ds** Darmstadtium	283 [Rn] $5f^{14} 6d^{10} 7s^1$ 111 **Rg** Röntgenium	277 [Rn] $5f^{14} 6d^{10} 7s^2$ 112 **Cn** Copernicium	287 [Rn] $5f^{14} 6d^{10} 7s^2 7p^1$ 113 **Uut** Ununtrium	289 [Rn] $5f^{14} 6d^{10} 7s^2 7p^2$ 114 **Uuq** Ununquadium	288 [Rn] $5f^{14} 6d^{10} 7s^2 7p^3$ 115 **Uup** Ununpentium	289 [Rn] $5f^{14} 6d^{10} 7s^2 7p^4$ 116 **Uuh** Ununhexium	291 [Rn] $5f^{14} 6d^{10} 7s^2 7p^5$ 117 **Uus** Ununseptium	294 [Rn] $5f^{14} 6d^{10} 7s^2 7p^6$ 118 **Uuo** Ununoctium

157,25 [Xe] $4f^7 5d^1 6s^2$ 2, 3 −2,29 (3) 1,20 1312 7,886 3250 64 **Gd** Gadolinium	158,92534 [Xe] $4f^9 6s^2$ 3, 4 −2,30 (3) 1356 8,253 3230 65 **Tb** Terbium	162,50 [Xe] $4f^{10} 6s^2$ 3 −2,29 (3) 1,22 1407 8,559 2567 66 **Dy** Dysprosium	164,93032 [Xe] $4f^{11} 6s^2$ 3 −2,33 (3) 1,23 1461 8,78 2720 67 **Ho** Holmium	167,26 [Xe] $4f^{12} 6s^2$ 3 −2,31 (3) 1,24 1529 9,045 2868 68 **Er** Erbium	168,93421 [Xe] $4f^{13} 6s^2$ 2, 3, 4 −2,31 (3) 1,25 1545 9,318 1950 69 **Tm** Thulium	173,04 [Xe] $4f^{14} 6s^2$ 2, 3 −2,22 (3) 824 6,973 1196 70 **Yb** Ytterbium	174,967 [Xe] $4f^{14} 5d^1 6s^2$ 3 −2,30 (3) 1,27 1652 9,84 3402 71 **Lu** Lutetium
247,0703 [Rn] $5f^7 6d^1 7s^2$ (2), 3, 4 −2,060 (3) 1,30 1340 13,51 3110 96 **Cm** Curium	247,0703 [Rn] $5f^8 6d^1 7s^2$ 3, 4 −1,970 (3) 1,30 986 14,78 97 **Bk** Berkelium	251,0796 [Rn] $5f^{10} 7s^2$ 3, 4 −2,010 (3) 1,30 900 15,1 98 **Cf** Californium	252,0829 [Rn] $5f^{11} 7s^2$ 2, 3, (4) −1,98 (3) 860 8,84 996 99 **Es** Einsteinium	257,0915 [Rn] $5f^{12} 7s^2$ 2, 3 −1,950 (3) 100 **Fm** Fermium	258,0986 Rn] $5f^{13} 7s^2$ 2, 3 −1,660 (3) 101 **Md** Mendelevium	259,1009 [Rn] $5f^{14} 7s^2$ 2, 3 −1,780 (3) 102 **No** Nobelium	260,1053 Rn] $5f^{14} 6d^1 7s^2$ 3 −2,060 (3) 103 **Lr** Lawrencium

Schiffter / Ziegler

Formelsammlung Pharmazie

Schifffter / Ziegler

Formelsammlung Pharmazie

für Studium und Beruf

Heiko A. Schifffter, Bad Dürkheim
Andreas S. Ziegler, Großhabersdorf

Mit 132 Abbildungen und 50 Tabellen

WVG
Wissenschaftliche
Verlagsgesellschaft
Stuttgart

Anschrift der Autoren

Dr. rer. nat. Heiko A. Schiffter
Sachsenhütter Str. 13
67098 Bad Dürkheim

heiko.schiffter@gmail.com

Dr. rer. nat. Andreas S. Ziegler
Flurstr. 2
90613 Großhabersdorf

andreas.ziegler@zience.de

Bibliografische Information der Deutschen Nationalbibliothek
Die Deutsche Nationalbibliothek verzeichnet diese Publikation in der Deutschen Nationalbibliografie; detaillierte bibliografische Daten sind im Internet über http://dnb.d-nb.de abrufbar.

1. Auflage 2013
ISBN 978-3-8047-3012-0

Birkenwaldstraße 44, 70191 Stuttgart
www.wissenschaftliche-verlagsgesellschaft.de

Printed in Germany
Satz: le-tex publishing services GmbH, Leipzig
Druck: Kösel, Krugzell
Umschlagsgestaltung: Wessinger + Peng, Stuttgart unter Verwendung eines Bildes von Fotolia.com/Education © olly

Vorwort

Hagen-Poiseuillesches Gesetz, Henderson-Hasselbalch-Gleichung, Bateman-Funktion und Cockcroft-Gault-Formel – eines haben all diese Begriffe gemein: Sie sind für eine wissenschaftlich fundierte Auseinandersetzung mit der gesamten Bandbreite pharmazeutischer Fragestellungen unabdingbar. Der thematische Kontext, dem diese und andere formelassoziierte Fachtermini entstammen, ist dabei häufig noch geläufig, die genaue Formel korrekt wiederzugeben gelingt hingegen sehr viel seltener. Warum auch, erscheint es doch ziemlich unsinnig Hunderte von Formeln wie Vokabeln auswendig zu lernen. Der Fokus sollte vielmehr auf einem tiefergehenden Verständnis und dem korrekten Gebrauch der Formeln liegen, dies allein ist meist schwierig genug. In vielen Fällen genügt es daher zu wissen, welche Formel zur jeweiligen Problemstellung passt und wo sie zu finden ist. Doch genau an dieser Stelle ergibt sich in der Pharmazie als interdisziplinärer Naturwissenschaft im Grenzgebiet von Chemie, Medizin, Physik, Biologie, Biochemie, Physiologie und Ingenieurwissenschaften ein Problem. Bislang existierte nämlich keine umfassende Formelsammlung, die alle Teilbereiche der Pharmazie in einem Werk zusammenfasst. So ergab sich die mitunter groteske Situation, dass Studierende der Pharmazie im Laufe Ihrer Ausbildung mit drei und mehr verschiedenen Formelsammlungen hantieren mussten, um die verschiedenen Fachdisziplinen vollständig abzudecken. In pharmaziespezifischen Fächern, wie etwa der Pharmazeutischen Technologie, waren sie zudem auf selbstverfasste Skripten angewiesen, die sie aus verschiedenen Lehrbüchern zusammengestellt hatten, da für diese Bereiche gar keine adäquaten Formel- und Tabellenwerke existierten. Genau diese Lücke soll mit der hier vorliegenden Zusammenstellung geschlossen werden. Sie soll nicht nur die Anschaffung mehrerer verschiedener Formelsammlungen überflüssig machen und ihren Nutzern die zeitaufwändige und nervenzehrende Suche nach der richtigen Formel in einer Vielzahl unterschiedlicher Quellen ersparen, sondern durch eine stringente Gliederung nach pharmazeutischen Gesichtspunkten auch die Orientierung und eine problemorientierte Herangehensweise an pharmazeutische Fragestellungen aller Art erleichtern. Um eine klare Struktur zu gewährleisten, wurde diese Formelsammlung auch nicht als Kurzlehrbuch, sondern als reines Nachschlagewerk konzipiert. Auf Herleitungen wird daher soweit wie möglich verzichtet und der theoretische Hintergrund als bekannt vorausgesetzt.

In die Auswahl der hier zu findenden Formeln ist, neben der Sichtung einer Vielzahl einschlägiger Fachpublikationen und umfangreichen Kollegengesprächen, auch unsere eigene Lehrerfahrung eingeflossen. Um die Übersichtlichkeit des Werkes nicht zu gefährden und um die Dimensionen dieses Buches in einem Rahmen zu halten, der den tagtäglichen Gebrauch am Schreibtisch und im Labor gestattet, sind dem Umfang einer solchen Formelsammlung allerdings zwangsläufig Grenzen gesetzt. Kompromisse können da natürlich nicht ausbleiben, dennoch haben wir versucht, alle pharmazeutischen Fachgebiete sowie ihre relevanten Teilaspekte in der notwendigen inhaltlichen Breite und Tiefe abzudecken.

Die Formeln dieser Formelsammlung wurden mehrfach gewissenhaft überprüft, dennoch ist es angesichts der gesichteten und bearbeitenden Datenfülle nicht mit absoluter Sicherheit auszuschließen, dass sich vereinzelt ein Übertragungs- oder Druckfehler eingeschlichen hat. Sollten Sie daher bei Ihrer Arbeit mit diesem Buch auf einen Fehler stoßen oder sollten Sie Formeln vermissen, die Sie aus Ihrer persönlichen Erfahrung heraus für essentiell halten, so würden wir uns über eine kurze Rückmeldung (formelsammlung@zience.de) freuen. Nur so können wir Ihre Anregungen im Sinne einer kontinuierlichen Qualitätssteigerung bei etwaigen Folgeauflagen adäquat berücksichtigen.

Abschließend hoffen wir, diese Formelsammlung möge Ihnen, während Ihrer Ausbildung sowie im pharmazeutischen Berufsalltag, ein hilfreicher und wertvoller Begleiter sein, der Ihnen Ihre Arbeit erleichtert und es Ihnen ermöglicht sich noch mehr als bisher auf die anspruchsvollen und spannenden Fragen der Pharmazie zu konzentrieren.

Erlangen, im Sommer 2012

Heiko A. Schiffter
Andreas S. Ziegler

Inhaltsverzeichnis

1 MATHEMATIK

1.1 Algebraische Rechenregeln

1.1.1 Zahlenmengen

Zahlenmenge	Beschreibung	Uneingeschränkt ausführbare Grundrechenoperationen
Natürliche Zahlen	$\mathbb{N} = \{0; 1; 2; 3; \ldots\}$ $\mathbb{N}^* = \mathbb{N}\backslash\{0\}$	Addition, Multiplikation
Ganze Zahlen	$\mathbb{Z} = \{\ldots; -3; -2; -1; 0; 1; 2; 3; \ldots\}$	Addition, Multiplikation, Subtraktion
Rationale Zahlen	$\mathbb{Q} = \left\{\frac{p}{q} \mid p,\ q \in \mathbb{Z} \wedge q \neq 0\right\}$	Addition, Multiplikation, Subtraktion, Division (ausgenommen durch 0)
Reelle Zahlen	$\mathbb{R} = \mathbb{Q} \cup \mathbb{I}$ $\mathbb{I}$ = Irrationale Zahlen (unendliche nichtperiodische Dezimalbrüche)	Addition, Multiplikation, Subtraktion, Division (ausgenommen durch 0)
Komplexe Zahlen	$\mathbb{C} = \left\{a + bi \mid a,\ b \in \mathbb{R} \wedge i^2 = -1\right\}$	Addition, Multiplikation, Subtraktion, Division (ausgenommen durch 0)

1.1.2 Grundrechenarten

Bezeichnung	Verknüpfung	*a* heißt	*b* heißt	*c* heißt
Addition	$a + b = c$	Summand	Summand	Summe
Subtraktion	$a - b = c$	Minuend	Subtrahend	Differenz
Multiplikation	$a \cdot b = c$	Faktor	Faktor	Produkt
Division	$a : b = c\ (b \neq 0)$	Dividend	Divisor	Quotient

1.1.3 Kommutativgesetz

$a + b = b + a$

$a \cdot b = b \cdot a$

1.1.4 Assoziativgesetz

$(a + b) + c = a + (b + c)$

$(a \cdot b) \cdot c = a \cdot (b \cdot c)$

1.1.5 Distributivgesetz

$a \cdot (b \pm c) = a \cdot b \pm a \cdot c$

1.1.6 Potenzen und Wurzeln

Definition Potenzen

$a^n = a \cdot a \cdot a \cdot \ldots \cdot a \quad (a \text{ beliebig und } n \in \mathbb{N})$

$a^0 = 1$

$a^1 = a$

| a Basis | n Exponent

Rechensätze für Potenzen

$a^m \cdot a^n = a^{m+n}$

$a^m : a^n = a^{m-n}$

$a^n \cdot b^n = (a \cdot b)^n$

$a^n : b^n = \left(\frac{a}{b}\right)^n$

$(a^m)^n = a^{m \cdot n} = (a^n)^m$

Definition Wurzeln

$\sqrt[n]{a} = x \quad \Leftrightarrow \quad x^n = a \quad (a \in \mathbb{R},\ a \geq 0 \text{ und } n \in \mathbb{N}^* \setminus \{1\})$

$\sqrt[2]{a} = \sqrt{a}$

$\sqrt{a^2} = |a|$

1 2 3 4 5 6 7 8 9 A

Rechensätze für Wurzeln

$$\sqrt[n]{a} \cdot \sqrt[n]{b} = \sqrt[n]{a \cdot b}$$

$$\sqrt[n]{a} : \sqrt[n]{b} = \sqrt[n]{\frac{a}{b}}$$

$$\left(\sqrt[n]{a}\right)^m = \sqrt[n]{a^m}$$

$$a^{-n} = \frac{1}{a^n}$$

$$a^{\frac{1}{n}} = \sqrt[n]{a}$$

$$a^{\frac{m}{n}} = \sqrt[n]{a^m}$$

$$a^{-\frac{m}{n}} = \frac{1}{\sqrt[n]{a^m}}$$

$$\sqrt[m]{\sqrt[n]{a}} = \sqrt[m \cdot n]{a} = \sqrt[n]{\sqrt[m]{a}}$$

1.1.7 Logarithmen

Definition

$$x = \log_b a \quad \Leftrightarrow \quad b^x = a \quad (a \in \mathbb{R}, a > 0 \text{ sowie } b \in \mathbb{R} \text{ und } b > 0)$$

| a Numerus | b Basis

Rechensätze

$$\log(u \cdot v) = \log u + \log v$$

$$\log \frac{u}{v} = \log u - \log v$$

$$\log u^n = n \cdot \log u$$

$$\log \sqrt[n]{u} = \frac{1}{n} \cdot \log u$$

Sonderfälle

$$\log_{10} x = \lg x$$

$$\log_e x = \ln x$$

$$\log_2 x = \operatorname{lb} x$$

Umrechnung der Basis

Umrechnung der Basis von g auf Basis b:

$$\log_b x = \log_b g \cdot \log_g x$$

1.1.8 Binomische Formeln

$(a+b)^2 = a^2 + 2ab + b^2$

$(a-b)^2 = a^2 - 2ab + b^2$

$(a+b)^3 = a^3 + 3a^2b + 3ab^2 + b^3$

$(a-b)^3 = a^3 - 3a^2b + 3ab^2 - b^3$

$(a+b)^4 = a^4 + 4a^3b + 6a^2b^2 + 4ab^3 + b^4$

$(a-b)^4 = a^4 - 4a^3b + 6a^2b^2 - 4ab^3 + b^4$

$a^2 + b^2$ in $\mathbb{R}$ nicht zerlegbar

$a^2 - b^2 = (a+b) \cdot (a-b)$

$a^3 + b^3 = (a+b) \cdot (a^2 - ab + b^2)$

$a^3 - b^3 = (a-b) \cdot (a^2 + ab + b^2)$

$a^4 - b^4 = (a^2 + b^2) \cdot (a^2 - b^2)$

$a^n - b^n = (a-b) \cdot (a^{n-1} + a^{n-2}b + a^{n-3}b^2 + \ldots + a^2b^{n-3} + ab^{n-2} + b^{n-1})$

$a^{2n} - b^{2n} = (a^n - b^n) \cdot (a^n + b^n)$

1.2 Funktionen

1.2.1 Ganzrationale Funktion vom Grade *n*

$$f(x) = a_n x^n + a_{n-1} x^{n-1} + \ldots + a_1 x + a_0 = \sum_{i=0}^{n} a_i x^i$$

| n Natürliche Zahl ($n \in \mathbb{N}$) | a Reelle Zahl ($a_n \neq 0$; $a_i \in \mathbb{R}$)

1.2.2 Gebrochenrationale Funktionen

$$f(x) = \frac{a_n x^n + a_{n-1} x^{n-1} + \ldots + a_1 x + a_0}{b_m x^m + b_{m-1} x^{m-1} + \ldots + b_1 x + b_0} = \frac{\sum_{i=0}^{n} a_i x^i}{\sum_{k=0}^{m} b_k x^k}$$

| n, m Natürliche Zahl ($n, m \in \mathbb{N}$; $m \neq 0$) | a, b Reelle Zahl ($a_n, b_m \neq 0$; $a_i, b_k \in \mathbb{R}$)

1.2.3 Lineare Funktion

$f(x) = mx + c$

| m Steigung | c y-Achsenabschnitt

1
2
3
4
5
6
7
8
9
A

1.2.4 Quadratische Funktion

Normalform

$$f(x) = ax^2 + bx + c \qquad \text{mit} \quad (a \neq 0)$$

Nullstellen einer quadratischen Funktion

$$ax^2 + bx + c = 0 \qquad \text{mit} \quad (a \neq 0)$$

$$x_{1,2} = \frac{-b \pm \sqrt{b^2 - 4ac}}{2a}$$

1.2.5 Potenzfunktion

$$f(x) = ax^n \quad (a \in \mathbb{R}; a \neq 0) \text{ und } (n \in \mathbb{Z}; n \neq 1)$$

1.2.6 Wurzelfunktion

$$f(x) = ax^{\frac{p}{q}} = a \cdot \sqrt[q]{x^p} \quad \text{mit} \quad \left(p, q \in \mathbb{N}^*\right) \text{ und } (p \neq q)$$

1.2.7 Exponentialfunktion

$$f(x) = a^x \quad \text{mit} \quad (a \in \mathbb{R};\ a > 0;\ a \neq 1)$$

| a Basis

1.2.8 Logarithmusfunktion

$$f(x) = \log_b x \quad \text{mit} \quad (b \in \mathbb{R};\ b > 0;\ b \neq 1)$$

| b Basis

1.3 Ableitungen und Integrale

1.3.1 Steigung einer Geraden

$$m = \frac{f(x_2) - f(x_1)}{x_2 - x_1} = \frac{y_2 - y_1}{x_2 - x_1}$$

| m Steigung der Geraden mit der Gleichung $f(x) = mx + c$ | x_1; y_1 Wertepaar 1 auf der Geraden | x_2; y_2 Wertepaar 2 auf der Geraden | c y-Achsenabschnitt

1.3.2 Differenzenquotient

$$\frac{\Delta y}{\Delta x} = \frac{f(x_0 + \Delta x) - f(x_0)}{\Delta x}$$

■ Der Differenzenquotient gibt den Anstieg der Sekante durch die Punkte $P_0(x_0; f(x_0))$ und $P_1(x_0 + \Delta x; f(x_0 + \Delta x))$ des Graphen von f an.

1.3.3 Erste Ableitungsfunktion

$$f'(x) = \lim_{\Delta x \to 0} \frac{f(x + \Delta x) - f(x)}{\Delta x} = \frac{\mathrm{d}f}{\mathrm{d}x}$$

1.3.4 Zweite Ableitungsfunktion

$$f''(x) = [f'(x)]' = \frac{\mathrm{d}^2 f}{\mathrm{d}x^2}$$

1.3.5 Höhere Ableitungen

$$f^{(n)}(x) = \left[f^{(n-1)}(x)\right]' = \frac{\mathrm{d}^n f}{\mathrm{d}x^n}$$

1.3.6 Ableitungen spezieller Funktionen

$f(x)$	$f'(x)$	$f''(x)$
c (Konstante)	0	0
x^n mit $(n \in \mathbb{R})$	$n \cdot x^{n-1}$	$n \cdot (n-1) \cdot x^{n-2}$
$\sin x$	$\cos x$	$-\sin x$
$\cos x$	$-\sin x$	$-\cos x$
$\tan x$ mit $(n \neq \frac{\pi}{2} + n\pi)$ $(n \in \mathbb{Z})$	$\frac{1}{\cos^2 x} = 1 + \tan^2 x$	$2 \tan x \cdot (1 + \tan^2 x)$
$\arcsin x$	$\frac{1}{\sqrt{1-x^2}}$	$\frac{x}{(1-x^2) \cdot \sqrt{1-x^2}}$
$\arccos x$	$-\frac{1}{\sqrt{1-x^2}}$	$\frac{-x}{(1-x^2) \cdot \sqrt{1-x^2}}$
$\arctan x$	$\frac{1}{1+x^2}$	$\frac{-2x}{(1-x^2)^2}$
e^x	e^x	e^x
a^x mit $(a > 0)$	$a^x \cdot \ln a$	$a^x \cdot (\ln a)^2$
$\log_a x$ mit $(a > 0; a \neq 1; x > 0)$	$\frac{1}{x \cdot \ln a}$	$\frac{-1}{x^2 \cdot \ln a}$
$\ln x$	$\frac{1}{x}$	$-\frac{1}{x^2}$

1.3.7 Ableitungsregeln

Faktorregel

$$f(x) = c \cdot u(x) \quad \Rightarrow \quad f'(x) = c \cdot u'(x)$$

| c Konstante

Summenregel

$$f(x) = u(x) \pm v(x) \quad \Rightarrow \quad f'(x) = u'(x) \pm v'(x)$$

Produktregel

$$f(x) = u(x) \cdot v(x) \quad \Rightarrow \quad f'(x) = u'(x) \cdot v(x) + u(x) \cdot v'(x)$$

Quotientenregel

$$f(x) = \frac{u(x)}{v(x)} \quad (\text{mit } v(x) \neq 0) \quad \Rightarrow \quad f'(x) = \frac{u'(x) \cdot v(x) - u(x) \cdot v'(x)}{[v(x)]^2}$$

Kettenregel

$$f(x) = v\,(u(x)) \quad \Rightarrow \quad f'(x) = v'(u) \cdot u'(x)$$

oder in anderer Schreibweise:

$$\frac{\mathrm{d}v}{\mathrm{d}x} = \frac{\mathrm{d}v}{\mathrm{d}u} \cdot \frac{\mathrm{d}u}{\mathrm{d}x}$$

Differentiation der Umkehrfunktion

Als Umkehrfunktion einer Funktion f wird diejenige Funktion g bezeichnet, die sich ergibt, wenn man f an der Spiegelachse $x = y$ spiegelt. Wenn also $g(y) = x$ die Umkehrfunktion von $f(x) = y$ ist, dann gilt:

$$f'(x) \cdot g'(y) = 1 \quad \text{oder} \quad g'(y) = \frac{1}{f'(x)}$$

1.3.8 Stammfunktion

$F(x)$ ist eine Stammfunktion der Funktion $f(x)$, wenn $F'(x) = f(x)$ für alle $x \in \mathbb{D}$ gilt.

$f(x) = F'(x)$	$F(x)$	Bedingung
c	$c \cdot x$	
x^n	$\frac{1}{n+1} \cdot x^{n+1}$	$(n \neq -1)$
$\frac{1}{x}$	$\ln\lvert x\rvert$	$(x \neq 0)$
e^x	e^x	
a^x	$\frac{a^x}{\ln a}$	$(a > 0; a \neq 1)$
$\ln x$	$x \cdot \ln x - x$	$(x > 0)$
$\frac{1}{x-a}$	$\ln\lvert x-a\rvert$	
$\frac{1}{(x-a)\cdot(x-b)}$	$\frac{1}{a-b} \ln\left\lvert\frac{x-a}{x-b}\right\rvert$	$(a \neq b)$
$\frac{1}{(x-a)^2}$	$-\frac{1}{x-a}$	
$\frac{1}{x^2-a^2}$	$\frac{1}{2a} \cdot \ln \frac{x-a}{x+a}$	$(\lvert x\rvert > \lvert a\rvert)$
$\frac{1}{a^2-x^2}$	$\frac{1}{2a} \cdot \ln \frac{a+x}{a-x}$	$(\lvert x\rvert < \lvert a\rvert)$
$\frac{1}{a^2+x^2}$	$\frac{1}{a} \cdot \arctan \frac{x}{a}$	
$\sqrt{ax+b}$	$\frac{2}{3a}\sqrt{(ax+b)^3}$	
$\frac{1}{\sqrt{ax+b}}$	$\frac{2}{a}\sqrt{ax+b}$	
$\sqrt{x^2-a^2}$	$\frac{x}{2}\sqrt{x^2+a^2} - \frac{a^2}{2} \ln\left\lvert x+\sqrt{x^2-a^2}\right\rvert$	
$\frac{1}{\sqrt{x^2-a^2}}$	$\ln\left\lvert x+\sqrt{x^2-a^2}\right\rvert$	
$\sqrt{a^2-x^2}$	$\frac{x}{2}\sqrt{a^2-x^2} + \frac{a^2}{2} \arcsin \frac{x}{a}$	
$\frac{1}{\sqrt{a^2-x^2}}$	$\arcsin \frac{x}{a}$	
$\sqrt{x^2+a^2}$	$\frac{x}{2}\sqrt{x^2+a^2} + \frac{a^2}{2} \ln\left(x+\sqrt{a^2+x^2}\right)$	
$\frac{1}{\sqrt{x^2+a^2}}$	$\ln\left(x+\sqrt{x^2+a^2}\right)$	
$\sin x$	$-\cos x$	
$\sin^2 x$	$\frac{1}{2}(x - \sin x \cdot \cos x)$	

▶

$f(x) = F'(x)$	$F(x)$	Bedingung
$\frac{1}{\sin x}$	$\ln\left\|\tan \frac{x}{2}\right\|$	
$\frac{1}{\sin^2 x}$	$-\cot x$	
$\frac{1}{1+\sin x}$	$\ln\left(\frac{x}{2} - \frac{\pi}{4}\right)$	
$\frac{1}{1-\sin x}$	$-\cot\left(\frac{x}{2} - \frac{\pi}{4}\right)$	
$\cos x$	$\sin x$	
$\cos^2 x$	$\frac{1}{2}(x + \sin x \cdot \cos x)$	
$\frac{1}{\cos x}$	$\ln\left\|\tan\left(\frac{x}{2} + \frac{\pi}{4}\right)\right\|$	
$\frac{1}{\cos^2 x}$	$\tan x$	
$\frac{1}{1+\cos x}$	$\tan \frac{x}{2}$	
$\frac{1}{1-\cos x}$	$-\cot \frac{x}{2}$	
$\tan x$	$-\ln\|\cos x\|$	
$\tan^2 x$	$\tan x - x$	
$\cot x$	$\ln\|\sin x\|$	
$\cot^2 x$	$-\cot x - x$	
$\arcsin x$	$x \cdot \arcsin x + \sqrt{1 - x^2}$	
$\arccos x$	$x \cdot \arccos x - \sqrt{1 - x^2}$	
$\arctan x$	$x \cdot \arctan x - \frac{1}{2}\ln\left(x^2 + 1\right)$	
$\operatorname{arccot} x$	$x \cdot \operatorname{arccot} x + \frac{1}{2}\ln\left(x^2 + 1\right)$	
$e^{ax}\cos bx$	$\frac{e^{ax}}{a^2+b^2}(a\cos bx + b\sin bx)$	
$e^{ax}\sin bx$	$\frac{e^{ax}}{a^2+b^2}(a\sin bx - b\cos bx)$	

1.3.9 Unbestimmtes Integral

$$\int f(x)\mathrm{d}x = F(x) + c$$

| c Integrationskonstante

■ Das unbestimmte Integral beschreibt die Menge aller Stammfunktionen $f(x)$.

1.3.10 Bestimmtes Integral

Hauptsatz der Differential- und Integralrechnung

Ist $f(x)$ eine im Intervall $[a, b]$ stetige Funktion und $F(x)$ irgendeine Stammfunktion von $f(x)$, so ist

$$\int_a^b f(x)\mathrm{d}x = F(b) - F(a)$$

Mittelwertsatz der Integralrechnung

Ist $f(x)$ im Intervall $[a, b]$ stetig, so gibt es wenigstens eine Zahl ξ mit $a \leq \xi \leq b$, für die gilt:

$$\int_a^b f(x)\mathrm{d}x = f(\xi) \cdot (b - a)$$

■ Der Mittelwertsatz der Integralrechnung sagt aus, dass die Fläche die von der Kurve $f(x)$, der x-Achse und den beiden Ordinaten $x = a$ und $x = b$ begrenzt wird, gleich der Fläche eines Rechtecks mit der Länge $b - a$ und der Höhe $f(\xi)$ mit $a \leq \xi \leq b$ ist.

1.3.11 Integrationsregeln

Faktorenregel

$$\int_a^b c \cdot f(x)\mathrm{d}x = c \cdot \int_a^b f(x)\mathrm{d}x$$

| c Konstante

Summenregel (Linearität)

$$\int_a^b (f(x) \pm g(x))\,\mathrm{d}x = \int_a^b f(x)\mathrm{d}x \pm \int_a^b g(x)\mathrm{d}x$$

Produktregel

$$\int_a^b \left(f'(x) \cdot g(x)\right)\mathrm{d}x = (f(x) \cdot g(x))\big|_a^b - \int_a^b \left(f(x) \cdot g'(x)\right)\mathrm{d}x$$

1
2
3
4
5
6
7
8
9
A

Substitutionsregel

$$\int_a^b f(g(z)) \cdot g'(z)\mathrm{d}z = \int_{g(a)}^{g(b)} f(x)\mathrm{d}x \quad \text{mit} \quad x = g(z) \quad \text{und} \quad g'(z) = \frac{\mathrm{d}x}{\mathrm{d}z}$$

Sonderfall:

$$\int_a^b \frac{f'(x)}{f(x)}\mathrm{d}x = \ln|f(x)|\Big|_a^b$$

1.3.12 Differentialgleichungen

Homogene lineare Differentialgleichung 1. Ordnung mit konstanten Koeffizienten

Differentialgleichung:

$$f'(x) + a \cdot f(x) = 0 \quad \text{für alle} \quad x \in \mathbb{R}$$

Lösung: $f(x) = c \cdot \mathrm{e}^{-a \cdot x}$

| a Konstante | c Intregrationskontante

Inhomogene lineare Differentialgleichung 1. Ordnung mit konstanten Koeffizienten

Differentialgleichung:

$$f'(x) + a \cdot f(x) = g(x)$$

Lösung: $f(x) = \mathrm{e}^{-a \cdot x} \cdot \left(\int_0^x g(x) \cdot \mathrm{e}^{a \cdot x}\mathrm{d}x + c\right)$

| a Konstante | c Intregrationskontante

Homogene lineare Differentialgleichung 2. Ordnung mit konstanten Koeffizienten

Differentialgleichung:

$$f''(x) + a \cdot f'(x) + b \cdot f(x) = 0 \quad \text{für alle} \quad x \in \mathbb{R}$$

Fall 1:

$$a^2 - 4b > 0 \quad \text{mit} \quad r_{1,2} = \frac{-a \pm \sqrt{a^2 - 4b}}{2}$$

Lösung: $f(x) = c_1 \cdot \mathrm{e}^{r_1 \cdot x} + c_2 \cdot \mathrm{e}^{r_2 \cdot x}$

Fall 2:

$a^2 - 4b = 0$

Lösung: $f(x) = e^{-\frac{a}{2}\cdot x}\,(c_1 + c_2 \cdot x)$

Fall 3:

$a^2 - 4b < 0$ mit $k = \sqrt{b - \frac{a^2}{4}}$, $A = \sqrt{c_1^2 + c_2^2} \neq 0$ und $\tan\varphi = \frac{c_1}{c_2}$

Lösung: $f(x) = e^{-\frac{a}{2}x} \cdot (c_1 \cdot \cos kx + c_2 \sin kx) = A \cdot e^{-\frac{a}{2}\cdot x} \cdot \sin(kx + \varphi)$

| a, b Konstante | c Intregrationskontante

1.4 Geometrie

1.4.1 Dreiecksformeln

Allgemeine Dreiecksformeln

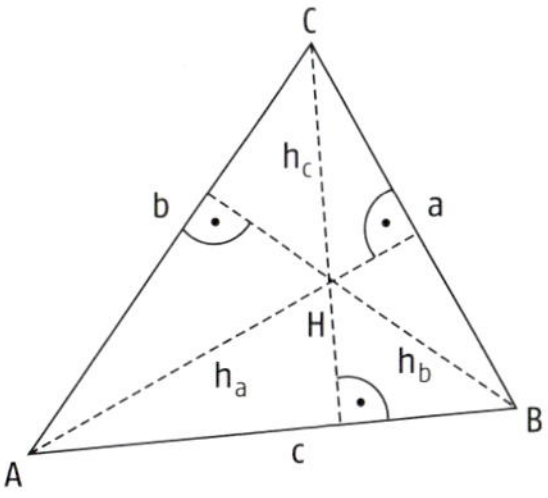

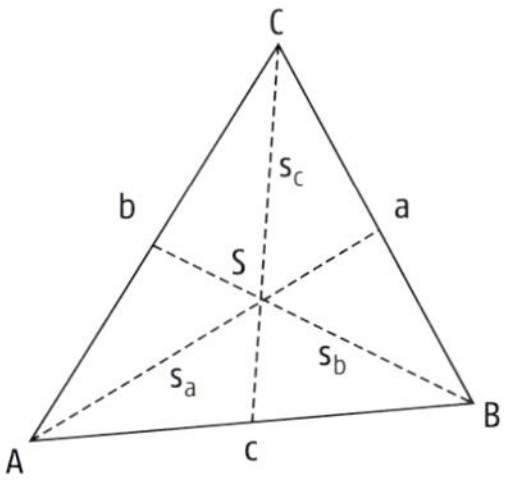

Fläche: $A = \frac{1}{2}ah_a = \frac{1}{2}bh_b = \frac{1}{2}ch_c = \frac{abc}{4r}$
Umfang: $U = a + b + c$
Winkelsatz: $\alpha + \beta + \gamma = 180^\circ$

| a, b, c Seiten | h_a, h_b, h_c Höhen | s_a, s_b, s_c Seitenhalbierende | α, β, γ Winkel | r Umkreisradius | H Höhenschnittpunkt | S Schwerpunkt (teilt jede Seitenhalbierende im Verhältnis 2 : 1)

Rechtwinkeliges Dreieck

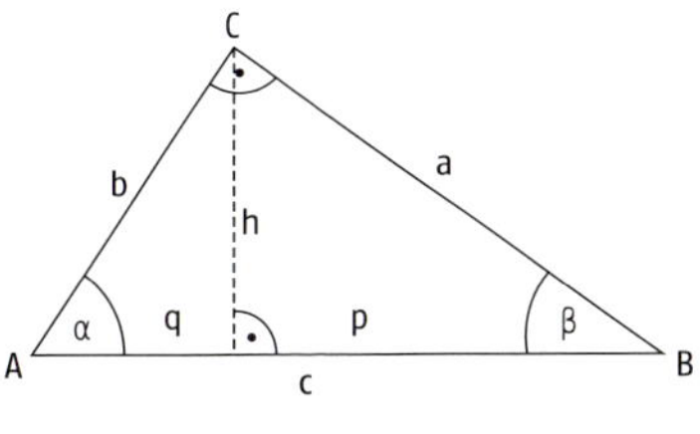

Satz des Pythagoras: $a^2 + b^2 = c^2$
Kathetensatz: $a^2 = cp$; $b^2 = cq$
Höhensatz: $h^2 = pq$
Fläche: $A = \frac{1}{2}ch = \frac{1}{2}c\sqrt{pq} = \frac{1}{2}ab$
Umfang: $U = a + b + c$

Gleichseitiges Dreieck

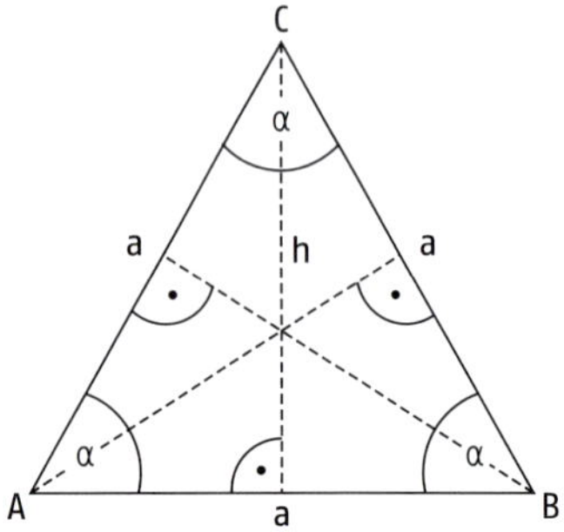

Höhe: $h = \frac{a}{2}\sqrt{3}$

Fläche: $A = \frac{a^2}{4}\sqrt{3}$

Umfang: $U = 3a$

Gleichschenkeliges Dreieck

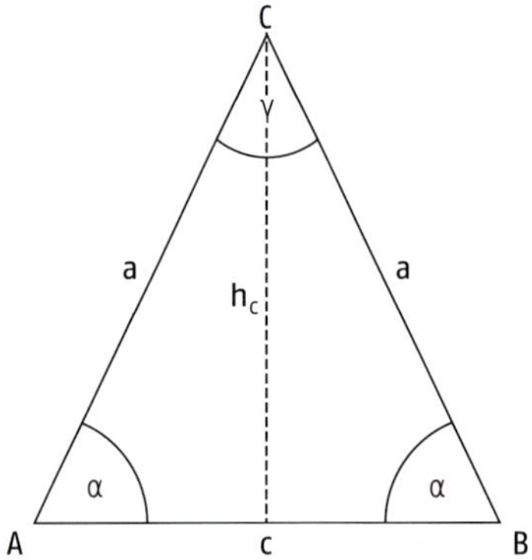

Höhe: $h_c = \sqrt{a^2 - \left(\frac{c}{2}\right)^2}$

Fläche: $A = \frac{1}{2}ch_c$

Umfang: $U = 2a + c$

1.4.2 Quadrat

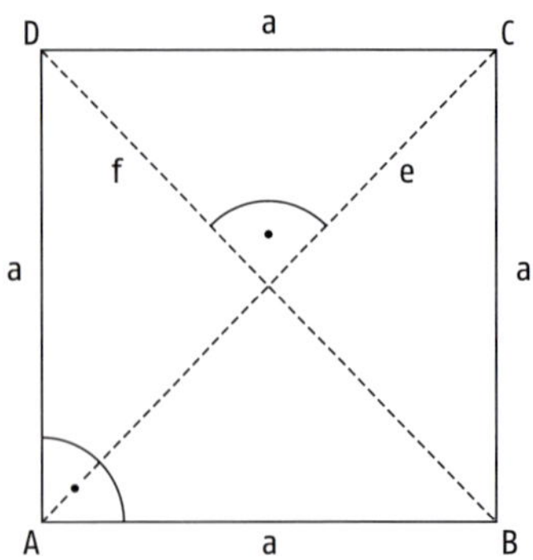

Fläche: $A = a^2$

Umfang: $U = 4a$

Diagonale: $e = f = a\sqrt{2}$

1.4.3 Rechteck

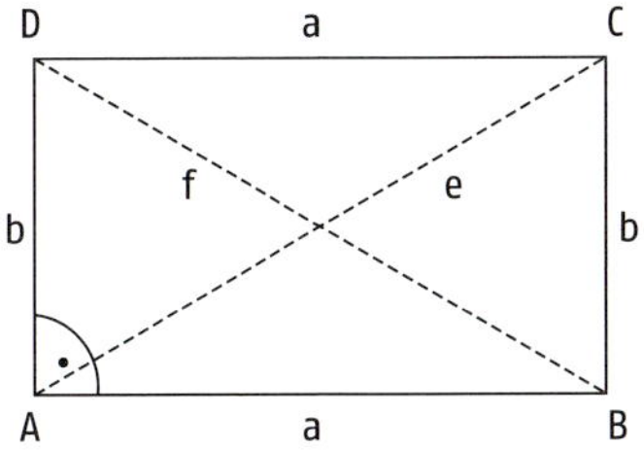

Fläche: $A = a \cdot b$

Umfang: $U = 2(a + b)$

Diagonale: $e = f = \sqrt{a^2 + b^2}$

1.4.4 Rhombus (Raute)

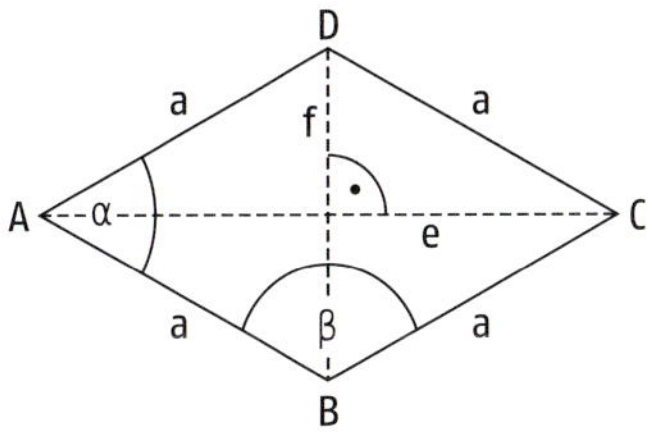

Fläche: $A = \frac{1}{2} e \cdot f = a^2 \cdot \sin\alpha = a^2 \cdot \sin\beta$

Umfang: $U = 4a$

Diagonale 1: $e = 2a \cdot \cos\frac{\alpha}{2} = 2a \cdot \sin\frac{\beta}{2}$

Diagonale 2: $f = 2\,a \cdot \sin\frac{\alpha}{2} = 2\,a \cdot \cos\frac{\beta}{2}$

1.4.5 Parallelogramm (Rhomboid)

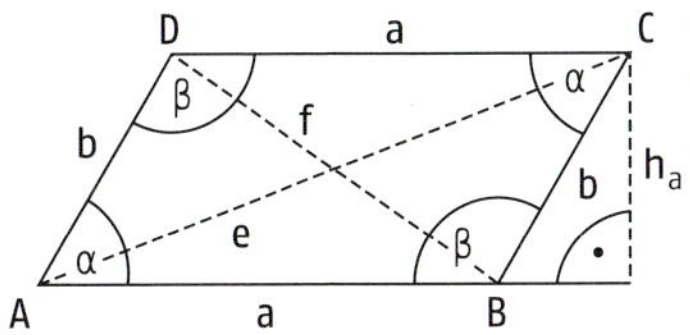

Fläche: $A = a \cdot h_a = b \cdot h_b = a \cdot b \cdot \sin\alpha$

Umfang: $U = 2 \cdot (a + b)$

Diagonale 1: $e = \sqrt{a^2 + b^2 + 2ab \cdot \cos\alpha}$

Diagonale 2: $f = \sqrt{a^2 + b^2 - 2ab \cdot \cos\alpha}$

Winkel: $\alpha + \beta = 180°$

1.4.6 Trapez

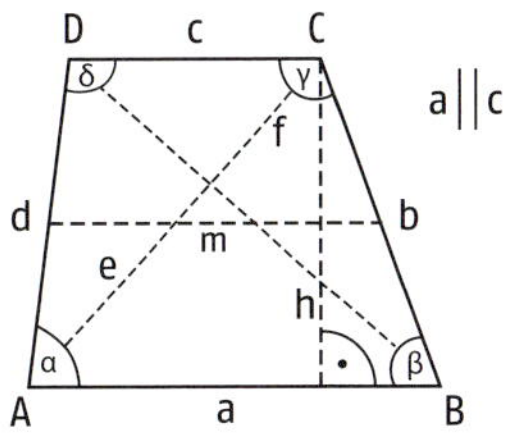

Fläche: $A = m \cdot h = \frac{1}{2}(a + c) \cdot h$

Umfang: $U = a + b + c + d$

Diagonale 1: $e = \sqrt{a^2 + b^2 - 2ab \cdot \cos\beta}$
$= \sqrt{c^2 + d^2 - 2cd \cdot \cos\delta}$

Diagonale 2: $f = \sqrt{a^2 + d^2 - 2ad \cdot \cos\alpha}$
$= \sqrt{b^2 + c^2 - 2bc \cdot \cos\gamma}$

1.4.7 Kreis und Kreisanteile

Kreis

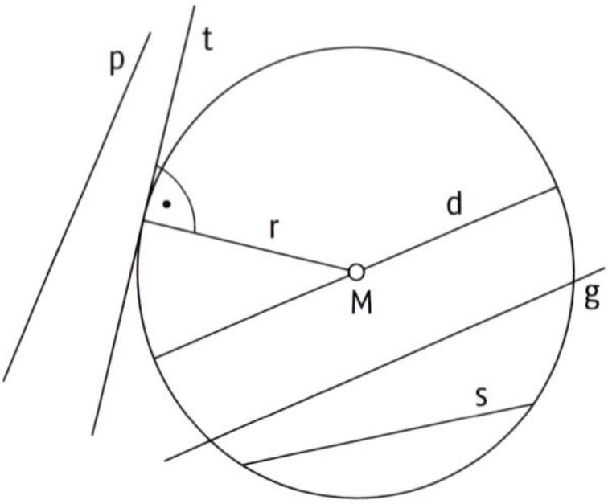

p Passante
t Tangente
r Radius
d Durchmesser
g Sekante
s Sehne

Fläche: $A = \pi r^2 = \frac{\pi}{4} d^2$
Umfang: $U = 2\pi r = \pi d$

Kreisbogen und Kreisausschnitt (Kreissektor)

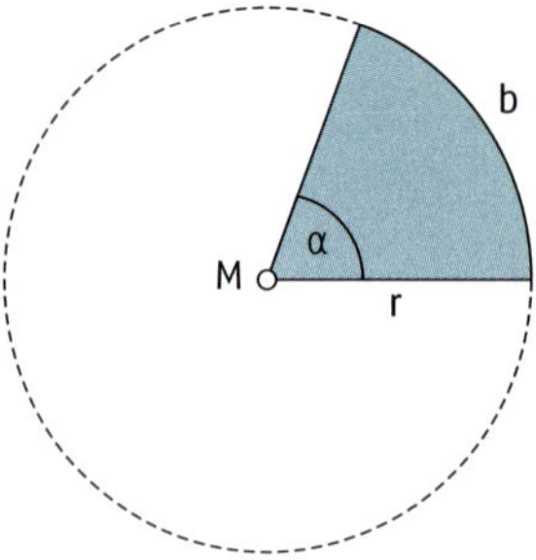

Kreisbogen: $b = 2\pi r \cdot \frac{\alpha}{360°} = \pi r \cdot \frac{\alpha}{180°}$
Kreisausschnitt: $A_\alpha = \pi r^2 \cdot \frac{\alpha}{360°} = \frac{br}{2}$

Kreisabschnitt (Kreissegment)

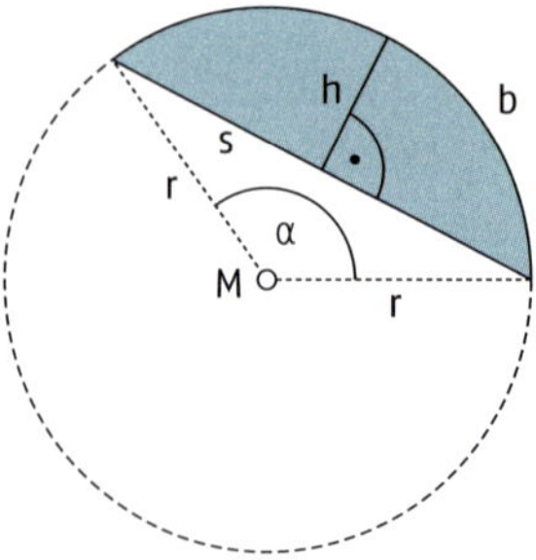

Kreissehne: $s = 2r \cdot \sin \frac{\alpha}{2}$
Segmenthöhe: $h = r \cdot \left(1 - \cos \frac{\alpha}{2}\right)$
$= r - \frac{1}{2}\sqrt{4r^2 - s^2}$
Fläche: $A = \frac{r^2}{2} \left(\frac{\pi \alpha}{180°} - \sin \alpha\right)$

Kreisring

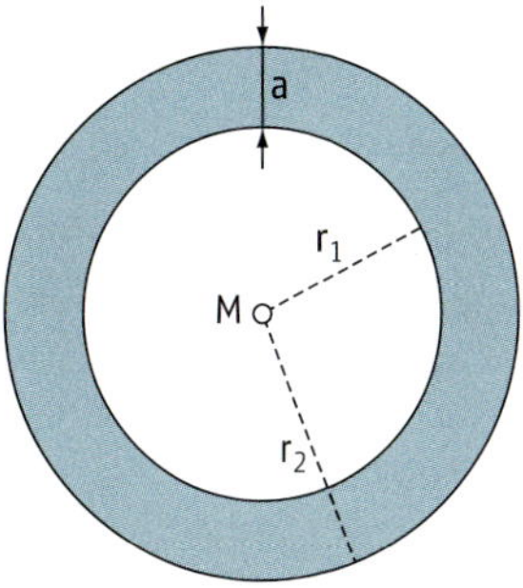

Ringbreite: $a = r_2 - r_1$

Fläche: $A = \pi\left(r_2^2 - r_1^2\right)$

Umfang: $U = 2\pi\left(r_1 + r_2\right)$

1.4.8 Ellipse

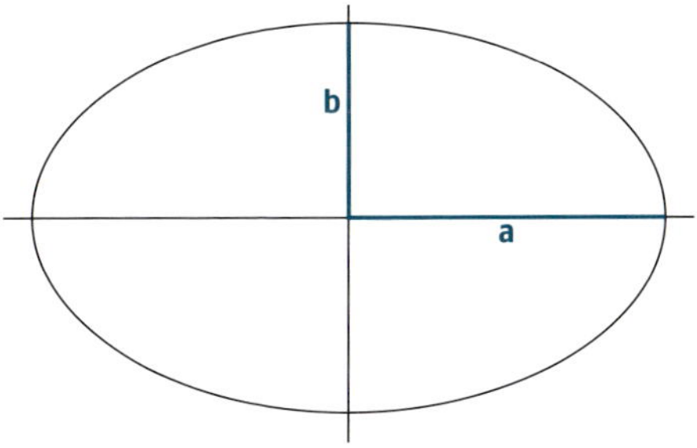

Fläche: $A = \pi ab$
Umfang: Der Umfang einer Ellipse kann durch eine einfache Funktion nicht exakt angegeben werden. Für den Fall $\frac{b}{a} > \frac{1}{5}$ errechnet sich der Umfang näherungsweise nach folgender Formel:

$$U \approx \pi \cdot \left[\frac{3}{2}(a + b) - \sqrt{ab}\right]$$

1.4.9 Würfel

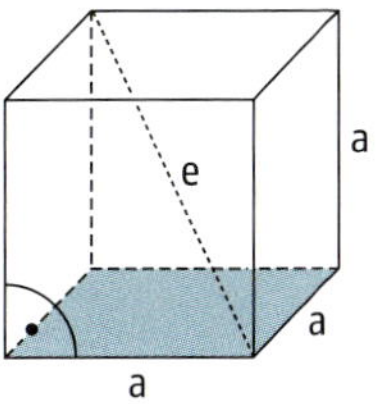

Volumen: $V = a^3$

Diagonale: $e = a \cdot \sqrt{3}$

Oberfläche: $S = 6a^2$

Mantelfläche: $M = 4a^2$

1.4.10 Quader

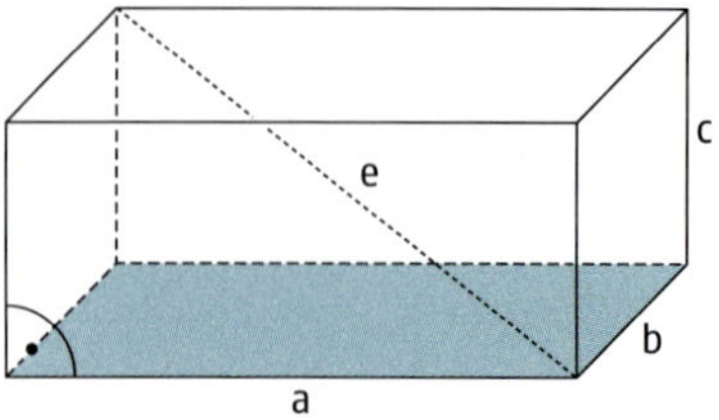

Volumen: $V = abc$

Diagonale: $e = \sqrt{a^2 + b^2 + c^2}$

Oberfläche: $S = 2\,(ab + ac + bc)$

Mantelfläche: $M = 2\,(ac + bc)$

1.4.11 Regelmäßiges dreiseitiges Prisma

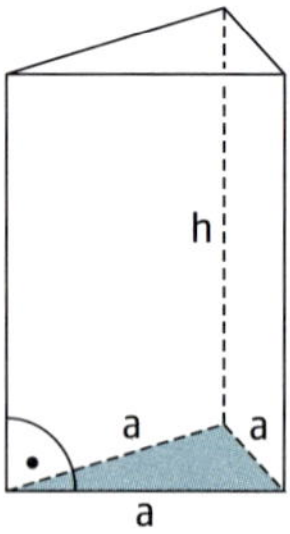

Volumen: $V = \frac{a^2}{4}\sqrt{3} \cdot h$

Oberfläche: $S = \frac{a}{2}\left(a\sqrt{3} + 6h\right)$

Mantelfläche: $M = 3ah$

1.4.12 Gerade quadratische Pyramide

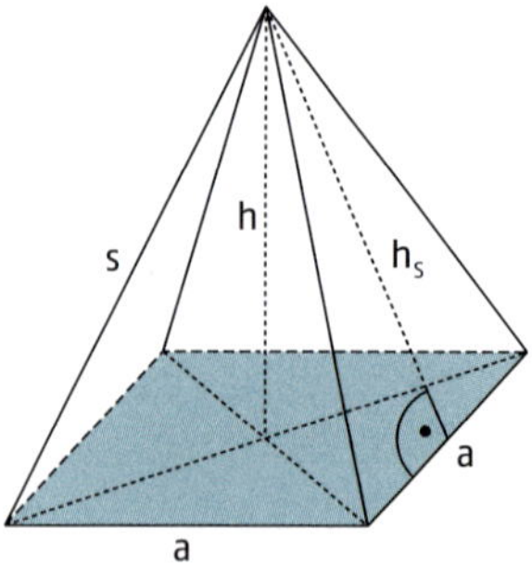

Volumen: $V = \frac{1}{3}a^2 \cdot h$

Oberfläche: $S = a\,(a + 2h_s)$

Mantelfläche: $M = 2ah_s$

Höhe der Seitendreiecke: $h_s = \sqrt{h^2 + \frac{a^2}{4}}$

1.4.13 Quadratischer Pyramidenstumpf

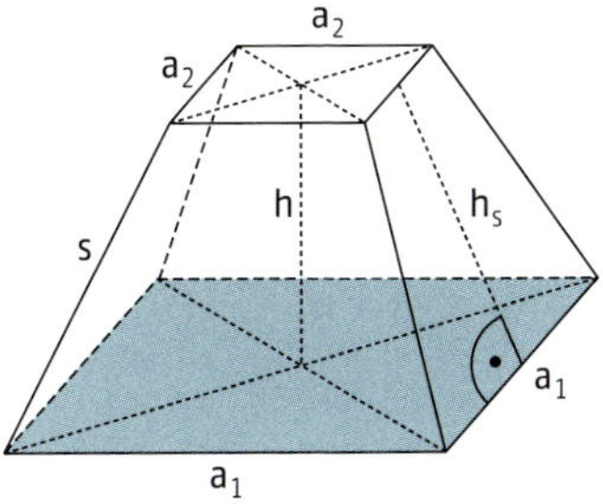

Volumen: $V = \frac{1}{3}h \cdot \left(a_1^2 + a_1 a_2 + a_2^2\right)$

Oberfläche:
$S = a_1^2 + 2\,(a_1 + a_2) \cdot h_S + a_2^2$

Mantelfläche: $M = 2\,(a_1 + a_2) \cdot h_S$

Höhe der Seitentrapeze:
$h_S = \sqrt{h^2 + \frac{1}{4}\,(a_1 - a_2)^2}$

1.4.14 Tetraeder

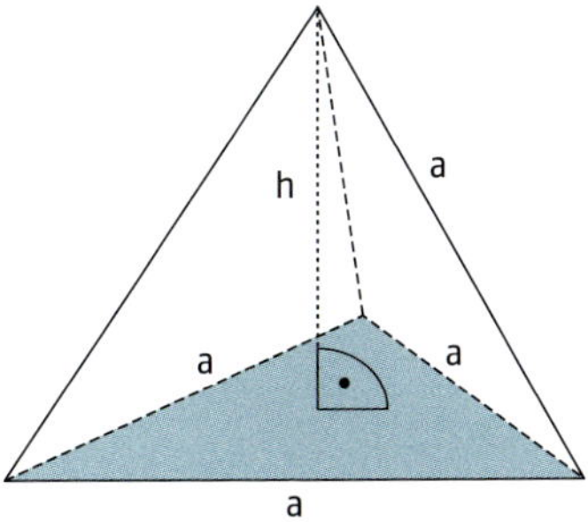

Volumen: $V = \frac{a^3}{12}\sqrt{2}$

Oberfläche: $S = a^2\sqrt{3}$

Mantelfläche: $M = \frac{3a^2}{4}\sqrt{3}$

Umkugelradius: $r_{\text{um}} = \frac{a}{4}\sqrt{6}$

Inkugelradius: $r_{\text{in}} = \frac{a}{12}\sqrt{6}$

Höhe: $h = \frac{a}{3}\sqrt{6}$

1.4.15 Regelmäßiger dreiseitiger Pyramidenstumpf

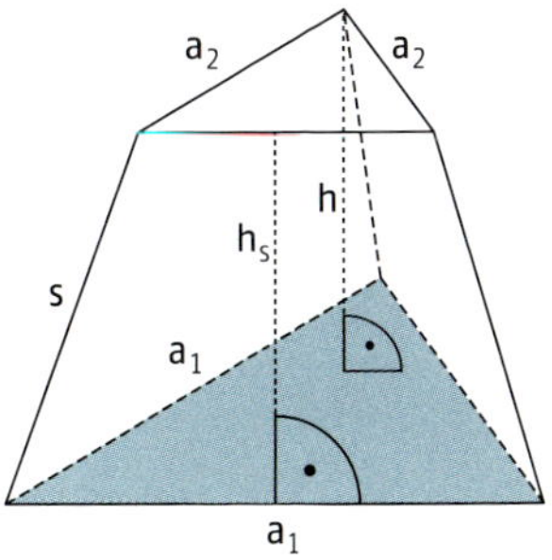

Volumen: $V = \frac{\sqrt{3}}{12} \cdot h \cdot \left(a_1^2 + a_1 a_2 + a_2^2\right)$

Oberfläche:
$S = \frac{\sqrt{3}}{4}\left(a_1^2 + a_2^2\right) + \frac{3}{2}\,(a_1 + a_2) \cdot h_S$

Mantelfläche: $M = \frac{3}{2}\,(a_1 + a_2) \cdot h_S$

Höhe der Seitentrapeze:
$h_S = \sqrt{h^2 + \frac{1}{12}\,(a_1 - a_2)^2}$

1.4.16 Kugel und Kugelteile

Kugel

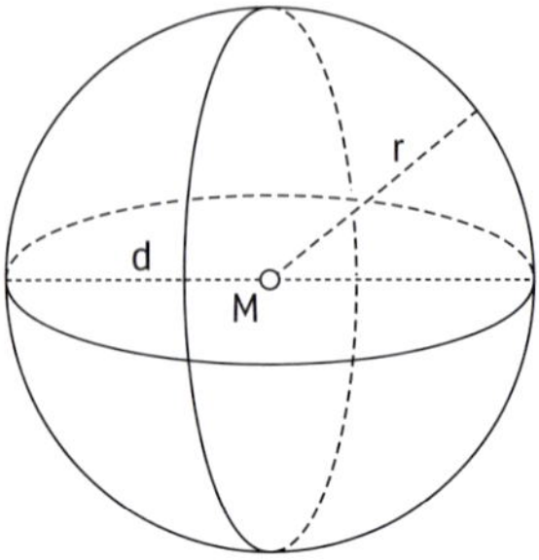

Volumen: $V = \frac{4}{3}\pi r^3 = \frac{1}{6}\pi d^3$

Oberfläche: $S = 4\pi r^2 = \pi d^2$

Kugelabschnitt (Kugelsegment)

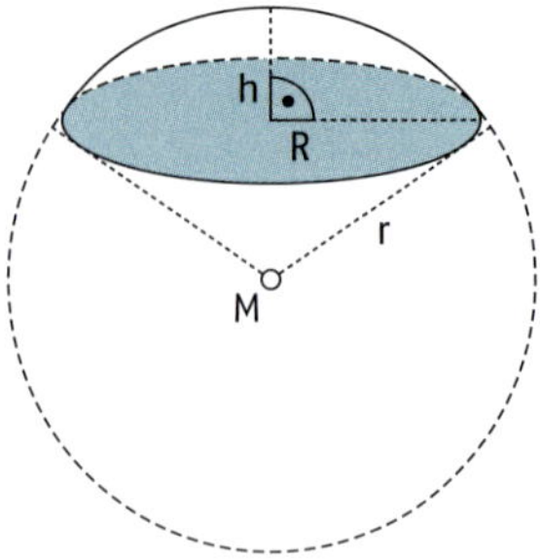

Kugelabschnittradius: $R = \sqrt{h \cdot (2r - h)}$

Volumen:
$V = \frac{\pi}{3} h^2 (3r - h) = \frac{\pi h}{6} \left(3R^2 + h^2\right)$

Oberfläche:
$S = \pi R^2 + 2\pi r h = \pi h (4r - h)$

Mantelfläche: $M = 2\pi r h = \pi \left(R^2 + h^2\right)$

Kugelausschnitt (Kugelsektor)

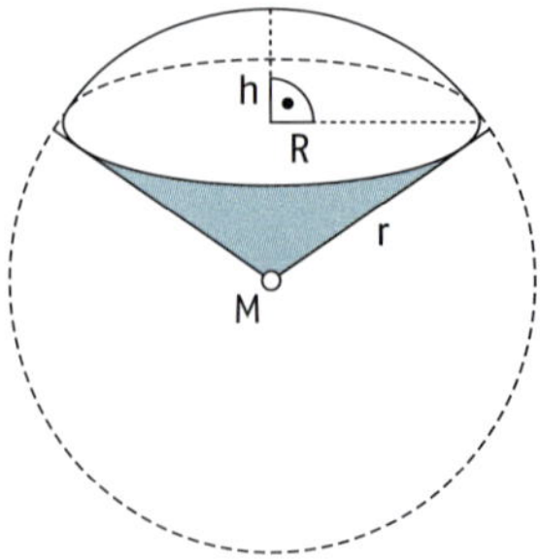

Volumen: $V = \frac{2\pi}{3} r^2 h$

Oberfläche: $S = \pi r \left(2h + \sqrt{h (2r - h)}\right)$

Mantelfläche: $M = 2\pi R r$
mit $R = \sqrt{h (2r - h)}$

Kugelschicht (Kugelzone)

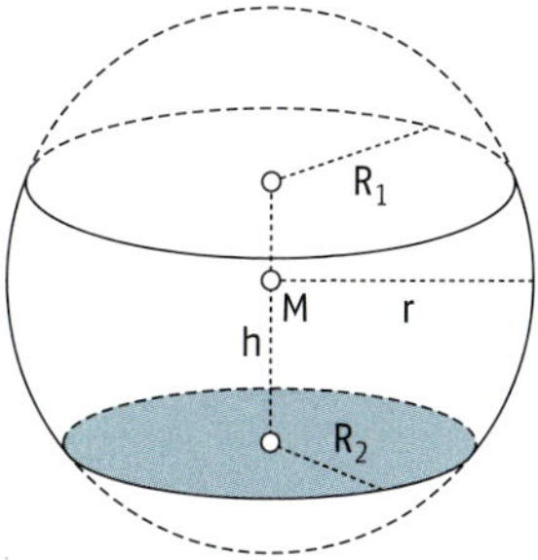

Volumen: $V = \frac{\pi \cdot h}{6}\left(3R_1^2 + 3R_2^2 + h^2\right)$

Oberfläche: $S = \pi\left(R_1^2 + R_2^2 + 2rh\right)$

Mantelfläche: $M = 2\pi rh$

1.4.17 Gerader Kreiskegel

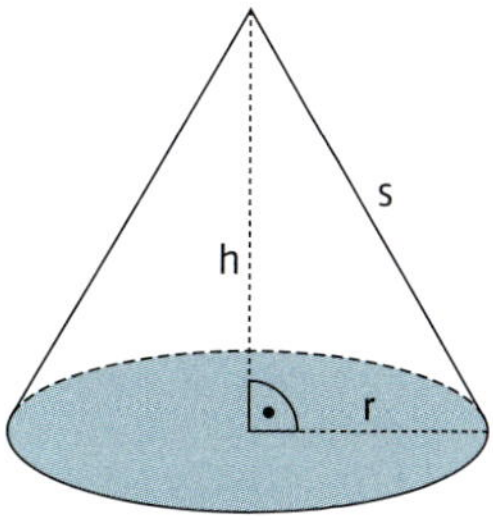

Kegellinie: $s = \sqrt{r^2 + h^2}$

Volumen: $V = \frac{\pi}{3}r^2 \cdot h = \frac{\pi}{12}d^2 \cdot h$

Oberfläche: $S = \pi r\,(r + s) = \frac{\pi}{4}d\,(d + 2s)$

Mantelfläche: $M = \pi\, r\, s = \frac{\pi}{2}ds$

1.4.18 Gerader Kegelstumpf

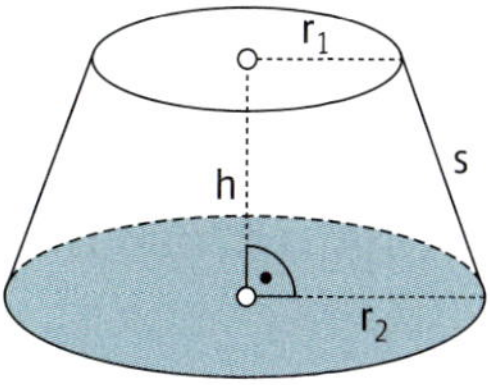

Seitenlinie: $s = \sqrt{h^2 + (r_2 - r_1)^2}$

Volumen: $V = \frac{\pi}{3}h\left(r_1^2 + r_1 r_2 + r_2^2\right)$

Oberfläche: $S = \pi\, r_1^2 + \pi\, r_2^2 + \pi\, s\,(r_1 + r_2)$

Mantelfläche: $M = \pi\, s\;(r_2 + r_1)$

1.4.19 Kreiszylinder

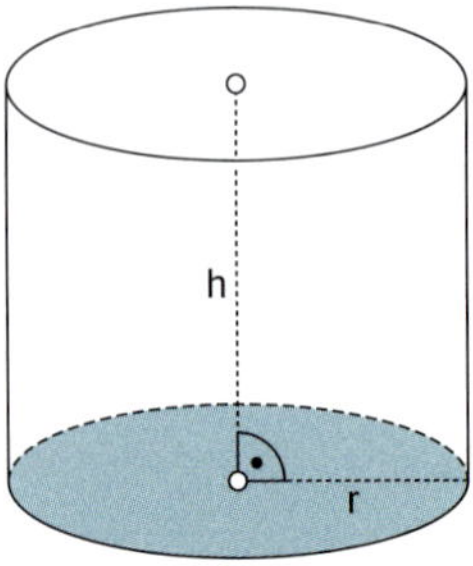

Volumen: $V = \pi r^2 h = \frac{\pi}{4} d^2 h$

Oberfläche: $S = 2\pi r (r + h) = \pi d \left(\frac{d}{2} + h\right)$

Mantelfläche: $M = 2\pi r h = \pi d h$

1.4.20 Gerader Hohlzylinder

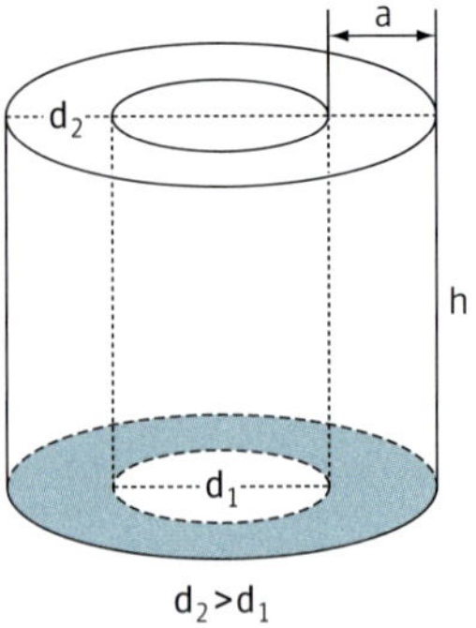

Hohlzylinderdicke: $a = \frac{d_2 - d_1}{2} = r_2 - r_1$

Volumen: $V = \pi h \left(r_2^2 - r_1^2\right) = \frac{\pi}{4} h \left(d_2^2 - d_1^2\right)$

Oberfläche: $S = 2\pi (r_2 + r_1) \cdot (h + r_2 - r_1)$
$= \frac{\pi}{2} (d_2 + d_1) \cdot (h + d_2 - d_1)$

Mantelfläche: $M = 2\pi h (r_2 + r_1)$
$= \pi h (d_2 + d_1)$

1.5 Trigonometrische Funktionen

1.5.1 Winkelfunktionen im rechtwinkligen Dreieck

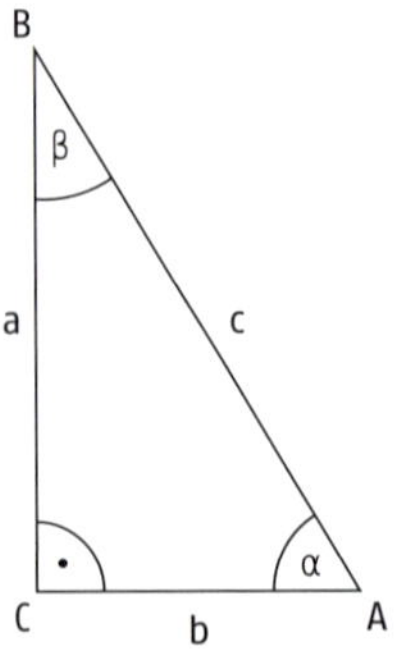

$$\sin \alpha = \frac{a}{c} = \frac{\text{Gegenkathete}}{\text{Hypotenuse}}$$

$$\cos \alpha = \frac{b}{c} = \frac{\text{Ankathete}}{\text{Hypotenuse}}$$

$$\tan \alpha = \frac{a}{b} = \frac{\text{Gegenkathete}}{\text{Ankathete}}$$

$$\cot \alpha = \frac{b}{a} = \frac{\text{Ankathete}}{\text{Gegenkathete}}$$

1.5.2 Winkelfunktionen im Kreis (allgemeine Definition)

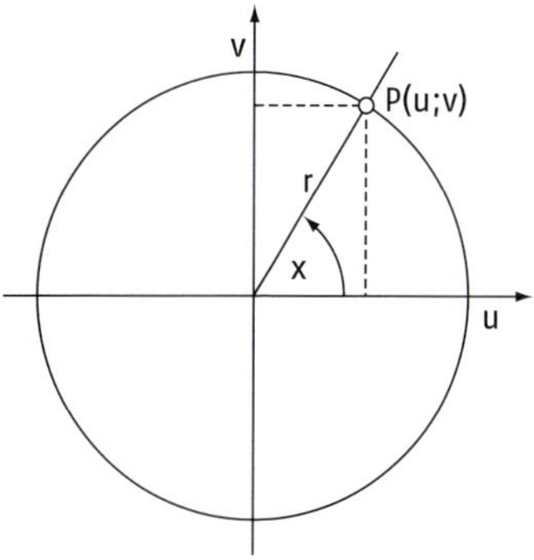

$$\sin x = \frac{v}{r}$$

$$\cos x = \frac{u}{r}$$

$$\tan x = \frac{v}{u} \quad (\text{für alle } x \neq \tfrac{\pi}{2} + z\pi \text{ mit } z \in \mathbb{Z})$$

$$\cot x = \frac{u}{v} \quad (\text{für alle } x \neq z\pi \text{ mit } z \in \mathbb{Z})$$

1.5.3 Grundbeziehungen zwischen den Winkelfunktionen

$$\sin^2 \alpha + \cos^2 \alpha = 1 \qquad \tan \alpha \cdot \cot \alpha = 1$$

$$\tan \alpha = \frac{\sin \alpha}{\cos \alpha} \qquad \cot \alpha = \frac{\cos \alpha}{\sin \alpha}$$

$$1 + \tan^2 \alpha = \frac{1}{\cos^2 \alpha} \qquad 1 + \cot^2 \alpha = \frac{1}{\sin^2 \alpha}$$

$$\sin \alpha = \cos(90^\circ - \alpha) \qquad \cos \alpha = \sin(90^\circ - \alpha) \qquad \tan \alpha = \cot(90^\circ - \alpha)$$

1.5.4 Weitere Beziehungen zwischen den Winkelfunktionen

Additionstheoreme

$$\sin(\alpha + \beta) = \sin \alpha \cdot \cos \beta + \cos \alpha \cdot \sin \beta$$

$$\sin(\alpha - \beta) = \sin \alpha \cdot \cos \beta - \cos \alpha \cdot \sin \beta$$

$$\cos(\alpha + \beta) = \cos \alpha \cdot \cos \beta - \sin \alpha \cdot \sin \beta$$

$$\cos(\alpha - \beta) = \cos \alpha \cdot \cos \beta + \sin \alpha \cdot \sin \beta$$

$$\tan(\alpha + \beta) = \frac{\tan \alpha + \tan \beta}{1 - \tan \alpha \cdot \tan \beta} \qquad \tan(\alpha - \beta) = \frac{\tan \alpha - \tan \beta}{1 + \tan \alpha \cdot \tan \beta}$$

$$\cot(\alpha + \beta) = \frac{\cot \alpha \cdot \cot \beta - 1}{\cot \beta + \cot \alpha} \qquad \cot(\alpha - \beta) = \frac{\cot \alpha \cdot \cot \beta + 1}{\cot \beta - \cot \alpha}$$

Summen und Differenzen

$$\sin\alpha + \sin\beta = 2 \cdot \sin\frac{\alpha+\beta}{2} \cdot \cos\frac{\alpha-\beta}{2}$$

$$\sin\alpha - \sin\beta = 2 \cdot \cos\frac{\alpha+\beta}{2} \cdot \sin\frac{\alpha-\beta}{2}$$

$$\cos\alpha + \cos\beta = 2 \cdot \cos\frac{\alpha+\beta}{2} \cdot \cos\frac{\alpha-\beta}{2}$$

$$\cos\alpha - \cos\beta = -2 \cdot \sin\frac{\alpha+\beta}{2} \cdot \sin\frac{\alpha-\beta}{2}$$

$$\tan\alpha + \tan\beta = \frac{\sin(\alpha+\beta)}{\cos\alpha \cdot \cos\beta}$$

$$\tan\alpha - \tan\beta = \frac{\sin(\alpha-\beta)}{\cos\alpha \cdot \cos\beta}$$

Vielfache

$$\sin 2\alpha = 2\sin\alpha \cdot \cos\alpha$$

$$\sin 3\alpha = 3\sin\alpha - 4\sin^3\alpha$$

$$\sin n\alpha = \binom{n}{1}\cos^{n-1}\alpha \cdot \sin\alpha - \binom{n}{3}\cos^{n-3}\alpha \cdot \sin^3\alpha + \binom{n}{5}\cos^{n-5}\alpha \cdot \sin^5\alpha - \ldots$$

$$\cos 2\alpha = \cos^2\alpha - \sin^2\alpha = 2\cos^2\alpha - 1 = 1 - 2\sin^2\alpha$$

$$\cos 3\alpha = 4\cos^3\alpha - 3\cos\alpha$$

$$\cos n\alpha = \cos^n\alpha - \binom{n}{2}\cos^{n-2}\alpha \cdot \sin^2\alpha + \binom{n}{4}\cos^{n-4}\alpha \cdot \sin^4\alpha - \ldots$$

$$\tan 2\alpha = \frac{2\tan\alpha}{1-\tan^2\alpha}$$

$$\cot 2\alpha = \frac{\cot^2\alpha - 1}{2\cot\alpha}$$

Teile

$$\sin\frac{\alpha}{2} = \pm\sqrt{\frac{1-\cos\alpha}{2}}$$

$$\cos\frac{\alpha}{2} = \pm\sqrt{\frac{1+\cos\alpha}{2}}$$

$$\tan\frac{\alpha}{2} = \frac{\sin\alpha}{1+\cos\alpha}$$

Produkte

$$\sin\alpha \cdot \sin\beta = \frac{1}{2}\left[\cos(\alpha - \beta) - \cos(\alpha + \beta)\right]$$

$$\cos\alpha \cdot \cos\beta = \frac{1}{2}\left[\cos(\alpha - \beta) + \cos(\alpha + \beta)\right]$$

$$\tan\alpha \cdot \tan\beta = \frac{\tan\alpha + \tan\beta}{\cot\alpha + \cot\beta}$$

$$\cot\alpha \cdot \cot\beta = \frac{\cot\alpha + \cot\beta}{\tan\alpha + \tan\beta}$$

1.5.5 Berechnungen mit Winkelfunktionen im allgemeinen Dreieck

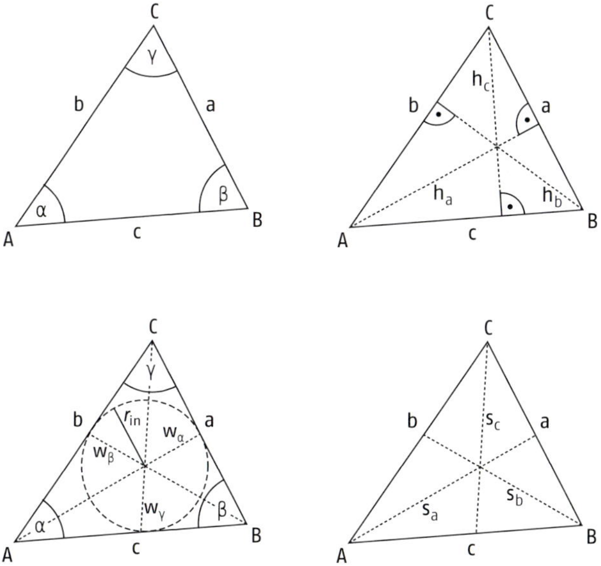

Sinussatz

$$\frac{a}{b} = \frac{\sin\alpha}{\sin\beta} \qquad \frac{a}{c} = \frac{\sin\alpha}{\sin\gamma} \qquad \frac{b}{c} = \frac{\sin\beta}{\sin\gamma}$$

Kosinussatz

$$a^2 = b^2 + c^2 - 2bc \cdot \cos\alpha$$

$$b^2 = a^2 + c^2 - 2ac \cdot \cos\beta$$

$$c^2 = a^2 + b^2 - 2ab \cdot \cos\gamma$$

Tangenssatz

$$\frac{a+b}{a-b} = \frac{\tan\frac{1}{2}(\alpha+\beta)}{\tan\frac{1}{2}(\alpha-\beta)}$$

Flächeninhalt

$$A = \tfrac{1}{2}ab \cdot \sin\gamma = \tfrac{1}{2}bc \cdot \sin\alpha = \tfrac{1}{2}ac \cdot \sin\beta = 2r_{\text{um}}^2 \cdot \sin\alpha \cdot \sin\beta \cdot \sin\gamma$$

| r_{um} Umkreisradius

Höhen

$$h_a = b \cdot \sin\gamma = c \cdot \sin\beta \qquad h_b = a \cdot \sin\gamma = c \cdot \sin\alpha \qquad h_c = b \cdot \sin\alpha = a \cdot \sin\beta$$

Seitenhalbierende

$$s_a = \tfrac{1}{2}\sqrt{b^2 + c^2 + 2bc \cdot \cos\alpha}$$

$$s_b = \tfrac{1}{2}\sqrt{a^2 + c^2 + 2ac \cdot \cos\beta}$$

$$s_c = \tfrac{1}{2}\sqrt{a^2 + b^2 + 2ab \cdot \cos\gamma}$$

Winkelhalbierende

$$w_\alpha = \frac{2bc \cdot \cos\frac{\alpha}{2}}{b+c} \qquad w_\beta = \frac{2ac \cdot \cos\frac{\beta}{2}}{a+c} \qquad w_\gamma = \frac{2ab \cdot \cos\frac{\gamma}{2}}{a+b}$$

Inkreisradius

$$r_{\text{in}} = (s-a) \cdot \tan\frac{\alpha}{2} = (s-b) \cdot \tan\frac{\beta}{2} = (s-c) \cdot \tan\frac{\gamma}{2} \quad \text{mit} \quad s = \frac{a+b+c}{2}$$

Umkreisradius

$$r_{\text{um}} = \frac{a}{2\sin\alpha} = \frac{b}{2\sin\beta} = \frac{c}{2\sin\gamma}$$

| r_{um} Umkreisradius

Projektionssatz

$$a = b \cdot \cos\gamma + c \cdot \cos\beta \qquad b = a \cdot \cos\gamma + c \cdot \cos\alpha \qquad c = a \cdot \cos\beta + b \cdot \cos\alpha$$

1.5.6 Gradmaß und Bogenmaß

Das Gradmaß ist definiert als die Größe eines Winkels $\alpha(\beta, \gamma, \dots)$ im Verhältnis zum Vollwinkel mit der Einheit [°]. Der Vollwinkel beträgt 360°.

Das Bogenmaß ist die Größe des Winkels $x(y, z, \dots)$ als Verhältnis der Länge eines zum Winkelfeld gehörenden Kreisbogens und der Länge des zu diesem Bogen gehörenden Radius. Das Bogenmaß hat die Einheit [rad].

Umrechnung: $\alpha = \frac{x}{\pi} \cdot 180°$
$x = \frac{\alpha}{180°} \cdot \pi$ (statt x ist auch arc α üblich)

1.6 Grundlagen der Statistik

1.6.1 Maßzahlen von Wahrscheinlichkeitsverteilungen

Zufallsvariable (Zufallsgröße) X	Größe, die bei verschiedenen, unter gleichen Bedingungen durchgeführten Versuchen verschiedene Werte $x_1, x_2, \dots, x_i$ annehmen kann
Diskrete Zufallsvariable	X kann in einem Intervall nur endlich viele Werte annehmen
Stetige Zufallsvariable	X kann in einem Intervall beliebig viele Werte annehmen
Erwartungswert einer diskreten Zufallsvariable	$E(X) = \sum_{i=1}^{n} x_i \cdot p_i$
Erwartungswert einer stetigen Zufallsvariablen	$E(X) = \int_{-\infty}^{+\infty} x \cdot f(x) \cdot dx$
Varianz einer diskreten Zufallsvariablen	$V(X) = \sigma^2 = \sum_{i=1}^{n} (x_i - \mu)^2 \cdot p_i$
Varianz einer stetigen Zufallsvariablen	$V(X) = \sigma^2 = \int_{-\infty}^{+\infty} (x - \mu)^2 \cdot f(x) \cdot dx$
Standardabweichung	$\sigma = \sqrt{V(X)}$

| X Zufallsvariable | $E(X)$ Erwartungswert der Zufallsvariablen (zu erwartender Mittelwert) | $V(X)$ Varianz der Zufallsvariablen (Maß für die Streuung) | x_i Werte der Zufallsvariablen | p_i Wahrscheinlichkeit von $X = x_i$ | $f(x)$ Dichtefunktion (Wahrscheinlichkeitsdichte) | μ Mittelwert | σ Standardabweichung

1.6.2 Binominalverteilung

Die Binominalverteilung ist eine diskrete Wahrscheinlichkeitsverteilung. Sie wird bei Zufallsexperimenten verwendet, bei denen nur zwei sich gegenseitig ausschließende Ereignisse (Erfolg oder Mißerfolg) eintreten können. Sie beschreibt die Wahrscheinlichkeit $P(X)$ bei n voneinander unabhängig durchgeführten Versuchen genau k mal Erfolg zu haben.

Verteilung:

$$P(X = k) = \binom{n}{k} \cdot p^k \cdot q^{n-k} = \frac{n!}{k!\,(n-k)!} \cdot p^k \cdot q^{n-k}$$

Erwartungswert: $E(X) = n \cdot p$
Varianz: $V(X) = n \cdot p \cdot q$

| $P(X)$ Wahrscheinlichkeit der Zufallsvariable X | X Zufallsvariable | k Anzahl der Erfolge | n Anzahl der Versuche | p Erfolgswahrscheinlichkeit bei einem Versuch | q Mißerfolgswahrscheinlichkeit bei einem Versuch ($q = 1 - p$) | $E(X)$ Erwartungswert der Zufallsvariable X | $V(X)$ Varianz der Zufallsvariable X

1.6.3 Poissonverteilung

Die Poissonverteilung ist eine diskrete Wahrscheinlichkeitsverteilung, die man bei häufigem Durchführen eines Bernoulli-Experiments (d. h. nur zwei mögliche Ergebnisse, z. B. Erfolg und Mißerfolg) erhält, wenn die Erfolgswahrscheinlichkeit p des Einzelexperiments klein, die Anzahl n der Versuche aber groß ist.

Verteilung:

$$P(X = k) = \mathrm{e}^{-\mu} \cdot \frac{\mu^k}{k!}$$

Erwartungswert: $E(X) = \mu$
Varianz: $V(X) = \sigma^2 = \mu$

| $P(X)$ Wahrscheinlichkeit der Zufallsvariable X | X Zufallsvariable | k Anzahl der Erfolge | λ Erwartungswert | μ Mittlere Anzahl der Ereignisse

1.6.4 Normalverteilung

Die Normalverteilung ist eine stetige Wahrscheinlichkeitsverteilung. Die Wahrscheinlichkeitsdichte einer normalverteilten Zufallsvariablen X, auch Gauß-Funktion genannt, ist eine um den Mittelwert μ symmetrische Glockenkurve.

Dichtefunktion:

$$f(x) = \frac{1}{\sigma \cdot \sqrt{2\pi}} \cdot e^{-\frac{1}{2} \cdot \left(\frac{x-\mu}{\sigma}\right)^2} \quad (\text{mit} \quad -\infty < \mu < \infty \quad \text{und} \quad \sigma > 0)$$

Verteilungsfunktion:

$$F(x) = \frac{1}{\sigma \cdot \sqrt{2\pi}} \cdot \int_{-\infty}^{x} e^{-\frac{1}{2} \cdot \left(\frac{u-\mu}{\sigma}\right)^2} \, du$$

Erwartungswert: $E(X) = \mu$
Varianz: $V(X) = \sigma^2$

| X Zufallsvariable | u Variable | μ Mittelwert | σ Standardabweichung
| σ^2 Varianz

1.6.5 Standardnormalverteilung

Die Standardnormalverteilung ist eine durch lineare Substitution normierte Normalverteilung mit dem Mittelwert $\mu = 0$ und der Standardabweichung $\sigma = 1$.

Standardisierte Zufallsvariable:

$$Z = \frac{X - \mu}{\sigma}$$

Dichtefunktion:

$$\varphi(x) = \frac{1}{\sqrt{2\pi}} \cdot e^{-\frac{1}{2} \cdot x^2} \quad (\text{mit} \quad -\infty < x < \infty)$$

Verteilungsfunktion:

$$\Phi(x) = \frac{1}{\sqrt{2\pi}} \cdot \int_{-\infty}^{x} e^{-\frac{1}{2} \cdot u^2} \, du$$

Erwartungswert: $E(X) = \mu = 0$
Varianz: $\sigma^2 = 1$

| X Zufallsvariable | Z Standardisierte Zufallsvariable | u Variable | μ Mittelwert
| σ Standardabweichung | σ^2 Varianz

1.6.6 Lage und Streumaße statistischer Untersuchungen

Mittelwert (arithmetisches Mittel)	$\overline{x} = \frac{1}{n} \cdot \sum_{i=1}^{n} x_i = \frac{x_1+x_2+\ldots+x_n}{n}$
Modalwert (Modus)	Wert des Maximums einer Wahrscheinlichkeitsverteilung, der angibt wo die meisten x-Werte liegen. Bei Stichprobenuntersuchungen ist der Modalwert der häufigste Wert unter den Ergebnissen der Stichprobe.
Median (Zentralwert)	Wert, der die gesamte Wahrscheinlichkeitsverteilung so aufteilt, dass die Hälfte aller x-Werte kleiner ist als der Medianwert und die andere Hälfte aller x-Werte größer. Bei Stichprobenuntersuchungen ist der Median der in der Mitte stehende Wert, der nach der Größe geordneten Ergebnissen der Stichprobe.
Varianz	$s^2 = \frac{\sum_{i=1}^{n} (x_i-\overline{x})^2}{n-1}$
Standardabweichung	$s = \sqrt{s^2} = \sqrt{\frac{\sum_{i=1}^{n} (x_i-\overline{x})^2}{n-1}}$
Variationskoeffizient (relative Standardabweichung)	$v = \frac{s}{\overline{x}}$

| $\overline{x}$ Arithmetrisches Mittel einer Stichprobe | x_i Messwerte der Stichprobe | n Stichprobenumfang | s^2 Varianz einer Stichprobe | s Standardabweichung einer Stichprobe | v Variationskoeffizient einer Stichprobe

1.6.7 Konfidenzintervall für den Mittelwert einer Normalverteilung (bei bekannter wahrer Varianz)

Das Konfidenzintervall (Vertrauensbereich) wird aus den Daten der Stichprobe einer normalverteilten Grundgesamtheit bestimmt. Es gibt an mit welcher Wahrscheinlichkeit der wahre Mittelwert μ in dem berechneten Intervall um den Stichprobenmittelwert $\overline{x}$ liegt. Ist die wahre Varianz σ^2 der Grundgesamtheit bekannt, berechnet sich das Konfidenzintervall des wahren Mittelwertes folgendermaßen:

1. Wahl der Wahrscheinlichkeit γ
2. Bestimmung des tabellierten Zahlenwertes c mittels $\Phi(c) = \frac{1}{2} \cdot (1 + \gamma)$ aus der Standardnormalverteilung (►A.16.2 auf S. 296)
3. Berechnung des Mittelwerts $\overline{x}$ der Stichprobe
4. Berechnung des Konfidenzintervalls für den wahren Mittelwert μ mittels

$$\left\{\overline{x} - \frac{c \cdot \sigma}{\sqrt{n}} \leq \mu \leq \overline{x} + \frac{c \cdot \sigma}{\sqrt{n}}\right\}$$

| $\overline{x}$ Arithmetischer Mittelwert der Stichprobe | σ^2 Varianz der Grundgesamtheit | σ Standardabweichung der Grundgesamtheit | c Tabellarischer Wert der Standardnormalverteilung für eine definierte Wahrscheinlichkeit (Aussagesicherheit) | n Stichprobenumfang

■ Anwendungsbeispiel:

Eine Stichprobe vom Umfang $n = 60$ liefert den Mittelwert $\overline{x} = 50$. Die Varianz der Grundgesamtheit sei $\sigma^2 = 4$. Man bestimme ein 95%-Konfidenzintervall für den wahren Mittelwert μ.

Aus dem 95%-Konfidenzintervall ergibt sich die Wahrscheinlichkeit $\gamma = 0{,}95$. Der Wert c wird für $\Phi(c) = 0{,}975$ aus der Standardnormalverteilung (►A.16.2 auf S. 296) zu $c = 1{,}960$ bestimmt. Mit $\overline{x} = 50, \sigma = \sqrt{4} = 2$ und $n = 60$ ergibt sich $c \cdot \sigma/\sqrt{n} \approx 0{,}51$ und damit für das Konfidenzintervall $\{49{,}49 \leq \mu \leq 50{,}51\}$.

1.6.8 Konfidenzintervall für den Mittelwert einer Normalverteilung (bei unbekannter wahrer Varianz)

Das Konfidenzintervall (Vertrauensbereich) wird aus den Daten der Stichprobe einer normalverteilten Grundgesamtheit bestimmt. Es gibt an mit welcher Wahrscheinlichkeit der wahre Mittelwert μ in dem berechneten Intervall um den Stichprobenmittelwert $\overline{x}$ liegt. Ist die wahre Varianz σ^2 der Grundgesamtheit nicht bekannt, sondern nur die Stichprobenvarianz s^2, berechnet sich das Konfidenzintervall des wahren Mittelwertes folgendermaßen:

1. Wahl der Wahrscheinlichkeit γ
2. Bestimmung des tabellierten Zahlenwertes c mittels $F(c) = \frac{1}{2} \cdot (1 + \gamma)$ aus der Student-Verteilung bei $f = n - 1$ Freiheitgraden (►A.16.3 auf S. 297 f.)
3. Berechnung des Mittelwerts $\overline{x}$ und der Varianz s^2 der Stichprobe
4. Berechnung des Konfidenzintervalls für den wahren Mittelwert μ mittels

$$\left\{\overline{x} - \frac{c \cdot s}{\sqrt{n}} \leq \mu \leq \overline{x} + \frac{c \cdot s}{\sqrt{n}}\right\}$$

| $\overline{x}$ Arithmetischer Mittelwert der Stichprobe | s Standardabweichung der Stichprobe | c Tabellarischer Wert der Student-Verteilung für eine definierte Wahrscheinlichkeit (Aussagesicherheit) | f Freiheitsgrad | n Stichprobenumfang

■ Anwendungsbeispiel:

Eine Stichprobe vom Umfang $n = 11$ liefert den Mittelwert $\overline{x} = 10$ und die Varianz $s^2 = 0{,}01$. Man bestimme ein 99%-Konfidenzintervall für den wahren Mittelwert μ.

Aus dem 99%-Konfidenzintervall ergibt sich die Wahrscheinlichkeit $\gamma = 0{,}99$. Der Wert c wird für $F(c) = 0{,}995$ mit 10 ($= n - 1$) Freiheitsgraden aus der Student-Verteilung (►A.16.3 auf S. 297 f.) zu $c = 3{,}169$ bestimmt. Mit $\overline{x} = 10, s = \sqrt{0{,}01}$ und $n = 11$ ergibt sich $c \cdot s/\sqrt{n} \approx 0{,}096$ und damit für das 99%-Konfidenzintervall $\{9{,}904 \leq \mu \leq 10{,}096\}$.

1.6.9 Konfidenzintervall für die Varianz einer Normalverteilung

Das Konfidenzintervall (Vertrauensbereich) wird aus den Daten der Stichprobe einer normalverteilten Grundgesamtheit bestimmt. Es gibt an mit welcher Wahrscheinlichkeit die wahre Varianz σ^2 in dem berechneten Intervall um die Stichprobenvarianz s^2 liegt. Es wird folgendermaßen berechnet:

1. Wahl der Wahrscheinlichkeit γ
2. Bestimmung der tabellierten Zahlenwerte c_1 und c_2 mittels $F(c_1) = \frac{1}{2} \cdot (1 - \gamma)$ und $F(c_2) = \frac{1}{2} \cdot (1 + \gamma)$ aus der χ^2-Verteilung bei $f = n - 1$ Freiheitgraden (►A.16.4 auf S. 299 f.)
3. Berechnung der Varianz s^2 der Stichprobe
4. Berechnung des Konfidenzintervalls für die wahren Varianz σ^2 mittels

$$\left\{ \frac{(n-1) \cdot s^2}{c_2} \leq \sigma^2 \leq \frac{(n-1) \cdot s^2}{c_1} \right\}$$

| s^2 Varianz der Stichprobe | σ^2 Wahre Varianz der Grundgesamtheit | n Stichprobenumfang | γ Gewählte Wahrscheinlichkeit | c_1, c_2 Tabellierte Werte aus der Chi-Quadrat-Verteilung

■ Anwendungsbeispiel:

Eine Stichprobe vom Umfang $n = 11$ liefert den Mittelwert $\overline{x} = 10$ und die Varianz $s^2 = 0{,}01$. Man bestimme ein 99%-Konfidenzintervall für die wahre Varianz σ^2.

Aus dem 99%-Konfidenzintervall ergibt sich die Wahrscheinlichkeit $\gamma = 0{,}99$. Die Werte für c_1 und c_2 werden für $F(c_1) = 0{,}005$ und $F(c_2) = 0{,}995$ mit 10 $(= n - 1)$ Freiheitsgraden aus der χ^2-Verteilung (►A.16.4 auf S. 299 f.) zu $c_1 = 2{,}16$ und $c_2 = 25{,}19$ bestimmt. Mit $s^2 = 0{,}01$ und $n = 11$ ergibt sich $(n-1) \cdot s^2/c_1 \approx 0{,}0463$ und $(n-1) \cdot s^2/c_2 \approx 0{,}0040$. Das Konfidenzintervall für die wahre Varianz ist somit
$\left\{0{,}0040 \leq \sigma^2 \leq 0{,}0463\right\}$.

1.6.10 Lineare Regression und Korrelation

Die lineare Regression wird verwendet um eine Menge von Messwerten (X, Y), bestehend aus der unabhängigen Variablen X und der abhängigen Variablen Y mit linearem Zusammenhang zwischen X und Y, durch eine Gerade anzunähern. Als objektives Kriterium für die Berechnung dieser Geraden wird das Prinzip der kleinsten Quadrate verwendet, das heißt die Summe der Abstandsquadrate aller Meßwerte von der Geraden wird möglichst klein. ►

Geradengleichung: $y = b \cdot x + a$

Regressionskoeffizient: $b = \frac{s_{xy}}{s_x^2}$

y-Achsenabschnitt: $a = \overline{y} - b \cdot \overline{x}$

Korrelationskoeffizient: $r = \frac{s_{xy}}{s_x \cdot s_y}$

Bestimmtheitsmaß: $r^2 = \frac{s_{xy}^2}{s_x^2 \cdot s_y^2}$

Varianz der x-Werte der Stichprobe: $s_x^2 = \frac{1}{n-1} \cdot \sum_{i=1}^{n} (x_i - \overline{x})^2$

Varianz der y-Werte der Stichprobe: $s_y^2 = \frac{1}{n-1} \cdot \sum_{i=1}^{n} (y_i - \overline{y})^2$

Kovarianz der Stichprobe: $s_{xy} = \frac{1}{n-1} \cdot \sum_{i=1}^{n} (x_i - \overline{x}) \cdot (y_i - \overline{y})$

| x_i, y_i Messwertpaar (Stichprobenwertepaar) | $\overline{x}$ Arithmetisches Mittel aller x-Werte der Stichprobe | $\overline{y}$ Arithmetisches Mittel aller y-Werte der Stichprobe

1.6.11 Statistische Prüfverfahren (allgemein)

Ein statistischer Test beginnt mit der Formulierung einer Nullhypothese H_0. Als Beispiel soll der Vergleich zweier Mittelwerte μ_1 und μ_2 zweier Normalverteilungen dienen. Die Nullhypothese kann dann lauten: es gibt keinen signifikanten Unterschied zwischen den beiden Mittelwerten, also $H_0: \mu_1 = \mu_2$. Nun muss ein Fehlerrisiko α gewählt werden, das darin besteht die Nullhypothese abzulehnen, obwohl sie richtig ist. α wird als Wahrscheinlichkeit (Irrtumswahrscheinlichkeit α) angegeben und auch als Fehler 1. Art bzw. α-Fehler bezeichnet. Die Nullhypothese kann aber auch fälschlicherweise angenommen werden, obwohl sie falsch ist. Dieser Fehler wird ebenfalls als Wahrscheinlichkeit (Irrtumswahrscheinlichkeit β) angegeben und auch als Fehler 2. Art bzw. β-Fehler bezeichnet.

	Wirklichkeit	
Entscheidung	**H_0 trifft zu**	**H_0 trifft nicht zu**
H_0 angenommen	richtig	Fehler 2. Art (β-Fehler) $P = \beta$
H_0 abgelehnt	Fehler 1. Art (α-Fehler) $P = \alpha$	richtig

1.6.12 Test auf signifikante Unterschiede von Varianzen (F-Test)

Der F-Test wird verwendet, um zwei Grundgesamtheiten 1 und 2 mit den Varianzen σ_1^2 und σ_2^2 auf signifkante Unterschiede zu untersuchen. Dies kann durch Stichproben vom Umfang n_1 und n_2 erfolgen, die die Stichprobenvarianzen s_1^2 und s_2^2 liefern.

1. Wahl der Nullhypothese H_0
   Hypothese H_0: $\sigma_1^2 = \sigma_2^2$ (kein statistisch signifikanter Unterschied)
   Alternative: $\sigma_1^2 \neq \sigma_2^2$ (statistisch signifikanter Unterschied)
2. Wahl der Irrtumswahrscheinlichkeit α (H_0 wird fälschlicherweise verworfen; Fehler 1. Art)
3. Bestimmung des tabellierten Zahlenwertes c mittels $F(c) = 1 - \alpha$ aus der F-Verteilung bei den Freiheitgraden $f_1 = n_1 - 1$ für die Stichprobe 1 (mit n_1 und s_1^2) und $f_2 = n_2 - 1$ für die Stichprobe 2 (mit n_2 und s_2^2) (►A.16.5 auf S. 301 ff.)
4. Berechnung der Testgröße F als Maßzahl für den F-Test:
   $$F = \frac{s_1^2}{s_2^2} \quad \text{mit} \quad s_1^2 > s_2^2$$
   Die Nullhypothese H_0 wird angenommen bei $F \leq c$.

■ Die Annahme der Nullhypothese bedeutet, dass zwischen den beiden Grundgesamtheiten 1 und 2 kein statistisch signifikanter Unterschied besteht.

■ Anwendungsbeispiel:

Zwei Stichproben vom Umfang $n_1 = 30$ und $n_2 = 20$ liefern die Stichprobenmittelwerte $\overline{x}_1 = 11$ und $\overline{x}_2 = 10$ sowie die Stichprobenvarianzen $s_1^2 = 1$ und $s_2^2 = 0{,}8$. Es soll die Hypothese $\sigma_1^2 = \sigma_2^2$ mit einer Signifikanzzahl von 5% gegen die Alternative $\sigma_1^2 \neq \sigma_2^2$ geprüft werden.

Aus der Signifikanzzahl ergibt sich die Irrtumswahrscheinlicheit $\alpha = 0{,}05$. Der Wert c wird für $F(c) = 0{,}95$ mit $f_1 = 29$ Zählerfreiheitsgraden und $f_2 = 19$ Nennerfreiheitsgraden aus der F-Verteilung für $\alpha = 0{,}05$ (►A.16.5 auf S. 301 ff., F-Verteilung für $\alpha = 0{,}05$) zu $c = 2{,}08$ bestimmt. Mit $s_1^2 = 1$ und $s_2^2 = 0{,}8$ berechnet sich die Testgröße F als Maßzahl für den F-Test zu $F_{(29;19)} = 1{,}25$. Da $F < c$ ist wird die Nullhypothese H_0 angenommen, d. h. die Varianzen sind nicht signifikant verschieden.

| σ_1^2, σ_2^2 Varianz der Grundgesamtheit 1 bzw. 2 | s_1^2, s_2^2 Varianz der Stichprobe 1 bzw. 2 | n_1, n_2 Umfang der Stichprobe 1 bzw. 2 | α Irrtumswahrscheinlichkeit | c Tabellierter Wert aus der F-Verteilung | F Testgröße als Maßzahl für den F-Test

1.6.13 Test auf signifikante Unterschiede von Mittelwerten (Student t-Test)

Der t-Test wird verwendet, um zwei Grundgesamtheiten 1 und 2 mit den Mittelwerten μ_1 und μ_2 sowie der gleichen Varianz σ^2 auf signifkante Unterschiede zu untersuchen. Dies kann durch Stichproben vom Umfang n_1 und n_2 erfolgen, die die Stichprobenmittelwerte $\overline{x}_1$ und $\overline{x}_2$ sowie die Stichprobenvarianzen s_1^2 und s_2^2 liefern.

1. Wahl der Nullhypothese H_0
   Hypothese H_0: $\mu_1 = \mu_2$ (kein statistisch signifikanter Unterschied)
   Alternative: $\mu_1 \neq \mu_2$ (statistisch signifikanter Unterschied)
2. Wahl der Irrtumswahrscheinlichkeit α (H_0 wird fälschlicherweise verworfen; Fehler 1. Art)
3. Bestimmung des tabellierten Zahlenwertes c mittels $F(c) = 1 - \alpha$ aus der t-Verteilung mit den Freiheitgraden bei $f = n_1 + n_2 - 2$ Freiheitsgraden (►A.16.3 auf S. 297 f.)
4. Berechnung der Testgröße t als Maßzahl für den t-Test:

$$t = \frac{\overline{x}_1 - \overline{x}_2}{s_t} \cdot \sqrt{\frac{n_1 \cdot n_2}{n_1 + n_2}} \quad \text{mit} \quad s_t = \sqrt{\frac{s_1^2 \cdot (n-1) + s_2^2 \cdot (n-1)}{n_1 + n_2 - 2}}$$

   Die Nullhypothese H_0 wird angenommen bei $t \leq c$

■ Die Annahme der Nullhypothese bedeutet, dass zwischen den beiden Mittelwerten der Grundgesamtheit 1 und 2 kein statistisch signifikanter Unterschied besteht.
Es gilt zu beachten, dass beim Vergleich der Mittelwerte in der Praxis meist der zweiseitige t-Test angewendet wird, das heißt $2\alpha = 5\%$. Ein einseitiger t-Test ist nur dann angezeigt, wenn über die Richtung eines eventuellen Größenunterschiedes vorher schon eine Aussage gemacht werden kann.

■ Anwendungsbeispiel:

Zwei Stichproben vom Umfang $n_1 = 30$ und $n_2 = 20$ liefern die Stichprobenmittelwerte $\overline{x}_1 = 11$ und $\overline{x}_2 = 10$ sowie die Stichprobenvarianzen $s_1^2 = 1$ und $s_2^2 = 0{,}8$. Es kann $\sigma_1^2 = \sigma_2^2$ angenommen werden. Mit einer Signifikanzzahl von 5% soll die Hypothese $\mu_1 = \mu_2$ geprüft werden, gegen die Alternative $\mu_1 \neq \mu_2$.
Aus der Signifikanzzahl ergibt sich die Irrtumswahrscheinlicheit $\alpha = 0{,}05$. Der Wert c wird für $F(c) = 0{,}95$ mit 48 Freiheitsgraden aus der Student-Verteilung (►A.16.3 auf S. 297 f.) zu $c \approx 1{,}677$ bestimmt. Mit $\overline{x}_1 = 11$

und $\overline{x}_2 = 10$, $s_1^2 = 1$ und $s_2^2 = 0{,}8$ sowie $n_1 = 30$ und $n_2 = 20$ berechnet sich die Testgröße t als Maßzahl für den t-Test zu $t = 3{,}610$. Da $t > c$ ist wird die Nullhypothese H_0 abgelehnt, d. h. die Mittelwerte sind signifikant verschieden.

| μ_1, μ_2 Wahrer Mittelwert der Grundgesamtheit 1 bzw. 2 | $\overline{x}_1, \overline{x}_2$ Arithmetischer Mittelwert der Stichprobe 1 bzw. 2 | σ^2 Varianz der Grundgesamtheit 1 und 2 | s_t Gesamtstandardabweichung beider Stichproben | s_1^2, s_2^2 Varianz der Stichprobe 1 bzw. 2 | n_1, n_2 Umfang der Stichprobe 1 bzw. 2 | α Irrtumswahrscheinlichkeit | c Tabellierter Wert aus der t-Verteilung (▶A.16.3 auf S. 297 f.) | t Testgröße als Maßzahl für den t-Test

1.6.14 Einfache Varianzanalyse (One-Way ANOVA)

Die Varianzanalyse (ANOVA = analysis of variance) wird verwendet, um die Mittelwerte von zwei oder mehreren Gruppen miteinander auf signifikante Unterschiede zu testen. Hierbei wird die Gesamtstreuung der Messwerte in zwei Komponenten aufgeteilt, nämlich die Streuung zwischen den Gruppen sowie die Streuung innerhalb einer Gruppe. Ist die Streuung zwischen den Mittelwerten der Gruppen von der gleichen Größe wie die Streuung der Einzelwerte, dann ist kein signifikanter Unterschied zwischen den Gruppenmittelwerten vorhanden.

■ Beispiel: Eine größere Anzahl von Patienten wird mit dem gleichen Arzneistoff behandelt. Der Arzneistoff liegt in r verschiedenen Formulierungen vor (z. B. als Lösung, Suspension, Tablette, usw.). Um nun zu testen, ob alle r Formulierungen gleich wirksam sind, werden die n Patienten in r Gruppen aufgeteilt, die allerdings nicht unbedingt gleich groß sein müssen. Alle Patienten in einer Gruppe werden nun mit einer bestimmten Arzneiform behandelt. Die n-Werte des untersuchten Merkmals (z. B. maximaler Plasmaspiegel oder AUC nach pharmakokinetischer Untersuchung) lassen sich nun sehr leicht in einer Tabelle mit Matrixform anordnen:

$$
\begin{array}{lccccccc}
\text{1. Gruppe} & X_{1,1} & X_{1,2} & \cdots & X_{1,k} & \cdots & X_{1,n_i} \\
\text{2. Gruppe} & X_{2,1} & X_{2,2} & \cdots & X_{2,k} & \cdots & X_{2,n_2} \\
 & \vdots & \vdots & & \vdots & & \vdots \\
i\text{-te Gruppe} & X_{i,1} & X_{i,2} & \cdots & X_{i,k} & \cdots & X_{i,n_i} \\
 & \vdots & \vdots & & \vdots & & \vdots \\
r\text{-te Gruppe} & X_{r,1} & X_{r,2} & \cdots & X_{r,k} & \cdots & X_{r,n_r}
\end{array}
$$

Allgemeine Vorgehensweise bei einer einfachen ANOVA:

1. Wahl der Nullhypothese H_0
2. Wahl der Irrtumswahrscheinlichkeit α (H_0 wird fälschlicherweise verworfen; Fehler 1. Art)
3. Bestimmung des tabellierten Zahlenwerts c mittels $F(c) = 1 - \alpha$ aus der F-Verteilung mit $(r-1, n-r)$ Freiheitsgraden (▶A.16.5 auf S. 301 ff.)
4. Berechnung der Testgröße F als Maßzahl für die einfache Varianzanalyse:

$$F = \frac{\frac{q_1}{r-1}}{\frac{q_2}{n-1}} \quad \text{mit} \quad q_1 = \sum_{i=1}^{r} n_i \cdot (\overline{x}_i - \overline{x})^2, \quad q_2 = \sum_{i=1}^{r}\sum_{k=1}^{n_i} (x_{ik} - \overline{x}_i)^2$$

$$\text{und} \quad n = \sum_{i=1}^{r} n_i$$

$$\text{sowie} \quad \overline{x}_i = \frac{1}{n_i} \cdot (x_{i,1} + x_{i,2} + \ldots + x_{i,k} + \ldots + x_{i,n_i})$$

$$\text{und} \quad \overline{x} = \frac{1}{n} \cdot \sum_{i=1}^{r}\sum_{k=1}^{n_i} x_{i,k} = \frac{1}{n} \cdot \sum_{i=1}^{r} n_i \cdot \overline{x}_i$$

Die Nullhypothese H_0 wird angenommen bei $F \leq c$, sonst verworfen.

Praktische Vorgehensweise zur schnellen numerischen Berechnung der Quadratsummen q_1 und q_2:

Summe aller Werte:

$$S = \sum_{i=1}^{r}\sum_{k=1}^{n_i} x_{ik}$$

Summe aller Quadrate:

$$^2S = \sum_{i=1}^{r}\sum_{k=1}^{n_i} x_{ik}^2$$

Summe in den Gruppen:

$$S_i = \sum_{i=1}^{n_i} x_{ik}$$

Berechnung:

$$q = {}^2S - \frac{S^2}{n} \quad \text{und} \quad q_1 = \sum_{i=1}^{r} \frac{S_i^2}{n_i} - \frac{S^2}{n} \quad \text{und} \quad q_2 = q - q_1$$

| q Quadratsumme (Summer der Abweichungsquadrate) | q_1 Quadratsumme zwischen den Gruppen | q_2 Quadratsumme innerhalb der Gruppe | $\overline{x}$ Mittelwert der gesamten Stichprobe | $\overline{x}_i$ Mittelwert der Gruppen | n Gesamtanzahl der Probanden | r Anzahl der Gruppen

2 PHYSIK

2.1 Mechanik

2.1.1 Wichtige Gleichungen der elementaren Mechanik

Dichte

$$\rho = \frac{m}{V} \quad \left[\frac{\text{kg}}{\text{m}^3}\right]$$

| ρ Dichte | m Masse des Körpers | V Volumen des Körpers

Hookesches Gesetz

$$F = D \cdot \Delta l \quad \left[\text{N} = \frac{\text{kg} \cdot \text{m}}{\text{s}^2}\right]$$

| F Kraft, mit der die Feder gedehnt wird | D Federkonstante | Δl Strecke, um die die Feder gedehnt wird (lineare Längenänderung)

Reibungskraft

$$F_\text{r} = \mu \cdot F_\text{n} \quad \left[\text{N} = \frac{\text{kg} \cdot \text{m}}{\text{s}^2}\right]$$

| F_r Reibungskraft | μ Reibungskoeffizient | F_n Normalkraft (senkrecht zu den reibenden Flächen wirkende Kraft)

Drehmoment

Elementare Definition (nicht vektoriell)

$$M = F \cdot l \quad \left[\text{N} \cdot \text{m} = \frac{\text{kg} \cdot \text{m}^2}{\text{s}^2}\right]$$

| M Drehmoment | F Kraft | l Länge des Hebelarms (Abstand zwischen Drehachse und Kraftwirkungslinie)

Drehmoment als Vektor

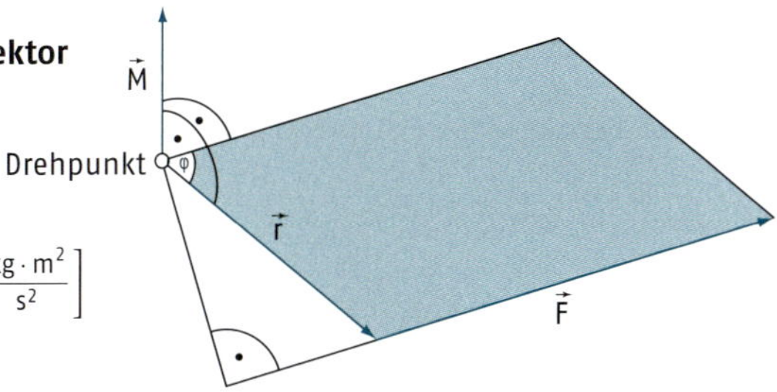

$$\vec{M} = \vec{F} \times \vec{r} \quad \left[\text{N} \cdot \text{m} = \frac{\text{kg} \cdot \text{m}^2}{\text{s}^2}\right]$$

| $\vec{M}$ Vektorprodukt von $\vec{r}$ und $\vec{F}$. Hierbei gilt: $|\vec{M}| = F \cdot r \cdot \sin\varphi$ | $\vec{F}$ Kraftvektor | $\vec{r}$ Ortsvektor des Angriffspunktes der Kraft $\vec{F}$ | φ Winkel zwischen Kraft- und Ortsvektor

1 2 3 4 5 6 7 8 9 A

Hebelgesetz

$$\sum_{l=1}^{n} M_\mathrm{l} = \sum_{r=1}^{m} M_\mathrm{r} \quad \left[\mathrm{N \cdot m} = \frac{\mathrm{kg \cdot m}}{\mathrm{s^2}}\right]$$

| M_l Linksdrehendes Drehmoment | M_r Rechtsdrehendes Drehmoment

Druck

$$p = \frac{F_\mathrm{n}}{A} \quad \left[\mathrm{Pa} = \frac{\mathrm{N}}{\mathrm{m^2}} = \frac{\mathrm{kg}}{\mathrm{m \cdot s^2}}\right]$$

| p Druck | F_n Senkrecht zur Fläche A wirkende Kraftkomponente von $\vec{F}_\mathrm{n}$
| A Fläche, auf die die Kraft einwirkt

2.1.2 Bewegung eines punktförmigen Körpers

Geschwindigkeitsvektor

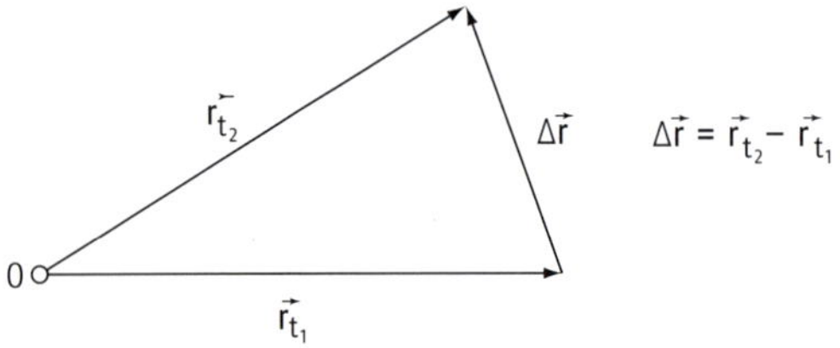

$$\vec{v} = \lim_{\Delta t \to 0} \frac{\Delta \vec{r}}{\Delta t} = \frac{\mathrm{d}\vec{r}}{\mathrm{d}t} = \dot{\vec{r}} \quad \left[\frac{\mathrm{m}}{\mathrm{s}}\right]$$

| $\vec{v}$ Geschwindigkeitsvektor | $\vec{r}$ Ortsvektor eines Punktes zur Zeit t ($\Delta\vec{r}$ = Differenz der Ortsvektoren $\vec{r}_{t_1}$ und $\vec{r}_{t_2}$; $\dot{\vec{r}} = \frac{\mathrm{d}\vec{r}}{\mathrm{d}t}$) | t Zeit

Beschleunigungsvektor

$$\vec{a} = \lim_{\Delta t \to 0} \frac{\Delta \vec{v}}{\Delta t} = \frac{\mathrm{d}\vec{v}}{\mathrm{d}t} = \dot{\vec{v}} = \ddot{\vec{r}} \quad \left[\frac{\mathrm{m}}{\mathrm{s^2}}\right]$$

| $\vec{a}$ Beschleunigungsvektor | $\Delta\vec{v}$ Differenz der Geschwindigkeitsvektoren $\vec{v}_{t_1}$ und $\vec{v}_{t_2}$; $\dot{\vec{v}} = \frac{\mathrm{d}\vec{v}}{\mathrm{d}t}$ | t Zeit | $\vec{r}$ Ortsvektor eines Punktes zur Zeit t ($\Delta\vec{r}$ = Differenz der Ortsvektoren $\vec{r}_{t_1}$ und $\vec{r}_{t_2}$; $\ddot{\vec{r}} = \frac{\mathrm{d}^2\vec{r}}{\mathrm{d}t^2}$)

Geradlinige Bewegung

Geradlinige Bewegung mit konstanter Geschwindigkeit

$$v = \frac{\Delta s}{\Delta t} = \frac{s}{t} \quad \left[\frac{\mathrm{m}}{\mathrm{s}}\right]$$

| v Geschwindigkeit | s Weg | t Zeit

Geradlinige Bewegung mit konstanter Beschleunigung

$$v = v_0 + a \cdot t \qquad \left[\frac{\mathrm{m}}{\mathrm{s}}\right]$$

$$s = v_0 \cdot t + \frac{a}{2} \cdot t^2 \qquad [\mathrm{m}]$$

$$2a \cdot s = v^2 - v_0^2 \qquad \left[\frac{\mathrm{m}^2}{\mathrm{s}^2}\right]$$

Bremsweg:

$$s = \frac{v_0^2}{2a} \qquad [\mathrm{m}]$$

Bremszeit:

$$t = \frac{v_0}{a} \qquad [\mathrm{s}]$$

| a Beschleunigung bzw. Bremsverzögerung | v Geschwindigkeit $v = v(t)$; $v_0 = v(0)$ | s Weg | t Zeit

Kreisbewegung mit konstanter Winkelgeschwindigkeit

Frequenz

$$f = \frac{N}{t} = \frac{1}{T} \qquad \left[\mathrm{Hz} = \frac{1}{\mathrm{s}}\right]$$

| f Frequenz | N Zahl der Umdrehungen während der betrachteten Zeitspanne | t Betrachtete Zeitspanne | T Dauer einer Umdrehung

Drehwinkel

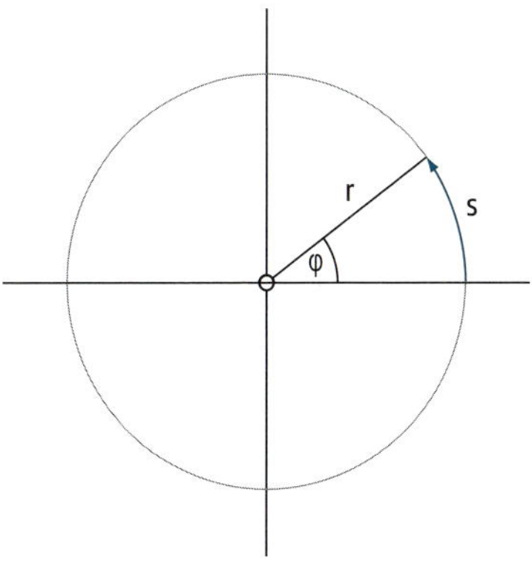

$$\varphi = \frac{s}{r} \qquad [\mathrm{rad}]$$

| φ Drehwinkel | s Kreisbogen auf dem Kreis mit Radius r | r Radius

Winkelgeschwindigkeit

$$\omega = \frac{\Delta\varphi}{\Delta t} = \frac{2\pi}{T} = 2\pi \cdot f \quad \left[\frac{\text{rad}}{\text{s}}\right]$$

| ω Winkelgeschwindigkeit | φ Drehwinkel | t Zeit | T Dauer einer Umdrehung | f Frequenz

Bahngeschwindigkeit

$$v = \omega \cdot r \quad \left[\frac{\text{m}}{\text{s}}\right]$$

| v Bahngeschwindigkeit | ω Winkelgeschwindigkeit | r Radius

Zentripetal-/Zentrifugalbeschleunigung

Zentripetalbeschleunigung:

$$a_{\text{p}} = -\omega^2 \cdot r = -\frac{v^2}{r} \quad \left[\frac{\text{m}}{\text{s}^2}\right]$$

Zentrifugalbeschleunigung:

$$a_{\text{f}} = \omega^2 \cdot r = \frac{v^2}{r} \quad \left[\frac{\text{m}}{\text{s}^2}\right]$$

| a_{p} Zentripetalbeschleunigung | a_{f} Zentrifugalbeschleunigung | ω Winkelgeschwindigkeit | r Radius | v Bahngeschwindigkeit

■ Zur Zentripetal- und Zentrifugalkraft bei der Kreisbewegung mit konstanter Winkelgeschwindigkeit ▶ S. 47

2.1.3 Grundlagen der Newtonschen Mechanik

Erstes Newtonsches Gesetz (Beharrungssatz)

Jeder Körper beharrt in seinem Zustand der Ruhe oder gleichförmigen geradlinigen Bewegung, wenn er nicht durch einwirkende Kräfte gezwungen wird, seinen Zustand zu ändern.

oder: Bei Abwesenheit aller Kräfte gilt $\vec{p} = m \cdot \vec{v} = \text{const.} \quad \left[\text{N} \cdot \text{s} = \frac{\text{kg} \cdot \text{m}}{\text{s}}\right]$

| $\vec{p}$ Impuls | m Masse | $\vec{v}$ Geschwindigkeit

Zweites Newtonsches Gesetz (Aktionsprinzip)

Wirkt auf einen Körper eine Kraft, so wird er in Richtung der Kraft beschleunigt. Die Beschleunigung ist der Kraft direkt proportional.

oder: $\vec{F} = m \cdot \vec{a} \quad \left[\mathrm{N} = \frac{\mathrm{kg \cdot m}}{\mathrm{s}^2}\right]$

| $\vec{F}$ Kraft | m Masse | $\vec{a}$ Beschleunigung

Drittes Newtonsches Gesetz (Reaktionsprinzip)

Die Wirkungen zweier Körper aufeinander sind stets gleich und von entgegengesetzter Richtung, d. h. zu jeder Kraft existiert stets eine entgegengesetzt wirkende, gleich große Gegenkraft.

oder: actio = reactio

Betrag der Gewichtskraft und Masse eines Körpers

$F_g = m \cdot g \quad \left[\mathrm{N} = \frac{\mathrm{kg \cdot m}}{\mathrm{s}^2}\right]$

| F_g Gewichtskraft | m Masse | g Fallbeschleunigung bzw. Ortsfaktor (Die mittlere Erdbeschleunigung beträgt $g = 9{,}81 m \cdot s^{-2}$)

Zentripetal- und Zentrifugalkraft bei der Kreisbewegung mit konstanter Winkelgeschwindigkeit

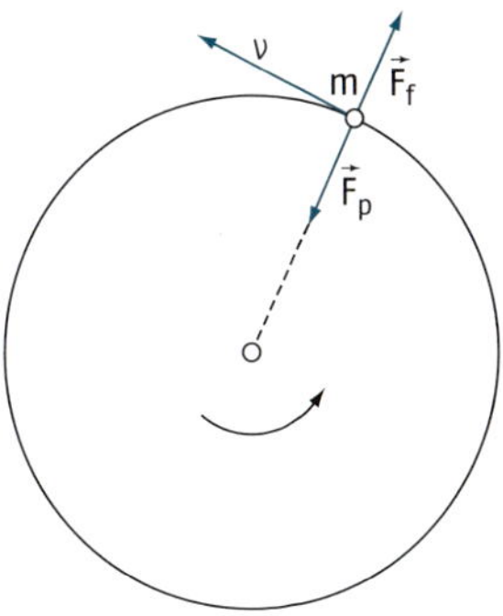

$F_p = -m \cdot \omega^2 \cdot r = -m \cdot \frac{v^2}{r} \quad \left[\mathrm{N} = \frac{\mathrm{kg \cdot m}}{\mathrm{s}^2}\right]$

| F_p Zentripetalkraft | m Masse des bewegten Körpers | ω Winkelgeschwindigkeit | r Kreisradius | v Bahngeschwindigkeit

■ Im rotierenden Bezugssystem, in dem der Massepunkt ruht wird durch die Zentripetalkraft $\vec{F}_p$ der Trägheitskraft $\vec{F}_f$ (Zentrifugalkraft) das Gleichgewicht gehalten (statisches Gleichgewicht im rotierenden Bezugssystem). Für die Zentrifugalkraft gilt:

$\vec{F}_f = -\vec{F}_p$

1 2 3 4 5 6 7 8 9 A

2.1.4 Kraftstoß und Impuls (Bewegungsgröße)

Kraftstoß

$$\vec{I} = \vec{F} \cdot \Delta t \qquad \left[\mathrm{N \cdot s} = \frac{\mathrm{kg \cdot m}}{\mathrm{s}}\right]$$

$$\vec{I} = \int_{t_1}^{t_2} \vec{F}(t)\mathrm{d}t \qquad \left[\mathrm{N \cdot s} = \frac{\mathrm{kg \cdot m}}{\mathrm{s}}\right]$$

| $\vec{I}$ Kraftstoß | $\vec{F}$ Konstante Kraft, die während des Zeitintervalls $\Delta t = t_2 - t_1$ auf einen Körper einwirkt | $\vec{F}(t)$ Veränderliche Kraft, die während des Zeitintervalls $\Delta t = t_2 - t_1$ auf einen Körper einwirkt | Δt Zeitintervall, in dem die Kraft auf den Körper einwirkt

Impuls

$$\vec{p} = m \cdot \vec{v} \qquad \left[\mathrm{N \cdot s} = \frac{\mathrm{kg \cdot m}}{\mathrm{s}}\right]$$

| $\vec{p}$ Impuls | m Masse | $\vec{v}$ Geschwindigkeit

Zusammenhang zwischen Kraftstoß und Impuls

$$\vec{I} = \vec{F} \cdot \Delta t = \Delta \vec{p} = \Delta (m \cdot \vec{v}) \qquad \left[\mathrm{N \cdot s} = \frac{\mathrm{kg \cdot m}}{\mathrm{s}}\right]$$

| $\vec{I}$ Kraftstoß | $\vec{F}$ Konstante Kraft, die während des Zeitintervalls Δt auf einen Körper einwirkt | Δt Zeitintervall, in dem die Kraft auf den Körper einwirkt | $\Delta \vec{p}$ Impulsänderung | m Masse | $\vec{v}$ Geschwindigkeit

Dynamisches Grundgesetz der Translationsbewegung

allgemein:

$$\vec{F} = \frac{\mathrm{d}(m \cdot \vec{v})}{\mathrm{d}t} = \frac{\mathrm{d}\vec{p}}{\mathrm{d}t} \qquad \left[\mathrm{N} = \frac{\mathrm{kg \cdot m}}{\mathrm{s^2}}\right]$$

speziell (m = const.):

$$\vec{F} = m \cdot \vec{a} \qquad \left[\mathrm{N} = \frac{\mathrm{kg \cdot m}}{\mathrm{s^2}}\right]$$

| $\vec{F}$ Kraft | m Masse | $\vec{v}$ Geschwindigkeit | t Zeit | $\vec{p}$ Impuls | $\vec{a}$ Beschleunigung

Impulserhaltungssatz

Der Gesamtimpuls in einem abgeschlossenen System (d. h. ohne Wechselwirkung mit seiner Umgebung) ist konstant. Es gilt:

$$\sum_{i=1}^{n} \Delta \vec{p}_i = \vec{0} \qquad \left[\mathrm{N \cdot s} = \frac{\mathrm{kg \cdot m}}{\mathrm{s}}\right]$$

$$\sum_{i=1}^{n} \vec{p}_i = \text{const.} \qquad \left[\mathrm{N \cdot s} = \frac{\mathrm{kg \cdot m}}{\mathrm{s}}\right]$$

| $\vec{p}_i$ Impuls eines dem System angehörenden Massepunktes. Die Konstante ist ein Vektor.

2.1.5 Arbeit und Energie

Arbeit

allgemein:

$$W = \vec{F} \circ \vec{s} \quad \text{bzw.} \quad W = \int_{s_1}^{s_2} \vec{F}(s) \circ d\vec{s} \quad \left[\mathrm{J} = \mathrm{N} \cdot \mathrm{m} = \frac{\mathrm{kg} \cdot \mathrm{m}^2}{\mathrm{s}^2} \right]$$

■ Arbeit ist das Skalarprodukt aus Kraft und Weg ($\vec{F} \circ \vec{s}$). Das Skalarprodukt der beiden Vektoren $\vec{F}$ und $\vec{s}$ ist das Produkt ihrer Beträge $|\vec{F}|$ und $|\vec{s}|$ multipliziert mit dem Kosinus $\sphericalangle(\vec{F}, \vec{s})$:

$$W = |\vec{F}| \cdot |\vec{s}| \cdot \cos \sphericalangle(\vec{F}, \vec{s})$$

speziell ($\vec{F}$ = const. in Richtung einer geraden Bahn):

Wirkt die konstante Kraft in Richtung des zurückgelegten Weges ($\sphericalangle(\vec{F}, \vec{s}) = 0$ bzw. $\cos \sphericalangle(\vec{F}, \vec{s}) = 1$), dann gilt:

$$W = F \cdot s \quad \left[\mathrm{J} = \mathrm{N} \cdot \mathrm{m} = \frac{\mathrm{kg} \cdot \mathrm{m}^2}{\mathrm{s}^2} \right]$$

| W Arbeit | F Bewegende konstante Kraft | s Zurückgelegter Weg

Arten der Arbeit

Hubarbeit

$$W_\mathrm{h} = m \cdot g \cdot h = F_g \cdot h \quad \left[\mathrm{J} = \mathrm{N} \cdot \mathrm{m} = \frac{\mathrm{kg} \cdot \mathrm{m}^2}{\mathrm{s}^2} \right]$$

| W_h Hubarbeit | m Masse des gehobenen Körpers | g Fallbeschleunigung bzw. Ortsfaktor (Die mittlere Erdbeschleunigung beträgt $g = 9{,}81\ \mathrm{m} \cdot \mathrm{s}^{-2}$) | h Hubhöhe | F_g Gewichtskraft

Beschleunigungsarbeit

$$W_\mathrm{a} = \frac{m}{2} \cdot \left(v^2 - v_0^2 \right) \quad \left[\mathrm{J} = \mathrm{N} \cdot \mathrm{m} = \frac{\mathrm{kg} \cdot \mathrm{m}^2}{\mathrm{s}^2} \right]$$

| W_a Beschleunigungsarbeit | m Masse des beschleunigten Körpers | v Geschwindigkeit nach der Beschleunigung | v_0 Geschwindigkeit vor der Beschleunigung

Reibungsarbeit

$$W_\mathrm{r} = F_\mathrm{r} \cdot s = \mu \cdot F_\mathrm{n} \cdot s \quad \left[\mathrm{J} = \mathrm{N} \cdot \mathrm{m} = \frac{\mathrm{kg} \cdot \mathrm{m}^2}{\mathrm{s}^2} \right]$$

| W_r Reibungsarbeit | F_r Reibungskraft | s Zurückgelegter Weg | μ Reibungskoeffizient | F_n Betrag der Normalkraft (senkrecht zu den reibenden Flächen wirkende Kraft)

Spannarbeit

$$W_{\mathrm{Sp}} = \frac{D}{2} \cdot s^2 \quad \left[\mathrm{J} = \mathrm{N} \cdot \mathrm{m} = \frac{\mathrm{kg} \cdot \mathrm{m}^2}{\mathrm{s}^2}\right]$$

| W_{Sp} Spannarbeit | D Federkonstante | s Bei der Verformung zurückgelegter Weg

Volumenarbeit (Ausdehnungsarbeit)

$$W_{\mathrm{V}} = p \cdot \Delta V \quad \left[\mathrm{J} = \mathrm{N} \cdot \mathrm{m} = \frac{\mathrm{kg} \cdot \mathrm{m}^2}{\mathrm{s}^2}\right]$$

| W_{V} Volumenarbeit | p Druck | ΔV Volumenänderung

Leistung

Definition der Leistung

$$P = \frac{W}{t} \quad \left[\mathrm{W} = \frac{\mathrm{J}}{\mathrm{s}} = \frac{\mathrm{kg} \cdot \mathrm{m}^2}{\mathrm{s}^3}\right]$$

| P Leistung | W Verrichtete Arbeit | t Zeit

Leistung bei der Bewegung punktförmiger Körper

$$P = F \cdot v \quad \left[\mathrm{W} = \frac{\mathrm{J}}{\mathrm{s}} = \frac{\mathrm{kg} \cdot \mathrm{m}^2}{\mathrm{s}^3}\right]$$

| P Leistung | F Kraftkomponente in Bewegungsrichtung | v Geschwindigkeit

Wirkungsgrad

$$\eta = \frac{\Delta W_{\mathrm{n}}}{\Delta W_{\mathrm{zu}}} = \frac{P_{\mathrm{n}}}{P_{\mathrm{zu}}} \quad [-]$$

| η Wirkungsgrad | ΔW_{n} Nutzarbeit | ΔW_{zu} Insgesamt zugeführte Arbeit (=Energie) | P_{n} Abgebene Nutzleistung | P_{zu} Insgesamt zugeführte Leistung

Energieerhaltungssatz

Die Gesamtenergie in einem geschlossenen System bleibt konstant.

$$E = \mathrm{const.} \quad \left[\mathrm{J} = \mathrm{N} \cdot \mathrm{m} = \frac{\mathrm{kg} \cdot \mathrm{m}^2}{\mathrm{s}^2}\right]$$

$$\sum_{i=1}^{n} W_i\,(t_1) = \sum_{i=1}^{n} W_i\,(t_2)$$

| $\sum_{i=1}^{n} W_i\,(t_1)$, $\sum_{i=1}^{n} W_i\,(t_2)$ Gesamte mechanische Energie in einem abgeschlossenen System zur Zeit t_1 bzw. t_2

2.1.6 Gesetze des geraden, zentralen Stoßes

Vollkommen elastischer Stoß zweier Körper

$$u_1 = \frac{m_1 \cdot v_1 + m_2\,(2v_2 - v_1)}{m_1 + m_2} \quad \left[\frac{\mathrm{m}}{\mathrm{s}}\right]$$

$$u_2 = \frac{m_2 v_2 + m_1\,(2v_1 - v_2)}{m_1 + m_2} \quad \left[\frac{\mathrm{m}}{\mathrm{s}}\right]$$

| u_1, u_2 Geschwindigkeit der Körper K_1 bzw. K_2 nach dem Stoß | m_1, m_2 Masse der Körper K_1 bzw. K_2 | v_1, v_2 Geschwindigkeit der Körper K_1 bzw. K_2 vor dem Stoß

Vollkommen unelastischer Stoß zweier Körper

$$u_1 = u_2 = \frac{m_1 \cdot v_1 + m_2 \cdot v_2}{m_1 + m_2} \quad \left[\frac{\mathrm{m}}{\mathrm{s}}\right]$$

| u_1, u_2 Geschwindigkeit der Körper K_1 bzw. K_2 nach dem Stoß | m_1, m_2 Masse der Körper K_1 bzw. K_2 | v_1, v_2 Geschwindigkeit der Körper K_1 bzw. K_2 vor dem Stoß

2.1.7 Gravitation

Keplersche Gesetze

Erstes Gesetz von Kepler

Satelliten bewegen sich auf Ellipsenbahnen, in deren einem Brennpunkt der Zentralkörper steht.

Zweites Gesetz von Kepler

Der vom Zentralkörper zum Satelliten gezogene Ortsvektor überstreicht in gleichen Zeiten gleiche Flächen.

Drittes Gesetz von Kepler

Die Quadrate der Umlaufzeiten verschiedener Satelliten eines Zentralkörpers verhalten sich wie die dritten Potenzen der großen Halbachsen ihrer Bahnellipsen.

$$\frac{T_1^2}{T_2^2} = \frac{a_1^3}{a_2^3} \quad [-] \qquad \text{oder:} \qquad \frac{T^2}{a^3} = \text{const.} \quad [-]$$

| T_1, T_2 Umlaufzeiten der Satelliten 1 und 2 | a_1, a_2 Große Halbachsen der Ellipsenbahnen der Satelliten 1 und 2

1
2
3
4
5
6
7
8
9
A

Gravitationsgesetz

$$F = G \cdot \frac{m_1 \cdot m_2}{r^2} \quad \left[\mathrm{N} = \frac{\mathrm{kg} \cdot \mathrm{m}}{\mathrm{s}^2}\right]$$

| F Gravitationskraft | G Gravitationskonstante ($G = 6{,}6726 \cdot 10^{-11}\ \mathrm{m}^3 \cdot \mathrm{kg}^{-1} \cdot \mathrm{s}^{-2}$) | m_1, m_2 Massen der einander anziehenden Körper | r Entfernung der Mittelpunkte kugelförmiger Körper

Gravitationspotential

$$\Phi_\mathrm{g} = -G \cdot \frac{M}{r} \quad \left[\frac{\mathrm{J}}{\mathrm{kg}} = \frac{\mathrm{m}^2}{\mathrm{s}^2}\right]$$

| Φ_g Gravitationspotential | G Gravitationskonstante ($G = 6{,}6726 \cdot 10^{-11}\ \mathrm{m}^3 \cdot \mathrm{kg}^{-1} \cdot \mathrm{s}^{-2}$) | M Masse des Gravitationsfeld verursachenden Körpers | r Abstand zum Gravitationsfeld verursachenden Körper

2.1.8 Drehbewegung eines starren Körpers

Grundbegriffe

Frequenz, Umlaufdauer, Drehwinkel, Winkelgeschwindigkeit

►S. 45 f.

Drehmoment

►S. 43

Winkelbeschleunigung

$$\alpha = \frac{\mathrm{d}\omega}{\mathrm{d}t} = \dot{\omega} = \frac{\mathrm{d}^2\varphi}{\mathrm{d}t^2} = \ddot{\varphi} \quad \left[\frac{\mathrm{rad}}{\mathrm{s}^2}\right]$$

| α Winkelbeschleunigung | ω Winkelgeschwindigkeit | φ Drehwinkel | t Zeit

Bewegungsgleichung einer Drehung mit konstanter Winkelbeschleunigung

$$\omega = \omega_0 + \alpha \cdot t \quad \left[\frac{\mathrm{rad}}{\mathrm{s}}\right]$$

$$\varphi = \omega_0 \cdot t + \frac{\alpha}{2} \cdot t^2 \quad [\mathrm{rad}]$$

$$2\alpha \cdot \varphi = \omega^2 - \omega_0^2 \quad \left[\frac{\mathrm{rad}^2}{\mathrm{s}^2}\right]$$

| ω Winkelgeschwindigkeit | α Winkelbeschleunigung | t Zeit | φ Drehwinkel

Zusammenhang zwischen der Drehung eines starren Körpers und der Kreisbewegung

$s = r \cdot \varphi \quad [\mathrm{m}]$ $\qquad v = r \cdot \omega \quad \left[\frac{\mathrm{m}}{\mathrm{s}}\right]$ $\qquad a = r \cdot \alpha \quad \left[\frac{\mathrm{m}}{\mathrm{s}^2}\right]$

| s Weg | r Kreisradius | φ Drehwinkel | v Bahngeschwindigkeit | ω Winkelgeschwindigkeit | a Tangentialbeschleunigung | α Winkelbeschleunigung

■ Demzufolge sind s, v, a die Größen der Kreisbahn und φ, ω, α die Größen der Drehbewegung.

Dynamisches Grundgesetz der Drehbewegung

allgemein: $\vec{M} = \frac{\mathrm{d}\vec{L}}{\mathrm{d}t} = \frac{J \cdot \mathrm{d}\vec{\omega}}{\mathrm{d}t} \quad \left[\mathrm{N} \cdot \mathrm{m} = \frac{\mathrm{kg} \cdot \mathrm{m}^2}{\mathrm{s}^2}\right]$

speziell (J = const.): $\vec{M} = J \cdot \vec{\alpha} \quad \left[\mathrm{N} \cdot \mathrm{m} = \frac{\mathrm{kg} \cdot \mathrm{m}^2}{\mathrm{s}^2}\right]$

| $\vec{M}$ Drehmoment | $\vec{L}$ Drehimpuls | t Zeit | J Trägheitsmoment | $\vec{\omega}$ Winkelgeschwindigkeit | $\vec{\alpha}$ Winkelbeschleunigung

Trägheitsmoment

allgemein: $J = \int r^2 \mathrm{d}m \quad [\mathrm{kg} \cdot \mathrm{m}^2]$

speziell (punktförmiger Körper): $J = r^2 \cdot m \quad [\mathrm{kg} \cdot \mathrm{m}^2]$

| J Trägheitsmoment | r Abstand des Körpers von der Drehachse | m Masse des Körpers

Arbeit, Energie und Leistung bei der Drehbewegung

Arbeit

allgemein: $W = \int M \mathrm{d}\varphi \quad \left[\mathrm{J} = \mathrm{N} \cdot \mathrm{m} = \frac{\mathrm{kg} \cdot \mathrm{m}^2}{\mathrm{s}^2}\right]$

speziell (M = const.): $W = M \cdot \varphi \quad \left[\mathrm{J} = \mathrm{N} \cdot \mathrm{m} = \frac{\mathrm{kg} \cdot \mathrm{m}^2}{\mathrm{s}^2}\right]$

| W Arbeit | M Drehmoment | φ Drehwinkel

Rotationsenergie

$$E_{\mathrm{rot}} = \frac{J}{2} \cdot \omega^2 \quad \left[\mathrm{J} = \mathrm{N} \cdot \mathrm{m} = \frac{\mathrm{kg} \cdot \mathrm{m}^2}{\mathrm{s}^2}\right]$$

| E_{rot} Rotationsenergie | J Trägheitsmoment | ω Winkelgeschwindigkeit

Drehleistung

$$P_{\mathrm{rot}} = M \cdot \omega \quad \left[\mathrm{W} = \frac{\mathrm{J}}{\mathrm{s}} = \frac{\mathrm{kg} \cdot \mathrm{m}^2}{\mathrm{s}^3}\right]$$

| P_{rot} Leistung | M Drehmoment | ω Winkelgeschwindigkeit

Drehimpuls und Drehmomentstoß eines um eine feste Achse rotierenden Körpers

Drehimpuls

$$L = J \cdot \omega \quad \left[\frac{\mathrm{kg} \cdot \mathrm{m}^2}{\mathrm{s}}\right]$$

| L Drehimpuls | J Trägheitsmoment bezüglich der Drehachse | ω Betrag der Winkelgeschwindigkeit

Dreh(moment)stoß

$$H = M \cdot \Delta t = J(\omega - \omega_0) = \Delta L \quad \left[\frac{\mathrm{kg} \cdot \mathrm{m}^2}{\mathrm{s}}\right]$$

| H Dreh(moment)stoß (manchmal wird statt H auch nur ΔL verwendet) | M Drehmoment | t Zeit | J Trägheitsmoment | ω Winkelgeschwindigkeit $\omega = \omega(t)$; $\omega_0 = \omega(0)$ | ΔL Drehimpulsänderung

■ In einem abgeschlossenen System ist der Drehimpuls eines Körpers oder die Summe der Drehimpulse mehrerer Körper zeitlich konstant (Drehimpulserhaltungssatz).

2.1.9 Mechanische Schwingungen

Zusammenhang zwischen Kreisbewegung und harmonischer Schwingung

Größe	Bedeutung bei der	
	Kreisbewegung	**harmonischen Schwingung**
A	Kreisradius	Schwingungsweite oder Amplitude
s	y-Koordinate	Elongation (Auslenkung)
φ	Drehwinkel	Schwingungsphase
ω	Winkelgeschwindigkeit	Kreisfrequenz
T	Umlaufdauer	Periodendauer
f	Frequenz	Frequenz

analog gilt auch:

$$f = \frac{1}{T} \quad \text{und} \quad \omega = \frac{2\pi}{T} = 2\pi \cdot f \quad \left[\frac{1}{\mathrm{s}}\right]$$

Richtgröße

$$D = -\frac{F}{s} \quad \left[\frac{\text{N}}{\text{m}} = \frac{\text{kg}}{\text{s}^2}\right]$$

| D Richtgröße (Federkonstante) | F Rücktreibende Kraft | s Elongation (Auslenkung)

■ Für eine *harmonische Schwingung* gilt: $D = \text{const.}$

Mathematische Darstellung der harmonischen Schwingung

Differentialgleichung der harmonischen Schwingung

$$m \cdot \ddot{s} + D \cdot s = 0$$

| m Masse des schwingenden Körpers | $\ddot{s}$ Beschleunigung (zweite Ableitung der Elongation nach der Zeit) | D Richtgröße (Federkonstante) | s Elongation (Auslenkung)

Allgemeine Lösung der Differentialgleichung

$$s(t) = A \cdot \sin(\omega \cdot t + \varphi_0) \quad [\text{m}]$$

| s Elongation (Auslenkung) | A Amplitude der Schwingung | ω Kreisfrequenz | t Zeit | φ_0 Schwingungsphase zum Zeitpunkt $t_0 = 0$

■ Schwingungen, die einer solchen Gleichung gehorchen werden als harmonische Schwingungen bezeichnet und das System entsprechend als harmonischer Oszillator.

Periodendauer und Frequenz der harmonischen Schwingung

$$T = 2\pi\sqrt{\frac{m}{D}} \quad [\text{s}]$$

$$f = \frac{1}{T} = \frac{1}{2\pi}\sqrt{\frac{D}{m}} \quad \left[\text{Hz} = \frac{1}{\text{s}}\right]$$

| T Periodendauer | m Masse des schwingenden Körpers | D Richtgröße (Federkonstante) | f Frequenz

Schwingungsenergie

$$E_s = E_p + E_k = \text{const.} \quad \left[\text{J} = \text{N} \cdot \text{m} = \frac{\text{kg} \cdot \text{m}^2}{\text{s}^2}\right]$$

| E_s Schwingungsenergie | E_p Potentielle Energie | E_k Kinetische Energie

2.1.10 Mechanische Wellen

Fortschreitende Längs- und Querwellen

Ausbreitungsgeschwindigkeit, Wellenlänge, Wellenzahl

Ausbreitungsgeschwindigkeit: $c = \lambda \cdot f \quad \left[\frac{\mathrm{m}}{\mathrm{s}}\right]$

Wellenlänge: $\lambda = \frac{c}{f} \quad [\mathrm{m}]$

Wellenzahl: $\tilde{\nu} = \frac{1}{\lambda} \quad \left[\frac{1}{\mathrm{m}}\right]$

| c Ausbreitungsgeschwindigkeit | λ Wellenlänge | f Frequenz | $\tilde{\nu}$ Wellenzahl

Wellengleichung fortschreitender harmonischer Wellen

In positiver x-Richtung fortschreitende Welle:

$$s = A \cdot \sin 2\pi \left(\frac{t}{T} - \frac{x}{\lambda}\right) \quad [\mathrm{m}]$$

| s Elongation (Auslenkung), die zur Zeit t an der Stelle x erreicht wird | A Amplitude | T Periodendauer | λ Wellenlänge

Reflexion von Wellen

► S. 87

Brechungsindex (Brechzahl)

► S. 88

Interferenz mechanischer Wellen

Laufen mehrere Wellen durch ein gemeinsames Übertragungsmedium, so kann es an bestimmten Stellen des Raumes zu Überlagerungen der einzelnen Wellen kommen. Erscheinungen, die durch diese Wellenüberlagerungen am Punkt P hervorgerufen werden, nennt man Interferenz.

- Zur Interferenz am Einfachspalt ► S. 92
- Zur Interferenz am Doppelspalt ► S. 92

Huygensches Prinzip

Jeder Punkt einer Wellenfront kann als Ausgangspunkt einer neuen Welle, der so genannten Elementarwelle, angesehen werden. Die Lage der neuen Wellenfront ergibt sich aus der Einhüllenden der Gesamtheit aller Elementarwellen.

Stehende Längs- und Querwellen

Wellengleichung einer stehenden linearen Welle

Bei Reflexion am festen Ende gilt: $s = 2 \cdot A \cdot \sin\left(\frac{2\pi x}{\lambda}\right) \cos \omega t$ [m]

Bei Reflexion am freien Ende gilt: $s = 2 \cdot A \cdot \cos\left(\frac{2\pi x}{\lambda}\right) \sin \omega t$ [m]

| s Elongation (Auslenkung) der stehenden Welle, die zur Zeit t an der Stelle x erreicht wird | A Amplitude zweier gleichfrequenter, längs einer Geraden einander entgegenlaufender Wellen | x Ortskoordinate auf der gemeinsamen Geraden | λ Wellenlänge | ω Kreisfrequenz | t Zeit

Stationäre Frequenzen stehender Wellen in eindimensionalen Medien

Begrenzung durch beidseitig feste (z. B. Saite) oder beidseitig lose (z. B. beidseitig offene Luftsäule) Einspannung:

$f_k = (k+1)\,\frac{c}{2l}$ $\left[\text{Hz} = \frac{1}{\text{s}}\right]$

Begrenzung durch einseitg lose und einseitig feste (z. B. einseitig offene Luftsäule) Einspannung:

$f_k = (2k+1)\,\frac{c}{4l}$ $\left[\text{Hz} = \frac{1}{\text{s}}\right]$

| f_k Frequenz der k-ten Oberschwingung ($k = 0, 1, 2, 3, \ldots$) | c Phasengeschwindigkeit (Geschwindigkeit der Wellenfront) | l Länge der Luftsäule

Dopplereffekt

Akustischer Dopplereffekt

Bewegt sich der Empfänger (Frequenz f_E) mit der Geschwindigkeit v_E auf den Sender (Frequenz f_S; Geschwindigkeit v_S) zu bzw. von ihm fort, so gilt:

S ⟶ ⟵ E S ⟶ ⟵ E	⟵ S E ⟶ ⟵ S E ⟶	⟵ S ⟵ E ⟵ S ⟵ E	S ⟶ E ⟶ S ⟶ E ⟶
$f_E = f_S \cdot \frac{c+v_E}{c-v_S}$ $\left[\text{Hz} = \frac{1}{\text{s}}\right]$	$f_E = f_S \cdot \frac{c-v_E}{c+v_S}$ $\left[\text{Hz} = \frac{1}{\text{s}}\right]$	$f_E = f_S \cdot \frac{c+v_E}{c+v_S}$ $\left[\text{Hz} = \frac{1}{\text{s}}\right]$	$f_E = f_S \cdot \frac{c-v_E}{c-v_S}$ $\left[\text{Hz} = \frac{1}{\text{s}}\right]$
$v_E = 0$; S nähert sich: $f_E = f_S \cdot \frac{1}{1-\left(\frac{v_S}{c}\right)}$ $\left[\text{Hz} = \frac{1}{\text{s}}\right]$	$v_E = 0$; S entfernt sich: $f_E = f_S \cdot \frac{1}{1+\left(\frac{v_S}{c}\right)}$ $\left[\text{Hz} = \frac{1}{\text{s}}\right]$	$v_S = 0$; E nähert sich: $f_E = f_S\left(1 + \frac{v_E}{c}\right)$ $\left[\text{Hz} = \frac{1}{\text{s}}\right]$	$v_S = 0$; E entfernt sich: $f_E = f_S\left(1 - \frac{v_E}{c}\right)$ $\left[\text{Hz} = \frac{1}{\text{s}}\right]$

| c Ausbreitungsgeschwindigkeit der fortschreitenden Welle

- Ist $\frac{v_S}{c}$ bzw. $\frac{v_E}{c} \ll 1$ so sind f_E und f_S annähernd gleich.
- Zum relativistischen (optischen) Dopplereffekt ►S. 104

2.1.11 Mechanik ruhender Flüssigkeiten

Schweredruck

$$p = \frac{F_n}{A} = \frac{m \cdot g}{A} = \frac{\rho \cdot V \cdot g}{A} = \frac{\rho \cdot A \cdot h \cdot g}{A} = \rho \cdot h \cdot g \quad \left[\mathrm{Pa} = \frac{\mathrm{N}}{\mathrm{m}^2} = \frac{\mathrm{kg}}{\mathrm{m} \cdot \mathrm{s}^2}\right]$$

| p Schweredruck der Fluidsäule | F_n Normalkraft (= Gewichtskraft) der Fluidsäule | A Grundfläche der Fluidsäule | m Masse der Fluidsäule | g Fallbeschleunigung bzw. Ortsfaktor (Die mittlere Erdbeschleunigung beträgt $g = 9{,}81\ \mathrm{m} \cdot \mathrm{s}^{-2}$) | V Volumen der Fluidsäule | ρ Dichte des Fluids | h Höhe der Fluidsäule

Hydraulische Presse

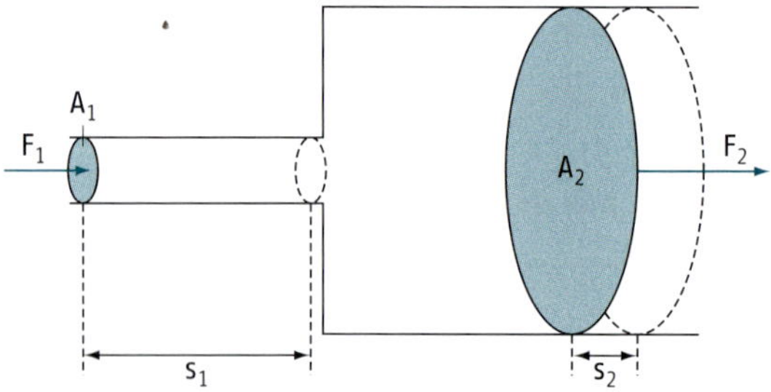

■ Der Kolben mit der Querschnittsfläche A_1, erzeugt unter der Kraft F_1 in der hydraulischen Flüssigkeit einen Druck p. Dieser Druck wirkt auch auf den Kolben mit der Querschnittsfläche A_2. Es gilt:

$$p = \frac{F_1}{A_1} = \frac{F_2}{A_2} \quad \left[\mathrm{Pa} = \frac{\mathrm{N}}{\mathrm{m}^2} = \frac{\mathrm{kg}}{\mathrm{m} \cdot \mathrm{s}^2}\right]$$

$$F_2 = F_1 \cdot \frac{A_2}{A_1}$$

Wird Kolben 1 um s_1 verschoben, so verdrängt er ein Flüssigkeitsvolumen V. Dieses Volumen muss von Kolben 2 freigegeben werden. Die von den Kolben zurückgelegten Wege verhalten sich umgekehrt wie ihre Querschnittsflächen und die wirkenden Kräfte:

$$V = A_1 \cdot s_1 = A_2 \cdot s_2 \quad \left[\mathrm{m}^3\right]$$

$$W = F_1 \cdot s_1 = F_2 \cdot s_2 = p \cdot V \quad \left[\mathrm{J} = \mathrm{N} \cdot \mathrm{m} = \frac{\mathrm{kg} \cdot \mathrm{m}^2}{\mathrm{s}^2}\right]$$

| p Druck | F_1, F_2 Kraft auf die Kolbenflächen | A_1, A_2 Querschnittsflächen der Kolben | s_1, s_2 Strecke, um die die Kolben verschoben werden | V Volumen | W Arbeit

Auftrieb

$$F_A = \rho \cdot V_K \cdot g \quad \left[N = \frac{kg \cdot m}{s^2}\right]$$

| F_A Auftriebskraft | ρ Dichte des umgebenden Fluids oder Gases | V_K Volumen des eintauchenden Teil des Körpers | g Fallbeschleunigung bzw. Ortsfaktor (Die mittlere Erdbeschleunigung beträgt $g = 9{,}81\ m \cdot s^{-2}$)

■ Die Richtung von $\vec{F}_A$ ist zur Richtung der Körpergewichtskraft entgegengesetzt.

2.1.12 Mechanik bewegter Flüssigkeiten und Gase

Kontinuitätsbedingung

In einem Strömungskanal mit veränderlichem Querschnitt (ohne Zu- bzw. Abläufe) fließt bei stationärer Strömung durch jede Querschnittsfläche A pro Zeiteinheit (dt) dieselbe Fluidmenge (V).

$$\frac{dV}{dt} = \dot{V} = \frac{\Delta V}{\Delta t} = A \cdot \frac{\Delta s}{\Delta t} = A \cdot v = \text{const.} \quad \left[\frac{m^3}{s}\right]$$

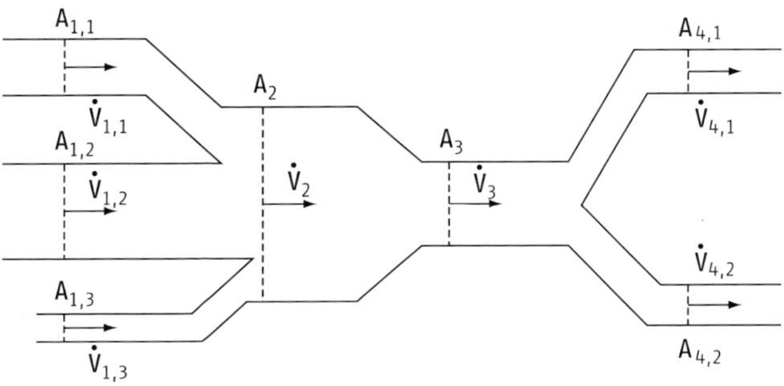

Die Kontinuitätsgleichung für obiges Beipsiel lautet demnach:

$$\sum_i \dot{V}_{1,i} = \dot{V}_2 = \dot{V}_3 = \sum_i \dot{V}_{4,i}$$

oder

$$\sum_i A_{1,i} \cdot v_{1,i} = A_2 v_2 = A_3 v_3 = \sum_i A_{4,i} v_{4,i}$$

| V Fluidvolumen | t Zeit | A Querschnittfläche der Leitung | v Fließgeschwindigkeit

Bernoullische Beziehung

Aus der Kontinuitätsbedingung (►S. 59) und dem Energieerhaltungssatz (►S. 50) folgt: Wenn sich die kinetische Energie der Strömung bei Querschnittsänderungen ändert, muss sich auch ihre potentielle Energie ändern, und zwar so, dass die Summe der beiden Teilenergien konstant bleibt:

$$E_k + E_p = \text{const.} \qquad \left[\mathrm{J} = \mathrm{N} \cdot \mathrm{m} = \frac{\mathrm{kg} \cdot \mathrm{m}^2}{\mathrm{s}^2} \right]$$

und daher

$$\tfrac{1}{2} m \cdot v^2 + p_{\text{stat}} \cdot V = \text{const.} \qquad \left[\mathrm{J} = \mathrm{N} \cdot \mathrm{m} = \frac{\mathrm{kg} \cdot \mathrm{m}^2}{\mathrm{s}^2} \right]$$

Dividiert man diesen Ausdruck durch das Volumen, so erhält man die Bernoullische Gleichung:

$$\tfrac{1}{2} \rho \cdot v^2 + p_{\text{stat}} = \text{const.} \qquad \left[\mathrm{Pa} = \frac{\mathrm{N}}{\mathrm{m}^2} = \frac{\mathrm{kg}}{\mathrm{m} \cdot \mathrm{s}^2} \right]$$

| E_k Kinetische Energie | E_p Potentielle Energie | m Masse | v Fließgeschwindigkeit | p_{stat} Statischer Druck | V Volumen | ρ Dichte

■ Der Ausdruck $\tfrac{1}{2} \rho \cdot v^2$ wird auch als Staudruck bezeichnet.

Reynoldszahl

$$\mathrm{Re} = \frac{\rho \cdot v \cdot d}{\eta} \qquad [-]$$

Laminare Strömung: $\mathrm{Re} < \mathrm{Re}_{\text{krit}}$
Turbulente Strömung: $\mathrm{Re} > \mathrm{Re}_{\text{krit}}$

| Re Reynoldszahl | $\mathrm{Re}_{\text{krit}}$ Kritische Reynoldszahl | ρ Dichte | v Relativgeschwindigkeit eines Körpers zu einem Fluid | d Charakteristische Abmessung (bei Rohrströmungen üblicherweise der Innenradius des Rohrs) | η Dynamische Viskosität

■ Der kritische Wert ist abhängig von der Geometrie des Strömungsverlaufs. Er kann nicht vorausberechnet, sondern nur experimentell ermittelt werden. Für Reynoldszahlen $\mathrm{Re} < 1000$ kann jedoch stets von einer laminaren Strömung ausgegangen werden.

Hagen-Poiseuillesches Gesetz

$$\dot{V} = \frac{\Delta V}{\Delta t} = A \cdot v = \frac{A^2 \cdot \Delta p}{8 \cdot \pi \cdot \eta \cdot l} = \frac{\Delta p \cdot r^4 \cdot \pi}{8 \cdot \eta \cdot l} \qquad \left[\frac{\mathrm{m}^3}{\mathrm{s}} \right]$$

| $\dot{V}$ Volumenstrom | V Volumen | t Zeit | A Querschnittsfläche | v Fließ- bzw. Strömungsgeschwindigkeit | Δp Druckdifferenz zwischen den Leitungsenden | η Dynamische Viskosität | l Leitungslänge | r Rohrinnenradius

Ohmscher Strömungswiderstand eines durchflossenen Strömungskanals

$$R_s = \frac{\Delta p}{\dot{V}} = \frac{\Delta p}{A \cdot v} = \frac{8 \cdot \pi \cdot \eta \cdot l}{A^2} = \frac{8 \cdot \eta \cdot l}{r^4 \cdot \pi} \quad \left[\frac{\mathrm{N \cdot s}}{\mathrm{m^5}} = \frac{\mathrm{kg}}{\mathrm{s \cdot m^4}}\right]$$

| R_s Strömungswiderstand | Δp Druckdifferenz zwischen den Leitungsenden | $\dot{V}$ Volumenstrom | A Querschnittsfläche | v Fließ- bzw. Strömungsgeschwindigkeit | η Dynamische Viskosität | l Leitungslänge | r Radius

Leitwert eines durchflossenen Strömungskanals

$$L = \frac{1}{R_s} \quad \left[\frac{\mathrm{m^5}}{\mathrm{N \cdot s}} = \frac{\mathrm{s \cdot m^4}}{\mathrm{kg}}\right]$$

| L Leitwert | R_s Strömungswiderstand

Strömungswiderstand sich bewegender Körper

Strömungswiderstandskraft einer Kugel bei laminarer Strömung

$$F_r = 6 \cdot \pi \cdot \eta \cdot r \cdot v \quad \left[\mathrm{N} = \frac{\mathrm{kg \cdot m}}{\mathrm{s^2}}\right]$$

| F_r Strömungswiderstandskraft | η Dynamische Viskosität | r Kugelradius | v Kugelgeschwindigkeit

Strömungswiderstandskraft eines Körpers bei turbulenter Strömung

$$F_r = \frac{1}{2} \cdot \rho \cdot v^2 \cdot A \cdot c_w \quad \left[\mathrm{N} = \frac{\mathrm{kg \cdot m}}{\mathrm{s^2}}\right]$$

| F_r Strömungswiderstandskraft | ρ Dichte des Fluids | v Anströmungsgeschwindigkeit | A Querschnittsfläche des angeströmten Körpers senkrecht zur Relativgeschwindigkeit | c_w Strömungswiderstandskoeffizient (Widerstandsbeiwert)

Strömungswiderstandskoeffizient (c_w-Wert)

$$c_w = \frac{2 \cdot F_r}{\rho \cdot v^2 \cdot A} \quad [-]$$

| c_w Strömungswiderstandskoeffizient (Widerstandsbeiwert) | F_r Strömungswiderstandskraft | ρ Dichte des Fluids | v Anströmungsgeschwindigkeit | A Querschnittsfläche des angeströmten Körpers

2.2 Wärmelehre

2.2.1 Zusammenhang zwischen verschiedenen Temperaturangaben

Absolute Temperatur (Thermodynamische Temperatur)

$T \geq 0 \quad [\mathrm{K}]$

| T Absolute Temperatur (auch thermodynamische Temperatur genannt)

■ Die absolute Temperatur ist eine Temperaturskala, die sich auf den physikalisch begründeten absoluten Nullpunkt bezieht.

Celsius-Temperatur

$$\vartheta = \left(\frac{T - T_\mathrm{N}}{\mathrm{K}}\right) {}^\circ\mathrm{C} \quad [{}^\circ\mathrm{C}] \qquad T = \left(\frac{\vartheta}{{}^\circ\mathrm{C}} + \frac{T_\mathrm{N}}{\mathrm{K}}\right)\mathrm{K} \quad [\mathrm{K}]$$

| ϑ Temperatur in Grad Celsius | T Absolute Temperatur | T_N Normtemperatur (273,15 K) | K, °C Einheiten Kelvin bzw. Grad Celsius

Fahrenheit-Temperatur

$$\vartheta_\mathrm{F} = \left(32 + \frac{9}{5}\frac{\vartheta}{{}^\circ\mathrm{C}}\right) {}^\circ\mathrm{F} \quad [{}^\circ\mathrm{F}] \qquad \vartheta = \frac{5}{9}\left(\frac{\vartheta_\mathrm{F}}{{}^\circ\mathrm{F}} - 32\right) {}^\circ\mathrm{C} \quad [{}^\circ\mathrm{C}]$$

| ϑ_F Temperatur in Grad Fahrenheit | ϑ Temperatur in Grad Celsius | °C, °F Einheiten Grad Celsius bzw. Grad Fahrenheit

2.2.2 Ausdehnung von Körpern

Längenausdehnung:

$\Delta l = \alpha \cdot l_1 \cdot \Delta T \quad [\mathrm{m}]$

Flächenausdehnung:

$\Delta A = \beta \cdot A_1 \cdot \Delta T \quad \left[\mathrm{m}^2\right]$

Volumenaudehnung:

$\Delta V = \gamma \cdot V_1 \cdot \Delta T \quad \left[\mathrm{m}^3\right]$

mit $\Delta l = l_2 - l_1 \quad \Delta A = A_2 - A_1 \quad \Delta V = V_2 - V_1 \quad \Delta T = T_2 - T_1$

| l_1, l_2 Länge bei der Temperatur T_1 bzw. T_2 | A_1, A_2 Fläche bei der Temperatur T_1 bzw. T_2 | V_1, V_2 Volumen bei der Temperatur T_1 bzw. T_2 | α Thermischer Längenausdehnungskoeffizient $\left[\mathrm{K}^{-1}\right]$ | β Thermischer Flächenausdehnungskoeffizient $\left[\mathrm{K}^{-1}\right]$ | γ Thermischer Volumenausdehnungskoeffizient $\left[\mathrm{K}^{-1}\right]$

■ Bei festen Körpern gilt: $\beta = 2\alpha$ bzw. $\gamma = 3\alpha$

■ Für ideale Gase gilt: $\gamma = \frac{1}{273}\,\mathrm{K}^{-1}$

2.2.3 Änderung der Dichte mit der Temperatur

$$\rho_2 = \frac{\rho_1}{1 + \gamma \cdot \Delta T} \quad \left[\frac{\mathrm{kg}}{\mathrm{m}^3}\right]$$

| ρ_1, ρ_2 Dichte bei der Temperatur T_1 bzw. T_2 | γ Thermischer Volumenausdehnungskoeffizient $[\mathrm{K}^{-1}]$ | ΔT Temperaturunterschied $\Delta T = T_2 - T_1$

2.2.4 Molekulare Größen

Avogadro-Konstante N_A und Stoffmenge n

Satz von Avogadro für ideale Gase:

Gleiche Volumina enthalten bei gleichem Druck und gleicher Temperatur die gleiche Anzahl von Atomen bzw. Molekülen.

$$N_A = \frac{N}{n} \quad \left[\frac{1}{\mathrm{mol}}\right]$$

| N_A Avogadro-Konstante ($N_A = 6{,}022 \cdot 10^{23}\ \mathrm{mol}^{-1}$) | N Zahl der Teilchen eines Körpers der Stoffmenge n | n Stoffmenge

Molare Masse

$$M_m = \frac{m}{n} \qquad \text{in der Regel angegeben in } \left[\frac{\mathrm{g}}{\mathrm{mol}}\right]$$

$$M_m = M_r \cdot \frac{\mathrm{g}}{\mathrm{mol}}$$

| M_m Molare Masse eines Stoffs | m Masse der Stoffmenge n | n Stoffmenge
| M_r Relative Molekülmasse eines Stoffs

2.2.5 Gasgesetze

Zustandsgleichung des idealen Gases

$$\frac{p \cdot V}{T} = \text{const.} \quad \left[\frac{\mathrm{J}}{\mathrm{K}} = \frac{\mathrm{N} \cdot \mathrm{m}}{\mathrm{K}} = \frac{\mathrm{kg} \cdot \mathrm{m}^2}{\mathrm{s}^2 \cdot \mathrm{K}}\right]$$

| p Druck eines eingeschlossenen Gases | V Volumen eines eingeschlossenen Gases
| T Absolute Temperatur

Spezialfälle

Gesetz von Boyle-Mariotte

Bleiben Stoffmenge und Temperatur konstant (T = const.), so bleibt auch der Energieinhalt des idealen Gases konstant.

$$p \cdot V = \text{const.} \quad \left[\mathrm{J} = \mathrm{N} \cdot \mathrm{m} = \frac{\mathrm{kg} \cdot \mathrm{m}^2}{\mathrm{s}^2}\right]$$

| p Druck eines eingeschlossenen Gases | V Volumen eines eingeschlossenen Gases
| T Absolute Temperatur

Gesetz von Gay-Lussac

Bleiben Stoffmenge und Druck konstant (p = const.), so verhalten sich Volumen und Temperatur proportional zueinander.

$$\frac{V}{T} = \text{const.} \quad \left[\frac{\mathrm{m}^3}{\mathrm{K}}\right]$$

| p Druck eines eingeschlossenen Gases | V Volumen eines eingeschlossenen Gases | T Absolute Temperatur

Gesetz von Amontons

Bleiben Stoffmenge und Volumen konstant (V = const.), so verhalten sich Druck und Temperatur proportional zueinander.

$$\frac{p}{T} = \text{const.} \quad \left[\frac{\mathrm{N}}{\mathrm{m}^2 \cdot \mathrm{K}} = \frac{\mathrm{kg}}{\mathrm{m} \cdot \mathrm{s}^2 \cdot \mathrm{K}}\right]$$

| p Druck eines eingeschlossenen Gases | V Volumen eines eingeschlossenen Gases | T Absolute Temperatur

Zustandsgleichung des idealen Gases unter Verwendung der allgemeinen Gaskonstante

$$p \cdot V = n \cdot R \cdot T \quad \left[\mathrm{J} = \mathrm{N} \cdot \mathrm{m} = \frac{\mathrm{kg} \cdot \mathrm{m}^2}{\mathrm{s}^2}\right]$$

| p Druck eines eingeschlossenen Gases | V Volumen eines eingeschlossenen Gases | n Stoffmenge | R Allgemeine Gaskonstante (R = 8,3145 $\mathrm{J} \cdot \mathrm{K}^{-1} \cdot \mathrm{mol}^{-1}$) | T Absolute Temperatur

2.2.6 Wärmekapazität

Wärmekapazität eines Körpers

$$C = \frac{\Delta Q}{\Delta T} \quad \left[\frac{\mathrm{J}}{\mathrm{K}} = \frac{\mathrm{N} \cdot \mathrm{m}}{\mathrm{K}} = \frac{\mathrm{kg} \cdot \mathrm{m}^2}{\mathrm{s}^2 \cdot \mathrm{K}}\right]$$

| C Wärmekapazität eines Körpers | ΔQ Durch Wärme zu-/abgeführte Energie | ΔT Temperaturerhöhung/-erniedrigung

Spezifische Wärmekapazität

$$c = \frac{\Delta Q}{m \cdot \Delta T} = \frac{C}{m} \quad \left[\frac{\mathrm{J}}{\mathrm{kg} \cdot \mathrm{K}} = \frac{\mathrm{m}^2}{\mathrm{s}^2 \cdot \mathrm{K}}\right]$$

| c Spezifische Wärmekapazität eines Körpers | ΔQ Durch Wärme zu-/abgeführte Energie | m Masse des betrachteten Körpers | ΔT Temperaturerhöhung/-erniedrigung | C Wärmekapazität eines Körpers

Molare Wärmekapazität

$$C_m = \frac{\Delta Q}{n \cdot \Delta T} = \frac{C}{n} \quad \left[\frac{J}{mol \cdot K} = \frac{kg \cdot m^2}{mol \cdot s^2 \cdot K}\right]$$

| C_m Molare Wärmekapazität eines Körpers | ΔQ Durch Wärme zu-/abgeführte Energie | n Stoffmenge des betrachteten Körpers | ΔT Temperaturerhöhung/-erniedrigung | C Wärmekapazität eines Körpers

Zusammenhang zwischen spezifischer und molarer Wärmekapazität

$$C_m = c \cdot \frac{m}{n} = c \cdot M_m \quad \left[\frac{J}{mol \cdot K} = \frac{kg \cdot m^2}{mol \cdot s^2 \cdot K}\right]$$

| C_m Molare Wärmekapazität eines Körpers | c Spezifische Wärmekapazität eines Körpers | m Masse des betrachteten Körpers | n Stoffmenge des betrachteten Körpers | M_m Molare Masse

Spezifische und molare Wärmekapazität von Gasen

$$C_{mp} - C_{mV} = R \quad \left[\frac{J}{mol \cdot K} = \frac{kg \cdot m^2}{mol \cdot s^2 \cdot K}\right]$$

$$\chi = \frac{C_{mp}}{C_{mV}} = \frac{c_p}{c_V} \quad [-]$$

■ Bei Gasen unterscheidet man die spezifische Wärmekapazität bei konstantem Druck c_p von der spezifischen Wärmekapazität bei konstantem Volumen c_V; das entsprechende gilt für die molaren Wärmekapazitäten C_{mp} (konst. Druck) und C_{mV} (konst. Volumen).

| R Allgemeine Gaskonstante ($R = 8{,}3145\,J \cdot K^{-1} \cdot mol^{-1}$)

Erwärmung (Abkühlung) eines Körpers

Wird ein Körper nur aufgrund eines Temperaturgefälles um ΔT erwärmt (abgekühlt), so ist die durch die Wärme Q aufgenommene (abgegebene) Energie:

$$Q = c \cdot m \cdot \Delta T \quad \left[J = N \cdot m = \frac{kg \cdot m^2}{s^2}\right]$$

| Q Durch Wärme zu-/abgeführte Energie | c Spezifische Wärmekapazität des Körpers | m Masse des Körpers | ΔT Temperaturerhöhung/-erniedrigung

Temperaturausgleich zweier Körper

Wärmestrom (Wärmeleitung)

$$\dot{Q} = \frac{dQ}{dt} = \lambda \cdot A \cdot \frac{\Delta T}{l} \quad \left[W = \frac{J}{s} = \frac{kg \cdot m^2}{s^3} \right]$$

| $\dot{Q}$ Wärmestrom | Q Wärmemenge | t Zeit | λ Wärmeleitfähigkeitskoeffizient (Wärmeleitzahl) | A Querschnittsfläche des wärmeleitenden Mediums | ΔT Temperaturdifferenz | l Länge des wärmeleitenden Mediums

Mischungstemperatur von Flüssigkeiten

$$Q_{auf} = c_1 \cdot m_1 \cdot (T_{misch} - T_1) = Q_{ab} = c_2 \cdot m_2 \cdot (T_2 - T_{misch}) \quad \left[J = N \cdot m = \frac{kg \cdot m^2}{s^2} \right]$$

$$T_{misch} = \frac{c_1 \cdot m_1 \cdot T_1 + c_2 \cdot m_2 \cdot T_2}{c_1 \cdot m_1 + c_2 \cdot m_2} \quad [K]$$

| Q_{ab}, Q_{auf} Abgegebene bzw. aufgenommene Wärmemenge | c_1, c_2 Spezifische Wärmekapazitäten der gemischten Flüssigkeiten | m_1, m_2 Masse der gemischten Flüssigkeiten | T_1, T_2 Ausgangstemperaturen der gemischten Flüssigkeiten | T_{misch} Mischungstemperatur nach Temperaturausgleich

2.2.7 Hauptsätze der Thermodynamik

Erster Hauptsatz der Thermodynamik

In einem abgeschlossenen System ist die Gesamtenergie U, d. h. die Summe aller Energieformen, konstant. Wird einem System Wärme Q und mechanische Arbeit W zugeführt ($Q > 0$, $W > 0$) oder entnommen ($Q < 0$, $W < 0$), so ändert sich seine innere Energie U um ΔU.

$$\Delta U = Q + W \quad \left[J = N \cdot m = \frac{kg \cdot m^2}{s^2} \right]$$

Zweiter Hauptsatz der Thermodynamik

Alle natürlichen Prozesse sind irreversibel (nicht umkehrbar) und damit verlustbehaftet. Wärmezufuhr erhöht, Wärmeabgabe erniedrigt die Unordnung eines Systems. Es gibt *kein* Perpetuum mobile 2. Art, d. h. keine periodisch arbeitende Maschine, die Wärme vollständig in mechanische Arbeit umwandelt. Daraus folgt für den thermischen Wirkungsgrad $\eta = \frac{\text{abgegebene mechanische Arbeit}}{\text{durch Wärme zugeführte Energie}}$ der idealen Wärmekraftmaschine:

$$\eta = \frac{T_h - T_n}{T_h} < 1 \quad [-]$$

| T_h höchste im Prozess auftretende absolute Temperatur | T_n Niedrigste im Prozess auftretende absolute Temperatur

Dritter Hauptsatz der Thermodynamik

Es ist nicht möglich, ein System bis zum absoluten Nullpunkt abzukühlen.

2.2.8 Thermodynamische Potentiale

Innere Energie

$$U = T \cdot S - p \cdot V \quad \left[\mathrm{J} = \mathrm{N} \cdot \mathrm{m} = \frac{\mathrm{kg} \cdot \mathrm{m}^2}{\mathrm{s}^2} \right]$$

| U Innere Energie | T Absolute Temperatur | S Entropie | p Druck | V Volumen

Enthalpie

$$H = U + p \cdot V \quad \left[\mathrm{J} = \mathrm{N} \cdot \mathrm{m} = \frac{\mathrm{kg} \cdot \mathrm{m}^2}{\mathrm{s}^2} \right]$$

| H Enthalpie | U Innere Energie | p Druck | V Volumen

Entropie

$$\Delta S = \frac{\Delta Q}{T} \quad \left[\frac{\mathrm{J}}{\mathrm{K}} = \frac{\mathrm{N} \cdot \mathrm{m}}{\mathrm{K}} = \frac{\mathrm{kg} \cdot \mathrm{m}^2}{\mathrm{s}^2 \cdot \mathrm{K}} \right]$$

| ΔS Entropie | ΔQ Wärmemenge | T Temperatur

Freie Energie

$$F = U - T \cdot S \quad \left[\mathrm{J} = \mathrm{N} \cdot \mathrm{m} = \frac{\mathrm{kg} \cdot \mathrm{m}^2}{\mathrm{s}^2} \right]$$

| F Freie Energie | U Innere Energie | T Temperatur | S Entropie | p Druck | V Volumen

Freie Enthalpie (Gibbs-Helmholtz-Gleichung)

$$G = H - T \cdot S \quad \left[\mathrm{J} = \mathrm{N} \cdot \mathrm{m} = \frac{\mathrm{kg} \cdot \mathrm{m}^2}{\mathrm{s}^2} \right]$$

| G Freie Enthalpie | H Enthalpie | T Temperatur | S Entropie

Van't Hoffsche Gleichung

$$\Delta G = -R \cdot T \cdot \ln K \quad \left[\mathrm{J} = \mathrm{N} \cdot \mathrm{m} = \frac{\mathrm{kg} \cdot \mathrm{m}^2}{\mathrm{s}^2} \right]$$

Aus $\Delta G = -R \cdot T \cdot \ln K$ und $\frac{\mathrm{d}\left(\frac{\Delta G}{T}\right)}{\mathrm{d}T} = \frac{-\Delta H}{T^2}$ folgt für das chemische Gleichgewicht:

$$\frac{\mathrm{d} \ln K}{\mathrm{d}T} = -\frac{\Delta_r H}{RT^2}$$

| ΔG Freie Reaktionsenthalpieänderung | R Allgemeine Gaskonstante ($R = 8,3145\,\mathrm{J} \cdot \mathrm{K}^{-1} \cdot \mathrm{mol}^{-1}$) | T Absolute Temperatur | K Gleichgewichtskonstante einer Reaktion | ΔH Reaktionsenthalpie | $\Delta_r H$ Molare Standardreaktionsenthalpie (25 °C, 1013 hPa) $[\mathrm{J} \cdot \mathrm{mol}^{-1}]$

2.3 Elektrizitätslehre

2.3.1 Wichtige Gleichungen der elementaren Elektrizitätslehre

Stromstärke

$$I = \lim_{\Delta t \to 0} \frac{\Delta Q}{\Delta t} = \frac{\mathrm{d}Q}{\mathrm{d}t} = \dot{Q} \quad [\mathrm{A}]$$

| I Stromstärke | ΔQ Während der Zeitspanne Δt durch den Querschnitt eines Leiters fließende Ladung

Elektrische Spannung

Die elektrische Spannung ist der Quotient aus der zur Verschiebung einer Ladung Q erforderlichen Arbeit W_{el} und dieser Ladung:

$$U = \left|\frac{W_{el}}{Q}\right| \quad \left[\mathrm{V} = \frac{\mathrm{kg} \cdot \mathrm{m}^2}{\mathrm{s}^3 \cdot \mathrm{A}}\right]$$

allgemein:

$$U_{12} = \left|\int_{P_1}^{P_2} \vec{E} \cdot \mathrm{d}\vec{s}\right| \quad \text{es gilt: } U_{21} = -U_{12} \quad \left[\mathrm{V} = \frac{\mathrm{kg} \cdot \mathrm{m}^2}{\mathrm{s}^3 \cdot \mathrm{A}}\right]$$

| U Elektrische Spannung von Punkt P_1 zu Punkt P_2 | W_{el} Arbeit, die von der Feldkraft $\vec{F} = Q \cdot \vec{E}$ an einer punktförmigen Ladung bei ihrer Bewegung von P_1 nach P_2 verrichtet wird. | Q Ladung | $\vec{E}$ Elektrische Feldstärke | $\vec{s}$ Weg von P_1 nach P_2

■ Zur elektrischen Feldstärke und zum Potential ►S. 73 f.

Leitungswiderstand (Ohmsches Gesetz)

$$R = \frac{U}{I} = \text{const.} \quad \left[\Omega = \frac{\mathrm{V}}{\mathrm{A}} = \frac{\mathrm{kg} \cdot \mathrm{m}^2}{\mathrm{s}^3 \cdot \mathrm{A}^2}\right]$$

| R Leitungswiderstand | U Spannung am Leiter | I Stromstärke

Zusammenhang zwischen Leistungswiderstand und spezifischem Widerstand

$$R = \rho \cdot \frac{l}{A} \quad \left[\Omega = \frac{\mathrm{V}}{\mathrm{A}} = \frac{\mathrm{kg} \cdot \mathrm{m}^2}{\mathrm{s}^3 \cdot \mathrm{A}^2}\right]$$

| R Leitungswiderstand | ρ Spezifischer Widerstand des Leitermaterials | l Länge des Leiters | A Querschnittsfläche des Leiters

Temperaturabhängigkeit des spezifischen Widerstands

$$\rho(T) = \rho(T_0) \cdot [1 + \alpha (T - T_0)] \quad \left[\Omega \cdot \mathrm{m} = \frac{\mathrm{V} \cdot \mathrm{m}}{\mathrm{A}} = \frac{\mathrm{kg} \cdot \mathrm{m}^3}{\mathrm{s}^3 \cdot \mathrm{A}^2}\right]$$

| $\rho(T)$ Spezifischer Widerstand bei der Temperatur T | $\rho(T_0)$ Bekannter, spezifischer Widerstand bei der Temperatur T_0 | α Temperaturkoeffizient des spezifischen Widerstands in der Umgebung von T_0 | $T - T_0$ Temperaturdifferenz zwischen der gesuchten Temperatur und der Referenztemperatur

Leitwert

$$G = \frac{1}{R} = \frac{I}{U} \quad \left[\mathrm{S} = \frac{1}{\Omega} = \frac{\mathrm{s}^3 \cdot \mathrm{A}^2}{\mathrm{kg} \cdot \mathrm{m}^2}\right]$$

| G Elektrischer Leitwert | R Elektrischer Widerstand | I Stromstärke | U Spannung

- Die Maßeinheit des elektrischen Leitwerts im SI ist Siemens [S].
- Es gilt: $\left[\mathrm{S} = \frac{1}{\Omega} = \mathrm{s}^3 \cdot \mathrm{A}^2 \cdot \mathrm{kg}^{-1} \cdot \mathrm{m}^{-2}\right]$.

Leitfähigkeit

$$\kappa = \frac{1}{\rho} \quad \left[\frac{\mathrm{S}}{\mathrm{m}} = \frac{1}{\Omega \cdot \mathrm{m}} = \frac{\mathrm{s}^3 \cdot \mathrm{A}^2}{\mathrm{kg} \cdot \mathrm{m}^3}\right]$$

| κ Leitfähigkeit (spezifischer Leitwert) | ρ Spezifischer Widerstand

Kirchhoffsche Regeln

Knotenregel:
An einem Knoten K (Verzweigungspunkt) wird einem Leiternetz weder Ladung entnommen noch hinzugefügt. Die Summe aller aus dem Netz zufließenden Ströme ist deshalb gleich der Summe aller ins Netz abfließenden Ströme.

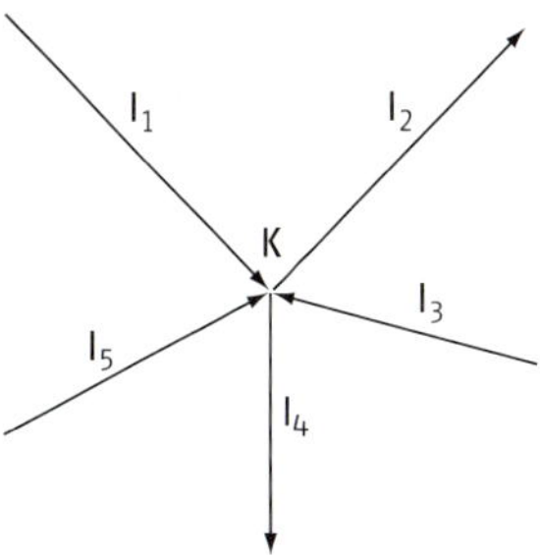

$$I_1 + I_3 + I_5 = I_2 + I_4 \quad [\mathrm{A}]$$

oder

$$I_1 + I_3 + I_5 - I_2 - I_4 = 0 \quad [\mathrm{A}]$$

| I_1, I_3, I_5 Zufließende Ströme
| I_2, I_4 Abfließende Ströme

Maschenregel:
Alle Teilspannungen eines Umlaufs bzw. einer Masche in einem elektrischen Netzwerk addieren sich zu Null. Dabei erhalten Spannungen von gegeneinander geschalteten Quellen unterschiedliche Vorzeichen, alle in Umlaufrichtung fließenden Ströme erhalten ein positives, alle entgegengesetzt fließenden Ströme ein negatives Vorzeichen.

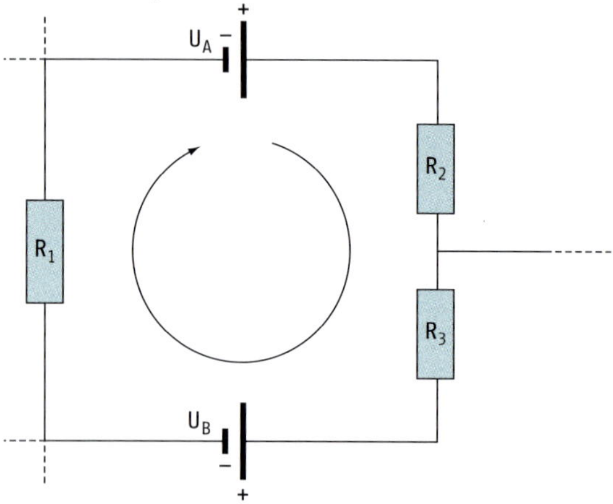

$$U_A - U_B = U_1 + U_2 + U_3 \qquad \left[V = \frac{kg \cdot m^2}{s^3 \cdot A} \right]$$

$$U_A - U_B = R_2 \cdot I_2 + R_3 \cdot I_3 + R_1 \cdot I_1 \qquad \left[V = \frac{kg \cdot m^2}{s^3 \cdot A} \right]$$

| U_A, U_B Spannungen der Spannungsquellen | U_1, U_2, U_3 Spannungen an den Widerständen R_1, R_2, R_3 | R_1, R_2, R_3 Widerstände | I_1, I_2, I_3 Stromstärken an den Widerständen R_1, R_2, R_3

Schaltung von Widerständen

Reihenschaltung von Widerständen

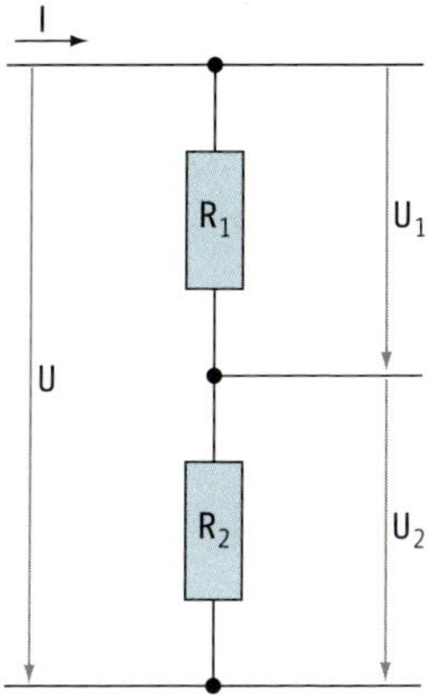

■ In einem unverzweigten Teil eines Leiternetzes fließt überall der gleiche Strom I. Es gilt daher:

$$U = U_1 + U_2 + \ldots + U_n \quad \left[\mathrm{V} = \frac{\mathrm{kg} \cdot \mathrm{m}^2}{\mathrm{s}^3 \cdot \mathrm{A}}\right]$$

$$U_1 : U_2 : \ldots : U_n = R_1 : R_2 : \ldots : R_n$$

$$R = R_1 + R_2 + \ldots + R_n \quad \left[\Omega = \frac{\mathrm{V}}{\mathrm{A}} = \frac{\mathrm{kg} \cdot \mathrm{m}^2}{\mathrm{s}^3 \cdot \mathrm{A}^2}\right]$$

$$I = I_1 = I_2 = \ldots = I_n \quad [\mathrm{A}]$$

| U Gesamtspannung | R Gesamtwiderstand | $U_1, U_2, \ldots, U_n$ Spannungen an den Widerständen $R_1, R_2, \ldots, R_n$ | $I_1, I_2, \ldots, I_n$ Stromstärken an den Widerständen $R_1, R_2, \ldots, R_n$

Parallelschaltung von Widerständen

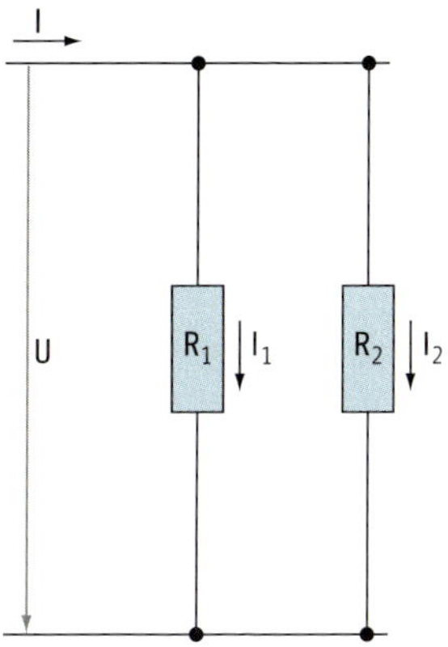

■ In parallelen Leiterzweigen verhalten sich die Ströme umgekehrt wie die Widerstände. Der Strom wählt den Weg des geringsten Widerstands: großer Widerstand – kleiner Strom und umgekehrt. Es gilt daher:

$$I = I_1 + I_2 + \ldots + I_n \quad [\mathrm{A}]$$

$$I_1 : I_2 : \ldots : I_n = \frac{1}{R_1} : \frac{1}{R_2} : \ldots : \frac{1}{R_n}$$

$$\frac{1}{R} = \frac{1}{R_1} + \frac{1}{R_2} + \ldots + \frac{1}{R_n} \quad \left[\frac{1}{\Omega} = \frac{\mathrm{A}}{\mathrm{V}} = \frac{\mathrm{s}^3 \cdot \mathrm{A}^2}{\mathrm{kg} \cdot \mathrm{m}^2}\right]$$

$$U = U_1 = U_2 = \ldots = U_n \quad \left[\mathrm{V} = \frac{\mathrm{kg} \cdot \mathrm{m}^2}{\mathrm{s}^3 \cdot \mathrm{A}}\right]$$

| I Gesamtstromstärke | R Gesamtwiderstand | $I_1, I_2, \ldots, I_n$ Stromstärken an den Widerständen $R_1, R_2, \ldots, R_n$ | $U_1, U_2, \ldots, U_n$ Spannungen an den Widerständen $R_1, R_2, \ldots, R_n$

Spannungsteiler-(Potentiometer-)Schaltung

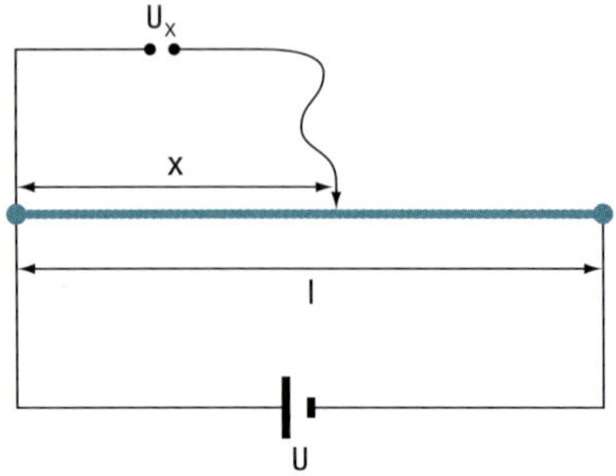

■ Bezeichnet man mit R den Gesamtwiderstand eines Drahts der Länge l und mit R_x den Teilwiderstand eines Drahtabschnitts x, so gilt wegen $R \sim l$:

$$\frac{R_x}{R} = \frac{x}{l}$$

■ Liegt an den Enden des Drahts eine Spannung U an, so gilt:

$$\frac{U_x}{R_x} = \frac{U}{R} \qquad \text{daraus folgt:} \quad U_x = \frac{R_x}{R} \cdot U = \frac{x}{l} \cdot U \quad \left[\mathrm{V} = \frac{\mathrm{kg \cdot m^2}}{\mathrm{s^3 \cdot A}}\right]$$

■ Man kann also an einem Widerstandsdraht mit beweglichen Kontakten jede beliebige Spannung $U_x \leq U$ abgreifen. Eine solche Schaltung heißt Potentiometer oder Spannungsteiler.

Wheatstonesche Brückenschaltung

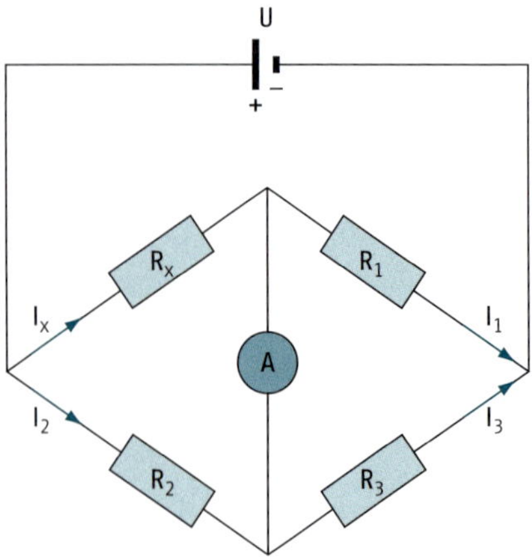

Wenn durch das Amperemeter A kein Strom fließt, so gilt:

$$R_x = \frac{R_1 \cdot R_2}{R_3} \quad \left[\Omega = \frac{\mathrm{V}}{\mathrm{A}} = \frac{\mathrm{kg \cdot m^2}}{\mathrm{s^3 \cdot A^2}}\right]$$

| R_x Gesuchter Widerstand
| R_1, R_2, R_3 Bekannte Widerstände 1, 2, 3

►

Analog ergibt sich bei Verwendung eines Schleifkontaktes an einem Widerstandsdraht (kein Stromdurchfluss durch das Amperemeter A):

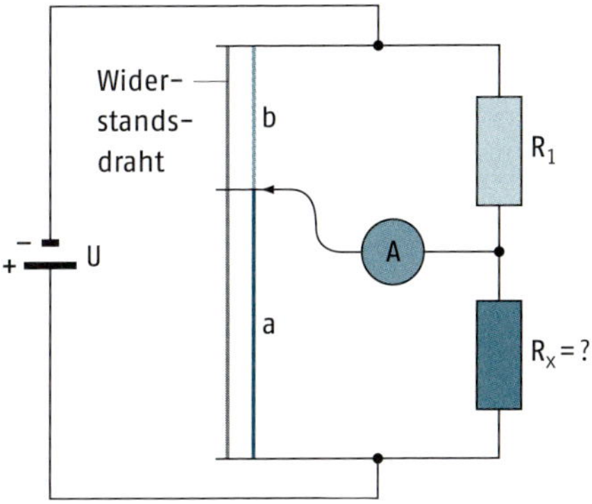

$$R_x = \frac{a}{b} \cdot R_1 \quad \left[\Omega = \frac{\mathrm{V}}{\mathrm{A}} = \frac{\mathrm{kg \cdot m^2}}{\mathrm{s^3 \cdot A^2}}\right]$$

| R_x Gesuchter Widerstand | $\frac{a}{b}$ Teilungsverhältnis des verschiebbaren Schleifkontakts | R_1 Bekannter Vergleichswiderstand

Elektrische Arbeit und Leistung des Gleichstroms

Elektrische Arbeit (Energie)

$$W_{\mathrm{el}} = U \cdot I \cdot \Delta t \quad \left[\mathrm{J = V \cdot A \cdot s} = \frac{\mathrm{kg \cdot m^2}}{\mathrm{s^2}}\right]$$

| W_{el} Elektrische Arbeit | U Spannung | I Stromstärke | Δt Zeit, in welcher der Strom fließt

Elektrische Leistung

$$P_{\mathrm{el}} = U \cdot I \quad \left[\mathrm{W = V \cdot A} = \frac{\mathrm{kg \cdot m^2}}{\mathrm{s^3}}\right]$$

| P_{el} Elektrische Leistung | U Spannung | I Stromstärke

2.3.2 Elektrisches Feld

Elektrische Feldstärke und Potential

Elektrische Feldstärke

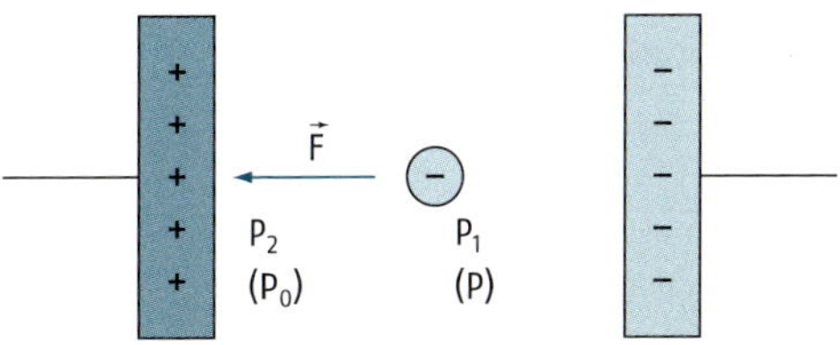

$$\vec{E} = \frac{\vec{F}}{Q} \quad \left[\frac{\mathrm{N}}{\mathrm{C}} = \frac{\mathrm{V}}{\mathrm{m}} = \frac{\mathrm{kg \cdot m}}{\mathrm{s^3 \cdot A}}\right]$$

| $\vec{E}$ Elektrische Feldstärke (wenn $Q > 0$, hat $\vec{E}$ die Richtung von $\vec{F}$) | $\vec{F}$ Feldkraft auf eine punktförmige Ladung | Q Ladung

Arbeit im elektrischen Feld

allgemein:

$$W_{el} = Q \cdot \vec{E} \circ \vec{s} \quad \text{bzw.} \quad W_{el} = \int_{P_1}^{P_2} Q \cdot \vec{E}(s) \circ d\vec{s} \quad \left[\mathrm{J} = \mathrm{V} \cdot \mathrm{A} \cdot \mathrm{s} = \frac{\mathrm{kg} \cdot \mathrm{m}^2}{\mathrm{s}^2}\right]$$

■ $\vec{E} \circ \vec{s}$ ist das Skalarprodukt der beiden Vektoren $\vec{E}$ und $\vec{s}$ und gleichbedeutend mit dem Produkt der Beträge $|\vec{E}|$ und $|\vec{s}|$ mal dem Kosinus $\sphericalangle(\vec{E}, \vec{s})$: $W_{el} = Q \cdot |\vec{E}| \cdot |\vec{s}| \cdot \cos \sphericalangle(\vec{E}, \vec{s})$

speziell (elektrisches Feld räumlich konstant):

$$W_{el} = Q \cdot E \cdot s \quad \left[\mathrm{J} = \mathrm{V} \cdot \mathrm{A} \cdot \mathrm{s} = \frac{\mathrm{kg} \cdot \mathrm{m}^2}{\mathrm{s}^2}\right]$$

| W_{el} Arbeit, die von der Feldkraft $\vec{F} = Q \cdot \vec{E}$ an einer punktförmigen Ladung bei ihrer Bewegung von P_1 nach P_2 verrichtet wird. | $\vec{s}$ Weg von P_1 nach P_2 | E Elektrische Feldstärke

■ $W_{el} > 0$, wenn $Q > 0$ und die Verschiebung in der Feldrichtung erfolgt.

■ Zur elektrischen Spannung ►S. 68

Elektrisches Potential im Punkt P eines elektrischen Feldes

$$\varphi = \frac{W}{Q} \quad \left[\mathrm{V} = \frac{\mathrm{kg} \cdot \mathrm{m}^2}{\mathrm{s}^3 \cdot \mathrm{A}}\right]$$

| φ Elektrisches Potential des Punktes P in Bezug auf den beliebig gewählten Bezugspunkt P_0 mit dem Potential $\varphi_0 = 0$ | W Arbeit, die von der Feldkraft $\vec{F}$ an einer punktförmigen Ladung bei ihrer Bewegung von P nach P_0 verrichtet wird. | Q Ladung

■ Zur elektrischen Spannung ►S. 68

Elektrische Spannung und Potential

$$U_{12} = \varphi_1 - \varphi_2 \quad \left[\mathrm{V} = \frac{\mathrm{kg} \cdot \mathrm{m}^2}{\mathrm{s}^3 \cdot \mathrm{A}}\right]$$

| U_{12} Elektrische Spannung von Punkt 1 nach Punkt 2; $U_{12} > 0$, wenn $\varphi_1 > \varphi_2$
| φ_1, φ_2 Elektrisches Potential in den Punkten 1 bzw. 2

■ Zur elektrischen Spannung ►S. 68

Elektrische Flussdichte

$$\vec{D} = \varepsilon \cdot \vec{E} \quad \left[\frac{\mathrm{A \cdot s}}{\mathrm{m^2}}\right]$$

Im Vakuum gilt: $\varepsilon = \varepsilon_0$
In Materie gilt: $\varepsilon = \varepsilon_r \varepsilon_0$

| $\vec{D}$ Elektrische Flussdichte | ε Dielektrizitätskonstante (Permittivität) | $\vec{E}$ Elektrische Feldstärke | ε_0 Elektrische Feldkonstante (Permittivität des Vakuums $\varepsilon_0 = 8{,}85418782 \cdot 10^{-12}\ \mathrm{A \cdot s \cdot V^{-1} \cdot m^{-1}}$) | ε_r Dielektrizitätszahl (Permittivitätszahl)

Elektrische Flussdichte eines Plattenkondensators

$$|\vec{D}| = \frac{Q}{A} \quad \left[\frac{\mathrm{A \cdot s}}{\mathrm{m^2}}\right]$$

■ Aufgrund der Proportionalität von elektrischer Feldstärke $\vec{E}$ und Flächenladungsdichte $\frac{Q}{A}$ lässt sich die elektrische Flussdichte eines Plattenkondensators auch schreiben als:

$$|\vec{D}| = \varepsilon \cdot |\vec{E}| \quad \left[\frac{\mathrm{A \cdot s}}{\mathrm{m^2}}\right]$$

| $\vec{D}$ Elektrische Flussdichte | Q Ladung des Kondensators | A Plattenfläche | ε Dielektrizitätskonstante (Permittivität) | $\vec{E}$ Elektrische Feldstärke

Energiedichte des elektrischen Feldes

$$w_{el} = \frac{1}{2} E \cdot D = \frac{1}{2} \varepsilon \cdot E^2 \quad \left[\frac{\mathrm{J}}{\mathrm{m^3}} = \frac{\mathrm{kg}}{\mathrm{s^2 m}}\right]$$

| w_{el} Dichte der elektrischen Energie W_{el} im Volumen V ($w_{el} = W_{el}/V$) | E Elektrische Feldstärke | D Elektrische Flussdichte | ε Dielektrizitätskonstante (Permittivität)

Coulombsches Gesetz

Kraftgesetz

Gleichnamige Ladungen stoßen sich ab:

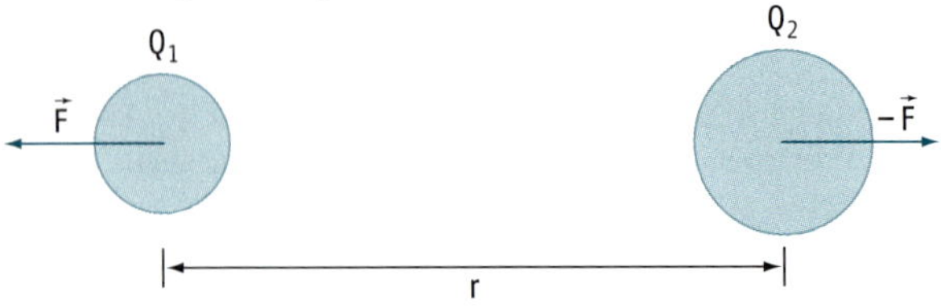

Ungleichnamige Ladungen ziehen sich an:

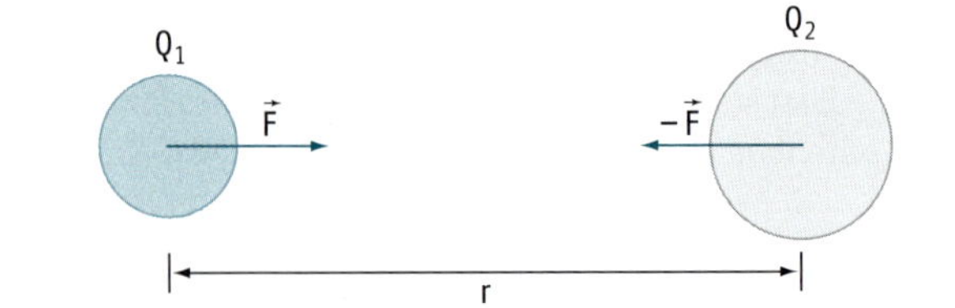

■ Die punktförmige Ladung Q_1 übt auf die punktförmige Ladung Q_2 die Kraft $\vec{F}$ aus.

$$F = \frac{1}{4 \cdot \pi \cdot \varepsilon_0 \cdot \varepsilon_r} \cdot \frac{Q_1 \cdot Q_2}{r^2} \quad \left[\mathrm{N} = \frac{\mathrm{kg} \cdot \mathrm{m}}{\mathrm{s}^2}\right]$$

| ε_0 Elektrische Feldkonstante (Permittivität des Vakuums $\varepsilon_0 = 8{,}85418782 \cdot 10^{-12}\,\mathrm{A \cdot s \cdot V^{-1} \cdot m^{-1}}$) | ε_r Dielektrizitätszahl (Permittivitätszahl; entfällt im Vakkum) | r Entfernung der punktförmigen Ladungen

Coulombpotential

$$\varphi = \frac{1}{4 \cdot \pi \cdot \varepsilon_0} \cdot \frac{Q}{r} \quad \left[\mathrm{V} = \frac{\mathrm{kg} \cdot \mathrm{m}^2}{\mathrm{s}^3 \cdot \mathrm{A}}\right]$$

| φ Coulombpotential | ε_0 Elektrische Feldkonstante (Permittivität des Vakuums $\varepsilon_0 = 8{,}85418782 \cdot 10^{-12}\,\mathrm{A \cdot s \cdot V^{-1} \cdot m^{-1}}$) | Q Ladung | r Entfernung der punktförmigen Ladungen

■ Q ist eine punktförmige positive Ladung, die ein radialsymmetrisches Feld erzeugt; das Potential φ hat der Punkt P im Abstand r von Q; im Unendlichen gilt: $\varphi = 0$

Kondensator

Kapazität eines Kondensators

$$C = \frac{Q}{U} \quad \left[\mathrm{F} = \frac{\mathrm{A \cdot s}}{\mathrm{V}} = \frac{\mathrm{A^2 \cdot s^4}}{\mathrm{kg \cdot m^2}} \right]$$

| C Kapazität des Kondensators | Q Ladung des Kondensators | U Spannung zwischen den Kondensatorplatten

Kapazität eines Plattenkondensators

$$C = \varepsilon \cdot \frac{A}{d} = \varepsilon_r \cdot \varepsilon_0 \cdot \frac{A}{d} \quad \left[\mathrm{F} = \frac{\mathrm{A \cdot s}}{\mathrm{V}} = \frac{\mathrm{A^2 \cdot s^4}}{\mathrm{kg \cdot m^2}} \right]$$

| C Kapazität des Plattenkondensators | ε Dielektrizitätskonstante (Permittivität) | A Innere Fläche einer Platte | d Plattenabstand (klein gegenüber der Plattenfläche) | ε_r Dielektrizitätszahl (Permittivitätszahl) | ε_0 Elektrische Feldkonstante (Permittivität des Vakuums $\varepsilon_0 = 8{,}85418782 \cdot 10^{-12}\ \mathrm{A \cdot s \cdot V^{-1} \cdot m^{-1}}$)

Energieinhalt eines geladenen Plattenkondensators

$$W_e = \frac{1}{2} C \cdot U^2 \quad \left[\mathrm{J} = \mathrm{V \cdot A \cdot s} = \frac{\mathrm{kg \cdot m^2}}{\mathrm{s^2}} \right]$$

| W_e Energieinhalt eines geladenen Plattenkondensators | C Kapazität des Kondensators | U Spannung zwischen den Kondensatorplatten

Kraft zwischen zwei geladenen Kondensatorplatten

$$F = \frac{1}{2} \cdot E \cdot D \cdot A \quad \left[\mathrm{N} = \frac{\mathrm{kg \cdot m}}{\mathrm{s^2}} \right]$$

| F Kraft zwischen den Platten eines geladenen Kondensators | E Betrag der elektrischen Feldstärke | D Betrag der elektrischen Flussdichte | A Fläche einer Platte

Reihenschaltung von Kondensatoren

$$\frac{1}{C} = \frac{1}{C_1} + \frac{1}{C_2} + \ldots + \frac{1}{C_n} \quad \left[\frac{1}{\mathrm{F}} = \frac{\mathrm{V}}{\mathrm{A \cdot s}} = \frac{\mathrm{kg \cdot m^2}}{\mathrm{A^2 \cdot s^4}} \right]$$

| C Gesamtkapazität der Kondensatoren | $C_1, C_2, \ldots, C_n$ Kapazität des n-ten Kondensators

Parallelschaltung von Kondensatoren

$$C = C_1 + C_2 + \ldots + C_n \quad \left[\mathrm{F} = \frac{\mathrm{A \cdot s}}{\mathrm{V}} = \frac{\mathrm{A^2 \cdot s^4}}{\mathrm{kg \cdot m^2}} \right]$$

| C Gesamtkapazität der Kondensatoren | $C_1, C_2, \ldots, C_n$ Kapazität des n-ten Kondensators

2.3.3 Magnetisches Feld

Feldstärke eines homogenen Feldes

Die magnetische Feldstärke ($\vec{H}$) ordnet als vektorielle Größe jedem Raumpunkt eine Stärke und Richtung des durch die magnetische Spannung erzeugten Magnetfeldes zu. Wird das Magnetfeld beispielsweise …

… durch einen langgestreckten, geraden, stromdurchflossenen Leiter realisiert, so gilt in dessen Umgebung:

$$\vec{H} = \frac{I}{2\pi \cdot r} \quad \left[\frac{\mathrm{A}}{\mathrm{m}}\right]$$

… im Inneren einer langgestreckten, stromdurchflossenen Spule realisiert, so gilt:

$$\vec{H} = I \cdot \frac{N}{l} \quad \left[\frac{\mathrm{A}}{\mathrm{m}}\right]$$

| $\vec{H}$ Magnetische Feldstärke | I Stromstärke | r Abstand von der Leiterachse
| N Zahl der Windungen | l Länge der Spule

■ Der Feldstärkevektor zeigt definitionsgemäß in die Richtung der Kraft auf einen Nordpol.

Magnetische Flussdichte (magnetische Induktion) des homogenen Feldes

$$\vec{B} = \mu \cdot \vec{H} \quad \left[\mathrm{T} = \frac{\mathrm{V \cdot s}}{\mathrm{m^2}} = \frac{\mathrm{kg}}{\mathrm{A \cdot s^2}}\right]$$

Im Vakuum gilt: $\mu = \mu_0$

In Materie gilt: $\mu = \mu_r \cdot \mu_0$

| $\vec{B}$ Magnetische Flussdichte | μ Permeabilität | $\vec{H}$ Magnetische Feldstärke
| μ_0 Magnetische Feldkonstante ($\mu_0 = 1{,}25663706 \cdot 10^{-6}\,\mathrm{V \cdot s \cdot A^{-1} \cdot m^{-1}}$)
| μ_r Permeabilitätszahl

Induktionsgesetz

Magnetischer Fluss

In einer Leiterschleife wird immer dann eine Spannung induziert, wenn der magnetische Fluss (Φ), der die Schleife durchsetzt, sich ändert. Der Vektor $\vec{A}$, der die Fläche der Leiterschleife repräsentiert, steht definitionsgemäß senkrecht auf der Leiterschleife.

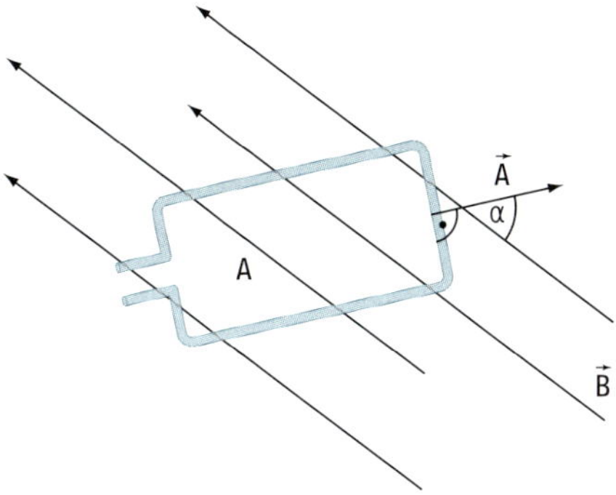

$$\Phi = \vec{B} \circ \vec{A} = |\vec{B}| \cdot |\vec{A}| \cdot \cos\alpha$$

$$\left[\mathrm{Wb} = \mathrm{V} \cdot \mathrm{s} = \frac{\mathrm{kg} \cdot \mathrm{m}^2}{\mathrm{A} \cdot \mathrm{s}^2}\right]$$

| Φ Magnetischer Fluss („Zahl der Feldlinien durch die Leiterschleife") | $\vec{B}$ Vektor der magnetischen Flussdichte | $\vec{A}$ Vektor der vom Magnetfeld durchflossenen Fläche, wobei der Vektor auf der durchflossenen Fläche senkrecht steht | α Winkel zwischen dem Flächenvektor und den Magnetfeldlinien

Induzierte Spannung in einer Induktionsspule

$$U_{\text{ind}} = -N_i \cdot \dot{\Phi} \quad \left[\mathrm{V} = \frac{\mathrm{kg} \cdot \mathrm{m}^2}{\mathrm{s}^3 \cdot \mathrm{A}}\right]$$

| U_{ind} Induzierte Spannung | N_i Windungszahl der Induktionsspule | Φ Magnetischer Fluss durch die Spule $\dot{\Phi} = \frac{\mathrm{d}\Phi}{\mathrm{d}t}$

Induzierte Spannung in einem geraden, bewegten Leiter im homogenen Magnetfeld

allgemein:

$$U_{\text{ind}} = -\left(\vec{v} \times \vec{B}\right) \cdot \vec{l} \quad \left[\mathrm{V} = \frac{\mathrm{kg} \cdot \mathrm{m}^2}{\mathrm{s}^3 \cdot \mathrm{A}}\right]$$

speziell ($\vec{v}$, $\vec{B}$ und $\vec{l}$ stehen aufeinander senkrecht):

$$U_{\text{ind}} = -v \cdot B \cdot l \quad \left[\mathrm{V} = \frac{\mathrm{kg} \cdot \mathrm{m}^2}{\mathrm{s}^3 \cdot \mathrm{A}}\right]$$

| U_{ind} Zwischen den Leiterenden induzierte Spannung | $\vec{v}$, v Vektor bzw. Betrag der Bewegungsgeschwindigkeit des Leiters | $\vec{B}$, B Vektor bzw. Betrag der magnetischen Flussdichte | $\vec{l}$, l Vektor bzw. Betrag der Leiterlänge (gleiche Richtung wie die induzierte Feldstärke $\vec{E}_i$)

■ **Lenzsche Regel:** Die Induktionsspannung U_{ind} ist stets so gerichtet, dass der auf ihrer Grundlage fließende Induktionsstrom der Ursache der Induktionsspannung entgegenwirkt.

Spule im Stromkreis

Induktivität

$$L = \frac{-N_i \cdot \dot{\phi}}{I} = -\frac{U_{\text{ind}}}{\dot{I}} \quad \left[\mathrm{H} = \frac{\mathrm{V} \cdot \mathrm{s}}{\mathrm{A}} = \frac{\mathrm{kg} \cdot \mathrm{m}^2}{\mathrm{A}^2 \cdot \mathrm{s}^2}\right]$$

| L Induktivität | U_{ind} Induzierte Spannung | N_i Windungszahl der Induktionsspule | Φ Magnetischer Fluss durch die Spule $\dot{\Phi} = \frac{\mathrm{d}\Phi}{\mathrm{d}t}$ | $\dot{I}$ Zeitliche Stromänderung $\mathrm{d}I/\mathrm{d}t$

Induktivität einer Zylinderspule

$$L = \mu \cdot N^2 \cdot \frac{A}{l^2} \cdot \left(\sqrt{l^2 + r^2} - r\right) = \mu_{\mathrm{r}} \cdot \mu_0 \cdot N^2 \cdot \frac{A}{l^2} \cdot \left(\sqrt{l^2 + r^2} - r\right) \quad \left[\mathrm{H} = \frac{\mathrm{V} \cdot \mathrm{s}}{\mathrm{A}} = \frac{\mathrm{kg} \cdot \mathrm{m}^2}{\mathrm{A}^2 \cdot \mathrm{s}^2}\right]$$

Für langgestreckte Zylinderspulen ($l \gg r$) gilt:

$$L = \mu \cdot N^2 \cdot \frac{A}{l} = \mu_{\mathrm{r}} \cdot \mu_0 \cdot N^2 \cdot \frac{A}{l} \quad \left[\mathrm{H} = \frac{\mathrm{V} \cdot \mathrm{s}}{\mathrm{A}} = \frac{\mathrm{kg} \cdot \mathrm{m}^2}{\mathrm{A}^2 \cdot \mathrm{s}^2}\right]$$

| L Induktivität | μ Permeabilität | N Zahl der Windungen | A Querschnittsfläche der Zylinderspule | l Länge der Spule | r Radius der Spule | μ_{r} Permeabilitätszahl | μ_0 Magnetische Feldkonstante ($\mu_0 = 1{,}25663706 \cdot 10^{-6}\ \mathrm{V} \cdot \mathrm{s} \cdot \mathrm{A}^{-1} \cdot \mathrm{m}^{-1}$)

Energieinhalt einer stromdurchflossenen Spule (magnetische Energie)

$$W_m = \frac{1}{2} L \cdot I^2 \quad \left[\mathrm{J} = \mathrm{V} \cdot \mathrm{A} \cdot \mathrm{s} = \frac{\mathrm{kg} \cdot \mathrm{m}^2}{\mathrm{s}^2}\right]$$

| W_m Energieinhalt einer stromdurchflossenen Spule (magnetische Energie) | L Induktivität | I Spulenstromstärke

Reihenschaltung von Spulen

$$L = L_1 + L_2 + \ldots + L_n \quad \left[\mathrm{H} = \frac{\mathrm{V} \cdot \mathrm{s}}{\mathrm{A}} = \frac{\mathrm{kg} \cdot \mathrm{m}^2}{\mathrm{A}^2 \cdot \mathrm{s}^2}\right]$$

| L Gesamtinduktivität | $L_1, L_2, \ldots, L_n$ Induktivität der n-ten Spule

Parallelschaltung von Spulen

$$\frac{1}{L} = \frac{1}{L_1} + \frac{1}{L_2} + \ldots + \frac{1}{L_n} \quad \left[\frac{1}{\mathrm{H}} = \frac{\mathrm{A}}{\mathrm{V} \cdot \mathrm{s}} = \frac{\mathrm{A}^2 \cdot \mathrm{s}^2}{\mathrm{kg} \cdot \mathrm{m}^2}\right]$$

| L Gesamtinduktivität | $L_1, L_2, \ldots, L_n$ Induktivität der n-ten Spule

Energiedichte des homogenen magnetischen Feldes

$$w_m = \frac{1}{2} B \cdot H = \frac{1}{2} \mu \cdot H^2 = \frac{B^2}{2\mu} \quad \left[\frac{\mathrm{J}}{\mathrm{m}^3} = \frac{\mathrm{kg}}{\mathrm{s}^2 \mathrm{m}}\right]$$

| w_m Dichte der magnetischen Energie W_m im Volumen V $\left(w_m = \frac{W_m}{V}\right)$ | B Betrag der magnetischen Flussdichte | H Betrag der magnetischen Feldstärke | μ Permeabilität (im Vakuum gilt: $\mu = \mu_0$, in Materie gilt: $\mu = \mu_r \cdot \mu_0$) | μ_0 Magnetische Feldkonstante ($\mu_0 = 1{,}25663706 \cdot 10^{-6}\ \mathrm{V \cdot s \cdot A^{-1} \cdot m^{-1}}$) | μ_r Permeabilitätszahl

Magnetische Flussdichte im Inneren eines Helmholtz-Spulenpaares

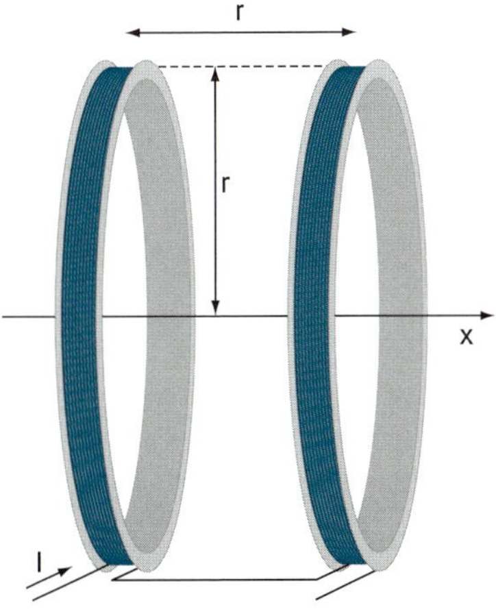

$$B = \left(\frac{4}{5}\right)^{\frac{3}{2}} \cdot \frac{\mu_0 \cdot N \cdot I}{r}$$

$$\left[\mathrm{T} = \frac{\mathrm{V} \cdot \mathrm{s}}{\mathrm{m}^2} = \frac{\mathrm{kg}}{\mathrm{A} \cdot \mathrm{s}^2}\right]$$

| B Betrag der magnetischen Flussdichte | μ_0 Magnetische Feldkonstante ($\mu_0 = 1{,}25663706 \cdot 10^{-6}\ \mathrm{V \cdot s \cdot A^{-1} \cdot m^{-1}}$) | N Windungszahl auf jeder der beiden Spulen | I Spulenstromstärke | r Mittlerer Radius der Windungen, der gleich dem mittleren Abstand der Spulen ist

Kraft auf einen geradlinigen Leiter im homogenen Magnetfeld (Lorentzkraft)

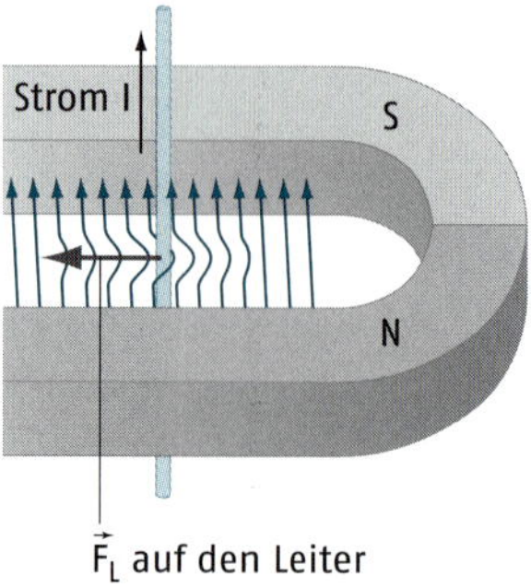

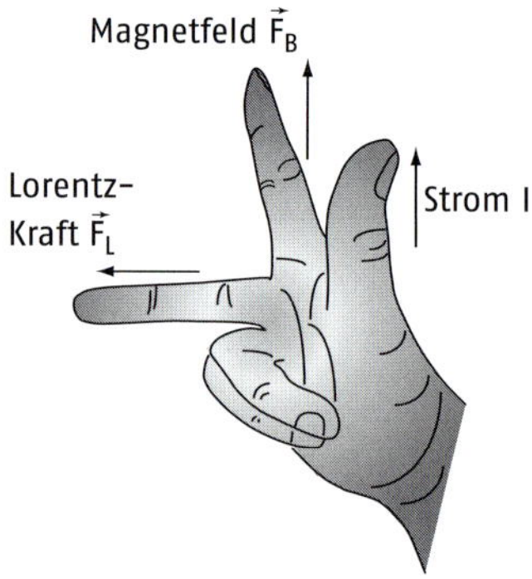

allgemein:

$$\vec{F} = I \cdot \left(\vec{l} \times \vec{B}\right) \quad \left[\mathrm{N} = \frac{\mathrm{kg} \cdot \mathrm{m}}{\mathrm{s}^2}\right]$$

speziell (Leiter und Magnetfeld stehen aufeinander senkrecht):

$$F = I \cdot l \cdot B \quad \left[\mathrm{N} = \frac{\mathrm{kg} \cdot \mathrm{m}}{\mathrm{s}^2}\right]$$

| $\vec{F}$, F Vektor bzw. Betrag der Kraft auf den Leiter | I Stromstärke im Leiterstück | $\vec{B}$, B Vektor bzw. Betrag der magnetischen Flussdichte | $\vec{l}$, l Vektor bzw. Betrag der Leiterlänge

■ Zur Lorentzkraft auf ein auf ein geladenes Teilchen im homogenen Magnetfeld ▸ S. 96

Hall-Spannung zwischen den Flanken eines stromdurchflossenen Streifens

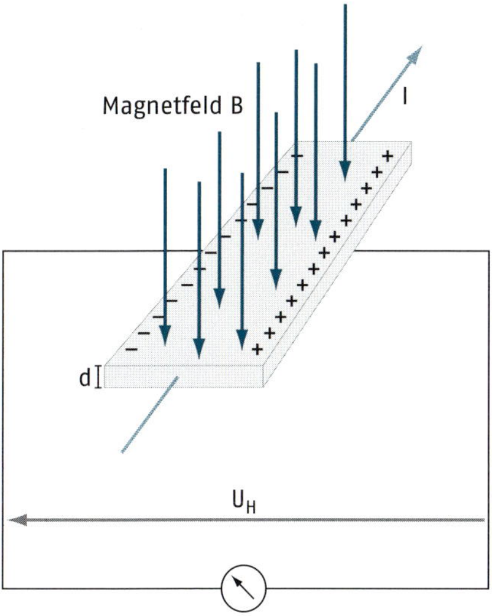

$$U_H = \frac{1}{n \cdot e} \cdot \frac{I \cdot B}{d} = R_H \cdot \frac{I \cdot B}{d} \quad \left[V = \frac{kg \cdot m^2}{A \cdot s^3}\right]$$

| U_H Hallspannung | I Querstromstärke | B Magnetische Flussdichte | d Plattendicke | n Anzahldichte der Leitungselektronen (oder auch Löcher bei Halbleitern) im Volumen V $\left(n = \frac{N}{V}\right)$ | e Elementarladung ($e = 1{,}6022 \cdot 10^{-19}$ C) | R_H Hall-Konstante (temperaturabhängige Materialkonstante)

■ Das Vorzeichen der Hall-Spannung richtet sich nach der Art der im Strom fließenden Ladungsträger.

2.3.4 Wechselstromkreis

Erzeugung sinusförmiger Wechselspannung

Magnetischer Fluss durch eine rotierende Schleife

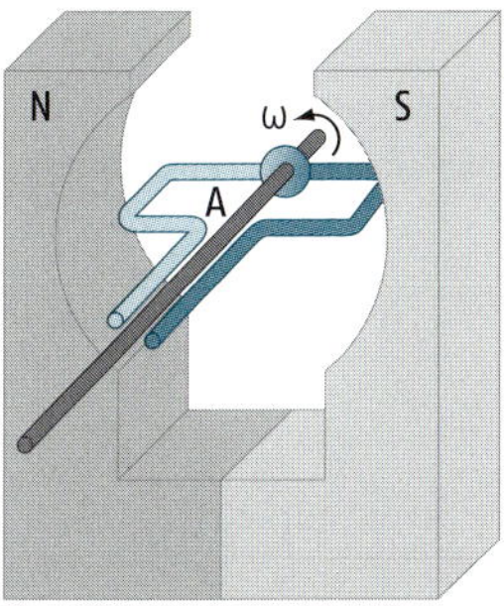

Dreht sich eine Schleife (Fläche A) mit der Winkelgeschwindigkeit ω in einem Magnetfeld, so ist der magnetische Fluss durch die Schleife:

$$\Phi(t) = \Phi_m \cdot \cos \omega t \quad \left[Wb = V \cdot s = \frac{kg \cdot m^2}{A \cdot s^2}\right]$$

| $\Phi(t)$ Magnetischer Fluss durch die Schleife | Φ_m Maximaler magnetischer Fluss durch die Schleife $\Phi_m = B \cdot A$ | B Magnetische Flussdichte | A Querschnittsfläche der Leiterschleife | ω Kreisfrequenz (Winkelgeschwindigkeit der Leiterschleifendrehung $\omega = 2\pi \cdot f$) | f Frequenz

Spannung an den Enden einer rotierenden Schleife

$$U(t) = U_S \cdot \sin \omega t \quad \left[\mathrm{V} = \frac{\mathrm{kg} \cdot \mathrm{m}^2}{\mathrm{A} \cdot \mathrm{s}^3}\right]$$

| $U(t)$ Spannung zwischen den Enden zur Zeit t | U_S Scheitelspannung mit $U_S = \omega \cdot \Phi_m$ | Φ_m Maximaler magnetischer Fluss durch die Schleife $\Phi_m = B \cdot A$ | B Magnetische Flussdichte | A Querschnittsfläche der Leiterschleife | ω Kreisfrequenz (Winkelgeschwindigkeit der Leiterschleifendrehung $\omega = 2\pi \cdot f$) | f Frequenz

Effektivwerte

Effektivstromstärke

$$I_{eff} = \frac{I_S}{\sqrt{2}} \quad [\mathrm{A}]$$

| I_{eff} Effektivstromstärke | I_S Scheitelstromstärke

Effektivspannung

$$U_{eff} = \frac{U_S}{\sqrt{2}} \quad \left[\mathrm{V} = \frac{\mathrm{kg} \cdot \mathrm{m}^2}{\mathrm{A} \cdot \mathrm{s}^3}\right]$$

| U_{eff} Effektivspannung | U_S Scheitelspannung

Leistung eines Wechselstromes

Scheinleistung:

$$P_S = U_{eff} \cdot I_{eff} \quad \left[\mathrm{W} = \mathrm{V} \cdot \mathrm{A} = \frac{\mathrm{kg} \cdot \mathrm{m}^2}{\mathrm{s}^3}\right]$$

Blindleistung:

$$P_B = U_{eff} \cdot I_{eff} \cdot \sin \varphi \quad \left[\mathrm{W} = \mathrm{V} \cdot \mathrm{A} = \frac{\mathrm{kg} \cdot \mathrm{m}^2}{\mathrm{s}^3}\right]$$

Wirkleistung:

$$P_W = U_{eff} \cdot I_{eff} \cdot \cos \varphi \quad \left[\mathrm{W} = \mathrm{V} \cdot \mathrm{A} = \frac{\mathrm{kg} \cdot \mathrm{m}^2}{\mathrm{s}^3}\right]$$

| P_S, P_B, P_W Schein,- Blind-, bzw. Wirkleistung eines Wechselstroms | U_{eff} Effektivspannung | I_{eff} Effektivstromstärke | φ Phasenverschiebungswinkel zwischen Spannung und Stromstärke

Leitungswiderstand im Wechselstromkreis

$$R = \frac{U_S}{I_{S_R}} \quad \left[\Omega = \frac{\mathrm{V}}{\mathrm{A}} = \frac{\mathrm{kg} \cdot \mathrm{m}^2}{\mathrm{s}^3 \cdot \mathrm{A}^2}\right]$$

Bei der Wechselspannung $U(t) = U_S \cdot \sin \omega t$ ist die Stromstärke $I(t)$:

$$I(t) = I_{S_R} \cdot \sin \omega t \quad [\mathrm{A}]$$

| R Leitungswiderstand | U_S Scheitelspannung an R | I_{S_R} Scheitelstromstärke durch R | ω Kreisfrequenz

Scheinwiderstand im Wechselstromkreis (Impedanz)

$$Z_S = \frac{U_{eff}}{I_{eff}} \quad \left[\Omega = \frac{V}{A} = \frac{kg \cdot m^2}{s^3 \cdot A^2}\right]$$

| Z_S Scheinwiderstand (Impedanz) | U_{eff} Effektivspannung | I_{eff} Effektivstromstärke

Kondensator im Wechselstromkreis (Kapazitiver Widerstand)

$$X_C = \frac{U_s}{I_{s_C}} = \frac{1}{\omega \cdot C} \quad \left[\Omega = \frac{V}{A} = \frac{kg \cdot m^2}{s^3 \cdot A^2}\right]$$

Bei der Wechselspannung $U(t) = U_m \cdot \sin \omega t$ ist die Stromstärke $I(t)$:

$$I(t) = I_{s_C} \cdot \sin\left(\omega \cdot t + \frac{\pi}{2}\right) \quad [A]$$

| X_C Kapazitiver Widerstand | U_s Scheitelspannung am Kondensator | I_{s_C} Scheitelstromstärke durch den Kondensator | ω Kreisfrequenz | C Kapazität des Kondensators | t Zeit

Spule im Wechselstromkreis (Induktiver Widerstand)

$$X_L = \frac{U_s}{I_{s_L}} = \omega \cdot L \quad \left[\Omega = \frac{V}{A} = \frac{kg \cdot m^2}{s^3 \cdot A^2}\right]$$

Bei der Wechselspannung $U(t) = U_m \cdot \sin \omega t$ ist die Stromstärke $I(t)$:

$$I(t) = I_{s_L} \cdot \sin\left(\omega \cdot t - \frac{\pi}{2}\right) \quad [A]$$

| X_L Induktiver Widerstand | U_s Scheitelspannung an der Spule | I_{s_L} Scheitelstromstärke durch die Spule | ω Kreisfrequenz | L Induktivität der Spule | t Zeit

2.3.5 Elektromagnetischer Schwingkreis

Mathematische Darstellung der elektromagnetischen Schwingung

Differentialgleichung der ungedämpften Schwingung

$$L \cdot \ddot{Q}(t) + \frac{1}{C} \cdot Q(t) = 0$$

| L Induktivität der Spule | $\ddot{Q}(t)$ Zweite Ableitung der Ladung des Kondensators nach der Zeit | C Kapazität des Kondensators | $Q(t)$ Ladung des Kondensators

Allgemeine Lösung der Schwingungsdifferentialgleichung

$$Q(t) = Q_m \cdot \sin(\omega \cdot t + \varphi_0) \quad [C = A \cdot s]$$

| $Q(t)$ Ladung des Kondensators | Q_m Maximale Ladung des Kondensators
| ω Kreisfrequenz | φ_0 Schwingungsphase im Zeitpunkt $t_0 = 0$

Eigenfrequenz eines elektromagnetischen Schwingkreises (Thomsonsche Schwingungsgleichung)

$$f_0 = \frac{1}{2\pi\sqrt{L \cdot C}} \quad \left[\mathrm{Hz} = \frac{1}{\mathrm{s}}\right]$$

| f_0 Eigenfrequenz eines elektromagnetischen Schwingkreises | L Induktivität der Spule | C Kapazität des Kondensators

2.3.6 Transformator

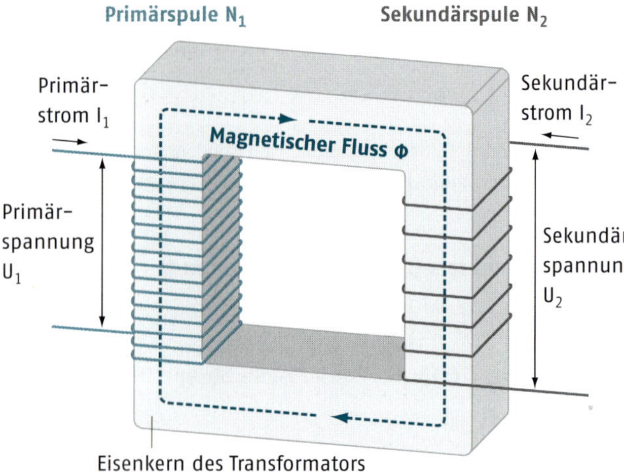

■ Legt man an eine der Spulen (N_1 Windungen) eine Wechselspannung U_1, so erzeugt man damit einen periodisch wechselnden magnetischen Fluss $\frac{\mathrm{d}\Phi}{\mathrm{d}t}$, der in der anderen Spule (N_2 Windungen) eine Wechselspannung U_2 induziert. Dabei gelten folgende Gesetzmäßigkeiten:

Induktionsgesetz: $$-\frac{\mathrm{d}\Phi}{\mathrm{d}t} = \frac{U_1}{N_1} = \frac{U_2}{N_2} \quad \left[\mathrm{V} = \frac{\mathrm{kg} \cdot \mathrm{m}^2}{\mathrm{A} \cdot \mathrm{s}^3}\right]$$

Übersetzungsverhältnis: $$\frac{U_1}{U_2} = \frac{N_1}{N_2} = \frac{I_2}{I_1} \quad [-]$$

Wirkleistung: $$P_1 = U_1 \cdot I_1 \cdot \cos\varphi_1 \quad \text{bzw.}$$
$$P_2 = U_2 \cdot I_2 \cdot \cos\varphi_2 \quad \left[\mathrm{W} = \mathrm{V} \cdot \mathrm{A} = \frac{\mathrm{kg} \cdot \mathrm{m}^2}{\mathrm{s}^3}\right]$$

| $\frac{\mathrm{d}\Phi}{\mathrm{d}t}$ Zeitabhängige Änderung des magnetischen Flusses | N_1, N_2 Windungszahlen den Spulen | U_1, U_2 Effektivwerte der Spannung an den Spulen | I_1, I_2 Effektivwerte des Stroms durch die Spulen | P_1, P_2 Wirkleistung | φ_1, φ_2 Phasenverschiebungswinkel zwischen Spannung und Strom

2.3.7 Elektromagnetische Wellen

Freie elektromagnetische Wellen mit ebenen Wellenfronten im Vakuum

Die Welle breitet sich in der positiven x-Richtung aus

$$E(t,x) = E_\mathrm{m} \cdot \sin \omega \left(t - \frac{x}{c}\right) \quad \left[\frac{\mathrm{N}}{\mathrm{C}} = \frac{\mathrm{V}}{\mathrm{m}} = \frac{\mathrm{kg \cdot m}}{\mathrm{s^3 \cdot A}}\right]$$

$$H(t,x) = H_\mathrm{m} \cdot \sin \omega \left(t - \frac{x}{c}\right) \quad \left[\frac{\mathrm{A}}{\mathrm{m}}\right]$$

| E_m Maximalbetrag der elektrischen Feldstärke | H_m Maximalbetrag der magnetischen Feldstärke | ω Kreisfrequenz | t Zeit | x Ausbreitungsrichtung | c Betrag der Vakuumlichtgeschwindigkeit mit $c = 1/\sqrt{\varepsilon_0 \cdot \mu_0}$ | ε_0 Elektrische Feldkonstante (Permittivität des Vakuums $\varepsilon_0 = 8{,}85418782 \cdot 10^{-12}\ \mathrm{A \cdot s \cdot V^{-1} \cdot m^{-1}}$) | μ_0 Magnetische Feldkonstante ($\mu_0 = 1{,}25663706 \cdot 10^{-6}\ \mathrm{V \cdot s \cdot A^{-1} \cdot m^{-1}}$)

2.4 Optik

2.4.1 Wichtige Gesetze der geometrischen Optik

Reflexionsgesetz

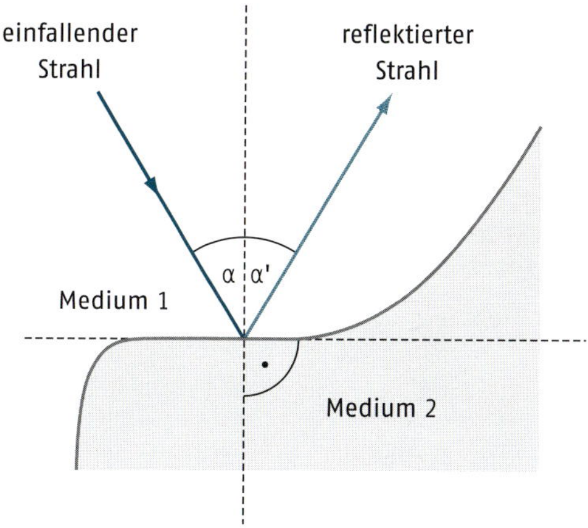

$$\alpha = \alpha' \quad [°]$$

| α Einfallswinkel
| α' Reflexionswinkel

1 2 3 4 5 6 7 8 9 A

Brechungsgesetz und Brechungsindex (Brechzahl)

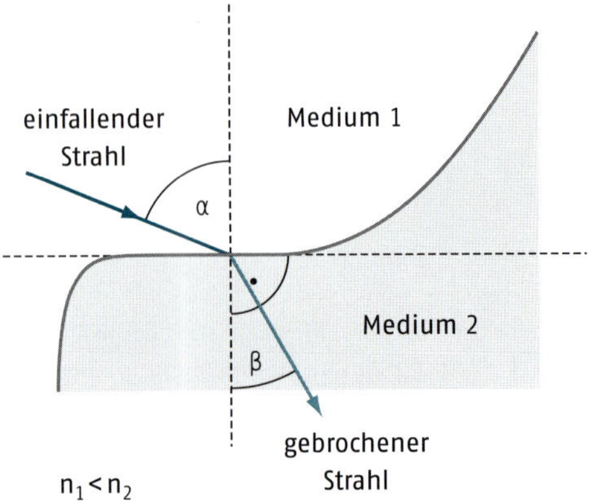

Ein Lichtstrahl wird beim Übergang von einem Medium 1 zu einem Medium 2 mit unterschiedlicher optischer Dichte gebrochen, das heisst der Lichtstrahl ändert an der Grenzfläche seine Ausbreitungsrichtung. Das Brechungsgesetz beschreibt nun die folgenden Gesetzmäßigkeiten:

a) Einfallender und gebrochener Strahl bilden mit dem Einfallslot eine Ebene;
b) Als Brechungsquotient oder relative Brechzahl für den Übergang vom Medium 1 ins Medium 2 ergibt sich:

$$\frac{\sin\alpha}{\sin\beta} = \frac{n_2}{n_1} \quad [-]$$

mit $n_1 = \frac{c_{\text{Vakuum}}}{c_1}$ und $n_2 = \frac{c_{\text{Vakuum}}}{c_2}$ ergibt sich:

$$\frac{\sin\alpha}{\sin\beta} = \frac{c_1}{c_2} \quad [-]$$

| n Brechungsindex oder Brechzahl | α Einfallswinkel | β Brechungswinkel | n_1, n_2 Brechungsindex (Brechzahl) des Mediums 1 bzw. Mediums 2 | c_{Vakuum} Lichtgeschwindigkeit im Vakuum ($c = 2{,}99792458 \cdot 10^8\ \text{m} \cdot \text{s}^{-1}$) | c_1, c_2 Lichtgeschwindigkeit in Medium 1 bzw. Medium 2

Totalreflexion

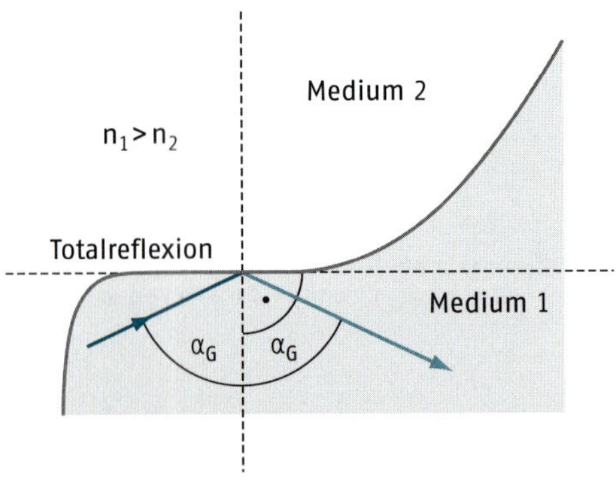

$$\sin\alpha_G = \frac{n_2}{n_1} \quad [-]$$

| α_G Grenzwinkel der Totalreflexion | n_1, n_2 Absoluter Brechungsindex des Mediums 1 bzw. 2

Abbildungsgleichung und Abbildungsmaßstab für dünne Linsen

Bikonvex

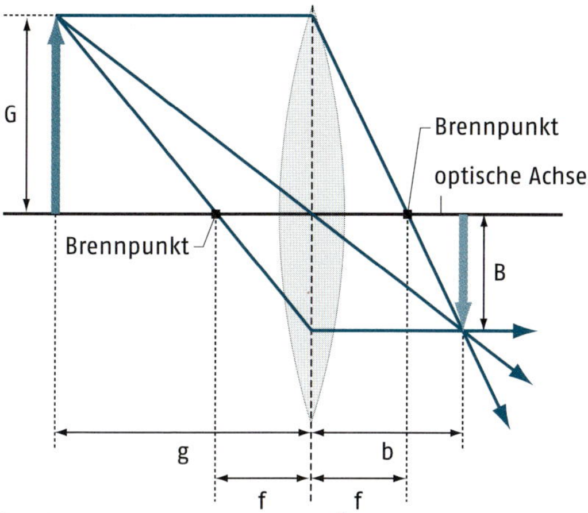

Bikonkav

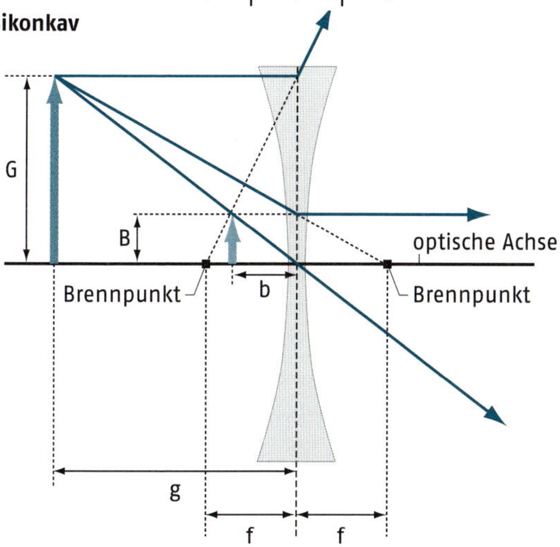

$$\frac{1}{f} = \frac{1}{g} + \frac{1}{b} \quad \left[\frac{1}{\text{m}}\right]$$

| *f* Brennweite | *g* Gegenstandsweite
| *b* Bildweite

$$A = \frac{B}{G} = \frac{b}{g} \quad [-]$$

| *A* Abbildungsmaßstab | *G* Bildgröße
| *B* Gegenstandsgröße | *g* Gegenstandsweite | *b* Bildweite

Brechwert von Linsen

Der Brechwert einer Linse ist der Kehrwert ihrer Brennweite. Er wird in Dioptrien (dpt) angegeben.

$$D = \frac{1}{f} \quad \left[\mathrm{dpt} = \frac{1}{\mathrm{m}}\right]$$

| D Brechwert | f Brennweite

Vergrößerung optischer Geräte

$$\mathrm{VG} = \frac{\tan \alpha_2}{\tan \alpha_1} \quad [-]$$

| VG Vergrößerung | α_2 Sehwinkel mit optischem Gerät | α_1 Sehwinkel ohne optisches Gerät

Vergrößerung einer Lupe

$$\mathrm{VG_L} = \frac{s_0}{f} = D \cdot s_0 \quad [-]$$

| $\mathrm{VG_L}$ Vergrößerung einer Lupe | s_0 Deutliche Sehweite (25 cm) | f Brennweite | D Brechwert

Numerische Apertur

$$\mathrm{NA} = n \cdot \sin \alpha \quad [-]$$

| NA Numerische Apertur | n Brechzahl des Mediums zwischen Objektiv und Objekt (Immersionsmedium oder Luft) | α Öffnungswinkel desjenigen vom Objekt ausgehenden Strahlenkegels, der gerade noch ins Objektiv gelangt

Auflösungsungsvermögen von Lichtmikroskopen

Die Beugung begrenzt das Auflösungsvermögen aller optischen Instrumente. Zwei punktförmige Lichtquellen können aufgrund der Beugung nicht mehr getrennt werden, wenn ihr Abstand geringer ist als der halbe Abstand zwischen Beugungsmaximum und erster Nullstelle des Beugungsbildes. Der minimale Abstand ergibt sich als:

$$\mathrm{d_A} \approx \frac{0{,}61 \cdot \lambda}{n \cdot \sin \alpha} \approx \frac{0{,}61 \cdot \lambda}{\mathrm{NA}} \quad [\mathrm{m}]$$

| $\mathrm{d_A}$ Abstand zwischen 2 Punkten, die noch getrennt wahrgenommen werden können | λ Wellenlänge des verwendeten Lichts | n Brechzahl des Mediums zwischen Objektiv und Objekt (Immersionsmedium oder Luft) | α Öffnungswinkel desjenigen vom Objekt ausgehenden Strahlenkegels, der gerade noch ins Objektiv gelangt | NA Numerische Apertur

Vergrößerung eines Lichtmikroskops

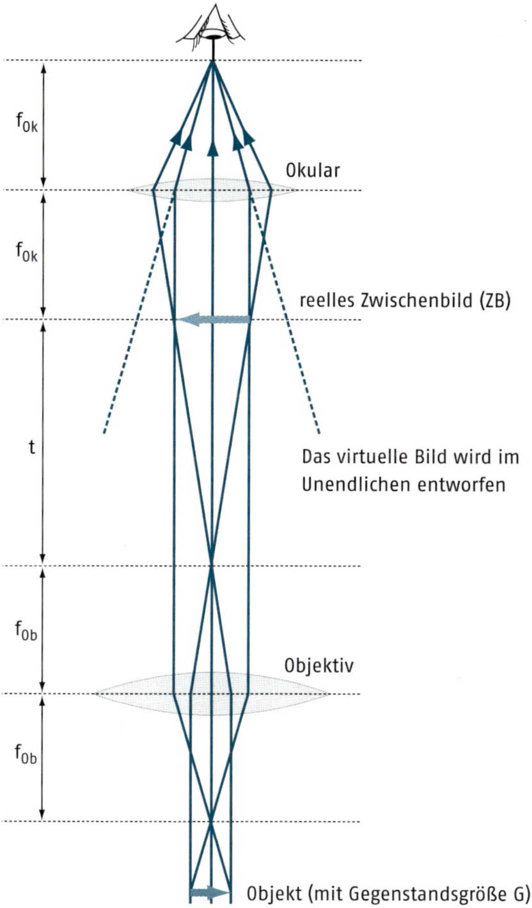

Abbildungsmaßstab des Objektivs: $\beta_{Ob} = \frac{ZB}{G} = \frac{t}{f_{Ob}}$ [–]

Vergrößerung des Okulars: $VG_{Ok} = \frac{s_0}{f_{Ok}}$ [–]

Gesamtvergrößerung des Mikroskops: $VG_M = \beta_{Ob} \cdot VG_{Ok} = \frac{t}{f_{Ob}} \cdot \frac{s_0}{f_{Ok}}$ [–]

| β_{Ob} Abbildungsmaßstab des Objektivs | ZB Zwischenbildgröße | G Gegenstandsgröße | t Tubuslänge (Abstand zwischen den beiden Brennebenen) | f_{Ob} Brennweite des Objektivs | VG_{Ok} Vergrößerung des Okulars | s_0 Deutliche Sehweite (25 cm) | f_{Ok} Brennweite des Okulars | VG_M Vergrößerung des Mikroskops

2.4.2 Wellenoptik

Interferenz von Lichtwellen

Einfachspalt

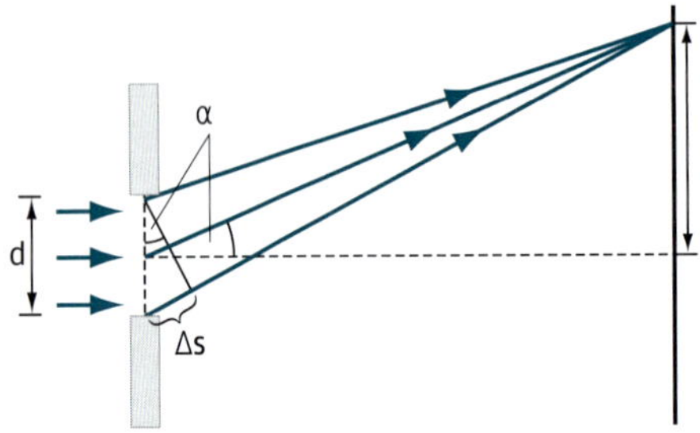

Konstruktive Interferenz (Maxima):

$$\Delta s = d \cdot \sin\alpha = (2k + 1) \cdot \frac{\lambda}{2} \quad \text{mit } k = 1, 2, 3, \ldots \quad [\text{m}]$$

Destruktive Interferenz (Minima):

$$\Delta s = d \cdot \sin\alpha = 2k \cdot \frac{\lambda}{2} \quad \text{mit } k = 1, 2, 3, \ldots \quad [\text{m}]$$

| Δs Gangunterschied | α Winkel zur optischen Achse (Beugungswinkel) | λ Wellenlänge | d Spaltbreite

Doppelspalt

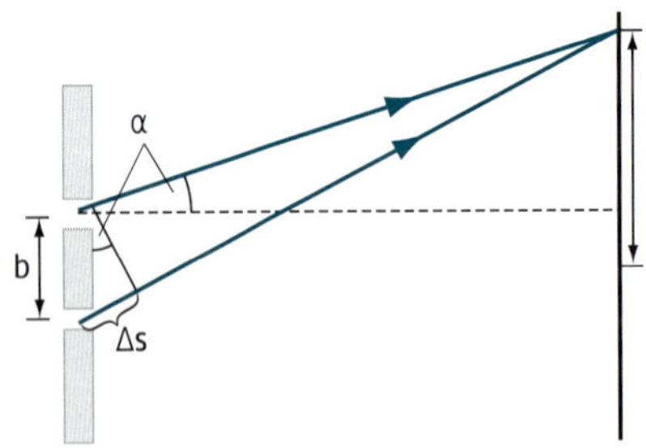

Konstruktive Interferenz (Maxima):

$$\Delta s = b \cdot \sin\alpha = 2k \cdot \frac{\lambda}{2} \quad \text{mit } k = 0, 1, 2, 3, \ldots \quad [\text{m}]$$

Destruktive Interferenz (Minima):

$$\Delta s = b \cdot \sin\alpha = (2k + 1) \cdot \frac{\lambda}{2} \quad \text{mit } k = 0, 1, 2, 3, \ldots \quad [\text{m}]$$

| Δs Gangunterschied | α Winkel zur optischen Achse (Beugungswinkel) | λ Wellenlänge | b Abstand der beiden Spalte

Optisches Gitter

Hauptmaxima:

$$\Delta s = b \cdot \sin\alpha = 2k \cdot \frac{\lambda}{2} \quad \text{mit } k = 0, 1, 2, 3, \dots \quad [\text{m}]$$

| Δs Gangunterschied | α Winkel zur optischen Achse (Beugungswinkel) | λ Wellenlänge | b Gitterkonstante

Kristallgitter

■ Zur Interferenz am Kristallgitter ▶ S. 133

Interferenz an dünnen Schichten

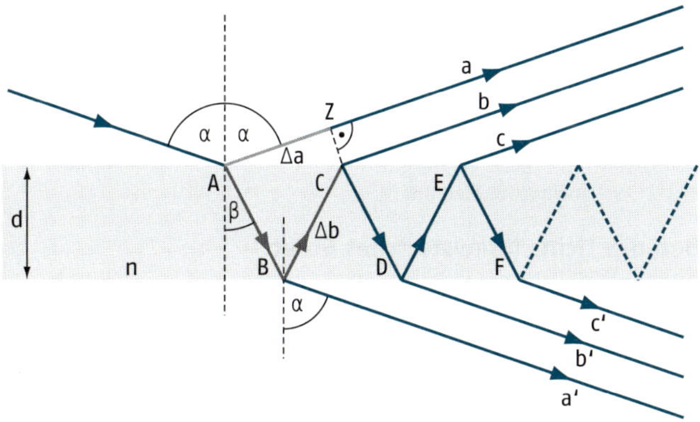

Optische Wellenlängendifferenz (Gangunterschied):

$$\Delta s = \Delta b - \Delta a = 2d \cdot \sqrt{n^2 - \sin^2\alpha} + \frac{1}{2}\lambda$$

Konstruktive Interferenz (Maxima):

$$2d \cdot \sqrt{n^2 - \sin^2\alpha} = \left(k + \frac{1}{2}\right) \cdot \lambda \quad \text{mit } k = 0, 1, 2, 3, \dots$$

Destruktive Interferenz (Minima):

$$2d \cdot \sqrt{n^2 - \sin^2\alpha} = (k + 1) \cdot \lambda \quad \text{mit } k = 0, 1, 2, 3, \dots$$

| Δs Gangunterschied | a, b Siehe Graphik | d Schichtdicke | n Brechzahl | α Einfalls- und Reflexionswinkel | λ Wellenlänge

1 2 3 4 5 6 7 8 9 A

Frequenz und Wellenlänge des Lichts

Zusammenhang zwischen Frequenz, Ausbreitungsgeschwindigkeit und Wellenlänge

$$c = \lambda \cdot f \quad \left[\frac{\mathrm{m}}{\mathrm{s}}\right]$$

| c Betrag der Ausbreitungsgeschwindigkeit des Lichts | λ Wellenlänge | f Frequenz

Frequenz beim Übergang des Lichts von einem Medium in ein anderes

$$f = f' \quad \left[\mathrm{Hz} = \frac{1}{\mathrm{s}}\right]$$

| f Frequenz im Medium M | f' Frequenz im Medium M'

Wellenlänge und Ausbreitungsgeschwindigkeit des Lichts beim Übergang von einem Medium in ein anderes

$$c : c' = \lambda : \lambda'$$

| c Betrag der Ausbreitungsgeschwindigkeit des Lichts im Medium M | c' Betrag der Ausbreitungsgeschwindigkeit des Lichts im Medium M' | λ Wellenlänge im Medium M | λ' Wellenlänge im Medium M'

Polarisation des Lichts (Brewstersches Gesetz)

Durch Reflexion unter dem Polarisationswinkel (Brewster-Winkel) kann Licht linear polarisiert werden.

$$\tan \alpha_{\mathrm{P}} = n$$

| α_{P} Polarisationswinkel (Brewster-Winkel) | n Brechzahl des reflektierenden Mediums

Optischer Dopplereffekt (longitudinal)

►S. 104

2.5 Atomphysik

2.5.1 Kinetische Gastheorie

Grundgleichung der kinetischen Gastheorie

$$p = \frac{1}{3}\rho \cdot \overline{v^2} \quad \left[\mathrm{Pa} = \frac{\mathrm{N}}{\mathrm{m}^2} = \frac{\mathrm{kg}}{\mathrm{m} \cdot \mathrm{s}^2}\right]$$

| p Gasdruck | ρ Dichte des Gases | $\overline{v^2}$ Mittleres Geschwindigkeitsquadrat der Gasteilchen

Mittlere kinetische Energie eines Teilchens

$$\overline{E_i} = \frac{3}{2} k \cdot T \quad \left[\mathrm{J} = \mathrm{N} \cdot \mathrm{m} = \frac{\mathrm{kg} \cdot \mathrm{m}^2}{\mathrm{s}^2}\right]$$

| $\overline{E_i}$ Mittlere kinetische Energie eines Teilchens | k Boltzmann-Konstante ($k = 1{,}3807 \cdot 10^{-23}\,\mathrm{J} \cdot \mathrm{K}^{-1}$) | T Absolute Temperatur

Mittleres Geschwindigkeitsquadrat der Teilchen eines idealen Gases

$$\overline{v^2} = \frac{3 \cdot R \cdot T}{M_\mathrm{m}} \quad \left[\frac{\mathrm{m}^2}{\mathrm{s}^2}\right]$$

| $\overline{v^2}$ Mittleres Geschwindigkeitsquadrat der Teilchen eines idealen Gases | R Allgemeine Gaskonstante ($R = 8{,}3145\,\mathrm{J} \cdot \mathrm{K}^{-1} \cdot \mathrm{mol}^{-1}$) | T Absolute Temperatur | M_m Molare Masse des Gases

Mittlere freie Weglänge

$$l = \frac{1}{4\pi \cdot r^2 \cdot \sqrt{2}} \cdot \frac{V}{N} \quad [\mathrm{m}]$$

| l Mittlere freie Weglänge | r Radius eines als Kugel betrachteten Moleküls | V Volumen des Gases | N Zahl der Gasteilchen

Maxwellsche Geschwindigkeitsverteilung

$$\overline{v} = 0{,}92 \cdot \sqrt{\overline{v^2}} \quad \left[\frac{\mathrm{m}}{\mathrm{s}}\right]$$

| $\overline{v}$ Mittlere Geschwindigkeit | $\overline{v^2}$ Mittleres Geschwindigkeitsquadrat der Teilchen

2.5.2 Geladene Teilchen im elektrischen und magnetischen Feld

Spezifische Ladung

$$\text{Spezifische Ladung} = \frac{Q}{m} \quad \left[\frac{\mathrm{C}}{\mathrm{kg}} = \frac{\mathrm{A} \cdot \mathrm{s}}{\mathrm{kg}}\right]$$

| Q Ladung | m Masse des Teilchens

Faraday-Konstante und Elementarladung

$$e = \frac{F}{N_\mathrm{A}} \quad [\mathrm{C} = \mathrm{A} \cdot \mathrm{s}]$$

| e Elementarladung ($e = 1{,}6022 \cdot 10^{-19}\,\mathrm{C}$) | F Faraday-Konstante ($F = 9{,}6485 \cdot 10^4\,\mathrm{C} \cdot \mathrm{mol}^{-1}$) | N_A Avogadro-Konstante ($N_\mathrm{A} = 6{,}0221 \cdot 10^{23}\,\mathrm{mol}^{-1}$)

Geladenes Teilchen im homogenen elektrischen Feld

Kraft auf ein Teilchen der Ladung *Q* im elektrischen Feld

$$\vec{F} = Q \cdot \vec{E} \quad \left[\mathrm{N} = \frac{\mathrm{kg} \cdot \mathrm{m}}{\mathrm{s}^2}\right]$$

| $\vec{F}$ Kraft auf das Teilchen | Q Ladung | $\vec{E}$ Elektrische Feldstärke

Geschwindigkeitsbetrag eines Teilchens der Ladung *Q* im elektrischen Feld nach Durchlaufen einer Spannung

$$v = \sqrt{2 \cdot \left|\frac{Q}{m_0}\right| \cdot |U|} \quad \left[\frac{\mathrm{m}}{\mathrm{s}}\right]$$

| v Geschwindigkeit des ursprünglich ruhenden Teilchens | Q Ladung | m_0 Ruhemasse des Teilchens | U Spannung

■ Der Ausdruck ist nur anwendbar für $v < 0{,}1 \cdot c$ mit $c = 2{,}99792458 \cdot 10^8\ \mathrm{m} \cdot \mathrm{s}^{-1}$ (Lichtgeschwindigkeit im Vakuum)

Kraft auf ein geladenes Teilchen im homogenen Magnetfeld (Lorentzkraft)

Bewegt sich eine elektrische Ladung Q mit der Geschwindigkeit $\vec{v}$ durch ein elektromagnetisches Feld $\vec{B}$, so wirkt auf die Ladung eine Kraft, die zur Bewegungsrichtung der Ladung und zu den Magnetfeldlinien senkrecht steht. Es gilt:

$$\vec{F} = Q \cdot \vec{v} \times \vec{B} \quad \left[\mathrm{N} = \frac{\mathrm{kg} \cdot \mathrm{m}}{\mathrm{s}^2}\right]$$

| $\vec{F}$ Lorentz-Kraft | Q Ladung | $\vec{v}$ Vektorgeschwindigkeit des Teilchens | $\vec{B}$ Vektor der Feldstärke des Magnetfeldes

■ Zur Lorentzkraft auf einen geradlinigen Leiter im homogenen Magnetfeld ►S. 82

2.5.3 Photon

Lichtelektrischer Effekt

$$\frac{1}{2} m \cdot v_{\mathrm{max}}^2 = h \cdot f - W \quad \left[\mathrm{J} = \mathrm{N} \cdot \mathrm{m} = \frac{\mathrm{kg} \cdot \mathrm{m}^2}{\mathrm{s}^2}\right]$$

| $\frac{1}{2} m \cdot v_{\mathrm{max}}^2$ Kinetische Energie jeweils eines der schnellsten ausgelösten Elektronen
| h Plancksches Wirkungsquantum ($h = 6{,}6261 \cdot 10^{-34}\ \mathrm{J} \cdot \mathrm{s} = 4{,}1357 \cdot 10^{-15}\ \mathrm{eV} \cdot \mathrm{s}$)
| f Frequenz des Phontons | W Austrittsarbeit

Photon als Teilchen (Korpuskel)

Energie eines Photons (Plancksche Gleichung)

$$E = h \cdot f \quad \left[\mathrm{J} = \mathrm{N} \cdot \mathrm{m} = \frac{\mathrm{kg} \cdot \mathrm{m}^2}{\mathrm{s}^2}\right]$$

| E Energie eines Photons | h Plancksches Wirkungsquantum ($h = 6{,}6261 \cdot 10^{-34}\,\mathrm{J \cdot s} = 4{,}1357 \cdot 10^{-15}\,\mathrm{eV \cdot s}$) | f Frequenz

Masse eines Photons

$$m = \frac{h \cdot f}{c^2} = \frac{h}{c \cdot \lambda} \quad [\mathrm{kg}]$$

| h Plancksches Wirkungsquantum ($h = 6{,}6261 \cdot 10^{-34}\,\mathrm{J \cdot s} = 4{,}1357 \cdot 10^{-15}\,\mathrm{eV \cdot s}$) | f Frequenz | c Lichtgeschwindigkeit im Vakuum ($c = 2{,}99792458 \cdot 10^8\,\mathrm{m \cdot s^{-1}}$) | λ Wellenlänge, die dem Photon im Vakuum zugeordnet werden kann

Impulsbetrag eines Photons

$$p = \frac{h \cdot f}{c} = \frac{h}{\lambda} \quad \left[\mathrm{N} \cdot \mathrm{s} = \frac{\mathrm{kg} \cdot \mathrm{m}}{\mathrm{s}}\right]$$

| p Impulsbetrag | h Plancksches Wirkungsquantum ($h = 6{,}6261 \cdot 10^{-34}\,\mathrm{J \cdot s} = 4{,}1357 \cdot 10^{-15}\,\mathrm{eV \cdot s}$) | f Frequenz | c Lichtgeschwindigkeit im Vakuum ($c = 2{,}99792458 \cdot 10^8\,\mathrm{m \cdot s^{-1}}$) | λ Wellenlänge, die dem Photon zugeordnet werden kann

Comptoneffekt

$$\Delta\lambda = \lambda' - \lambda = \lambda_C\,(1 - \cos\vartheta) \qquad \text{mit } \lambda_C = \frac{h}{m_0 \cdot c} \qquad [\mathrm{m}]$$

| λ' Wellenlänge des gestreuten Photons | λ Wellenlänge des eingestrahlten Photons | λ_C Compton-Wellenlänge | ϑ Winkel zwischen der Richtung des eingestrahlten und des Richtung des gestreuten Photons | m_0 Ruhemasse des Elektrons | c Lichtgeschwindigkeit im Vakuum ($c = 2{,}99792458 \cdot 10^8\,\mathrm{m \cdot s^{-1}}$)

Röntgenbremsstrahlung

$$f_g = \frac{e \cdot U}{h} \quad \left[\mathrm{Hz} = \frac{1}{\mathrm{s}}\right]$$

| f_g Maximal erreichbare Grenzfrequenz der durch Abbremsen von Elektronen erzeugten Röntgen-Bremsstrahlung | e Elementarladung ($e = 1{,}6022 \cdot 10^{-19}\,\mathrm{C}$) | U Die von den Elektronen durchlaufene Spannung | h Plancksches Wirkungsquantum ($h = 6{,}6261 \cdot 10^{-34}\,\mathrm{J \cdot s} = 4{,}1357 \cdot 10^{-15}\,\mathrm{eV \cdot s}$)

2.5.4 Unschärferelationen von Heisenberg

Impuls-Ort-Beziehung

$$\Delta p_x \cdot \Delta x \geq \frac{h}{2\pi}$$

| Δp_x Unschärfe des Impulses in x-Richtung | Δx Unschärfe der Ortskoordinate | h Plancksches Wirkungsquantum ($h = 6{,}6261 \cdot 10^{-34}\ \mathrm{J \cdot s} = 4{,}1357 \cdot 10^{-15}\ \mathrm{eV \cdot s}$)

Energie-Zeit-Beziehung

$$\Delta E \cdot \Delta t \geq \frac{h}{2\pi}$$

| ΔE Unschärfe der Energie | Δt Unschärfe der Zeitbestimmung | h Plancksches Wirkungsquantum ($h = 6{,}6261 \cdot 10^{-34}\ \mathrm{J \cdot s} = 4{,}1357 \cdot 10^{-15}\ \mathrm{eV \cdot s}$)

2.5.5 Materiewellen

Die einem bewegten Teilchen zugeordnete Materiewelle

Frequenz der Materiewelle eines Teilchens

$$f = \frac{m \cdot c^2}{h} \quad \left[\mathrm{Hz} = \frac{1}{\mathrm{s}}\right]$$

| f Frequenz | m Masse des Teilchens | c Lichtgeschwindigkeit im Vakuum ($c = 2{,}99792458 \cdot 10^{8}\ \mathrm{m \cdot s^{-1}}$) | h Plancksches Wirkungsquantum ($h = 6{,}6261 \cdot 10^{-34}\ \mathrm{J \cdot s} = 4{,}1357 \cdot 10^{-15}\ \mathrm{eV \cdot s}$)

Wellenlänge der Materiewelle eines Teilchens

$$\lambda = \frac{h}{m \cdot v} \quad [\mathrm{m}]$$

| λ Wellenlänge | h Plancksches Wirkungsquantum ($h = 6{,}6261 \cdot 10^{-34}\ \mathrm{J \cdot s} = 4{,}1357 \cdot 10^{-15}\ \mathrm{eV \cdot s}$) | m Masse des Teilchens | v Teilchengeschwindigkeit

Phasen- und Teilchengeschwindigkeit einer Materiewelle

$$u \cdot v = c^2$$

| u Phasengeschwindigkeit | v Teilchengeschwindigkeit | c Lichtgeschwindigkeit im Vakuum ($c = 2{,}99792458 \cdot 10^{8}\ \mathrm{m \cdot s^{-1}}$)

2.5.6 Radioaktivität

Radioaktives Zerfallsgesetz

$$N(t) = N_0 \cdot e^{-k \cdot t} = N_0 \cdot 0{,}5^{\frac{t}{T_{1/2}}} \quad [-]$$

| $N(t)$ Zahl der zum Zeitpunkt t unzerfallenen Atome | N_0 Zahl der zum Zeitpunkt $t = 0$ unzerfallenen Atome | k Zerfallskonstante | t Zeit | $T_{1/2}$ Halbwertszeit

Halbwertszeit

$$T_{1/2} = \frac{\ln 2}{k} \quad [\mathrm{s}]$$

| $T_{1/2}$ Halbwertszeit | k Zerfallskonstante

Mittlere Lebensdauer

$$\tau = \frac{1}{k} \quad [\mathrm{s}]$$

| τ Mittlere Lebensdauer eines Atoms | k Zerfallskonstante

Aktivität eines radioaktiven Präparates

$$A(t) = -\frac{\mathrm{d}N(t)}{\mathrm{d}t} \qquad \text{mit} \quad \frac{\mathrm{d}N(t)}{\mathrm{d}t} = \lim_{\Delta t \to 0} \frac{\Delta N(t)}{\Delta t} \qquad \left[\mathrm{Bq} = \frac{1}{\mathrm{s}}\right]$$

| $A(t)$ Aktivität eines Radionuklids oder eines Radionuklidgemisches
| $\mathrm{d}N(t)/\mathrm{d}t$ Zerfallsrate

Momentane Aktivität

$$A(t) = A_0 \cdot e^{-k \cdot t} = N_0 \cdot k \cdot e^{-k \cdot t} \quad \left[\mathrm{Bq} = \frac{1}{\mathrm{s}}\right]$$

| $A(t)$ Momentane Aktvität zum Zeitpunkt t | A_0 Anfangsaktivität bei $t = 0$
| k Zerfallskonstante | t Zeit | N_0 Zahl der zum Zeitpunkt $t = 0$ unzerfallenen Atome

Absorption von β- und γ-Strahlen

$$z = z_0 \cdot e^{-\mu \cdot d} \quad \left[\frac{1}{\mathrm{s}}\right]$$

| z Zählrate bei zwischengeschalteter Folie (Absorber) der Dicke d | z_0 Zählrate ohne Absorber | μ Schwächungskoeffizient | d Dicke der Folie (Absorber)

Halbwertsdicke

Die Halbwertsdicke ist definiert als die Dicke eines Absorbers, der die Zählrate auf die Hälfte reduziert.

$$D_{1/2} = \frac{\ln 2}{\mu} \quad [\mathrm{m}]$$

| $D_{1/2}$ Halbwertsdicke | μ Schwächungskoeffizient

Ionendosis

$$J = \frac{Q}{m_\mathrm{L}} = \frac{1}{\rho_\mathrm{L}} \cdot \frac{Q}{V_\mathrm{L}} \quad \left[\frac{\mathrm{C}}{\mathrm{kg}} = \frac{\mathrm{A \cdot s}}{\mathrm{kg}}\right]$$

| J Ionendosis | Q Durch ionisierende Strahlung erzeugte elektrische Ladung | m_L Masse der durchstrahlten Luft | ρ_L Dichte der durchstrahlten Luft | V_L Volumen der durchstrahlten Luft

Energiedosis

$$D = \frac{E}{m_\mathrm{K}} = \frac{E}{\rho_\mathrm{K} \cdot V_\mathrm{K}} \quad \left[\mathrm{Gy} = \frac{\mathrm{J}}{\mathrm{kg}} = \frac{\mathrm{m}^2}{\mathrm{s}^2}\right]$$

| D Energiedosis | E Energie, die vom bestrahlten Körper absorbiert wird | m_K Masse des bestrahlten Körpers | ρ_K Dichte des bestrahlten Körpers | V_K Volumen des bestrahlten Körpers

Äquivalentdosis

$$H = q \cdot D \quad \left[\mathrm{Sv} = \frac{\mathrm{J}}{\mathrm{kg}} = \frac{\mathrm{m}^2}{\mathrm{s}^2}\right]$$

| H Äquivalentdosis | q Bewertungsfaktor für die biologische Wirkung | D Energiedosis

2.5.7 Atombau

Serien des Wasserstoffspektrums

Spektralterme

$$T_n = -\frac{R_\mathrm{H}}{n^2} \quad \left[\frac{1}{\mathrm{m}}\right]$$

| T_n Spektralterm | n Beliebige natürliche Zahl | R_H Rydberg-Konstante für Wasserstoff ($R_\mathrm{H} = 1{,}0967758 \cdot 10^7\ \mathrm{m}^{-1}$)

Allgemeine Serienformel

$$\frac{1}{\lambda} = T_{n_2} - T_{n_1} = R_\mathrm{H}\left(\frac{1}{n_1^2} - \frac{1}{n_2^2}\right) \quad \left[\frac{1}{\mathrm{m}}\right]$$

| λ Wellenlänge (wobei $1/\lambda$ als Wellenzahl $\tilde{\nu}$ bezeichnet wird) | T_{n_1} Fester Term einer Serie mit $n_1 = 1, 2, 3, \ldots$ | T_{n_2} Laufterm mit $n_2 = n_1 + 1, n_1 + 2, n_1 + 3, \ldots$ | R_H Rydberg-Konstante für Wasserstoff ($R_\mathrm{H} = 1{,}0967758 \cdot 10^7\ \mathrm{m}^{-1}$)

Bohrsche Postulate für das Elektron des Wasserstoffatoms

Erstes Bohrsches Postulat

Die Energie des Elektons im Atom kann nur diskrete Werte annehmen.

Zweites Bohrsches Postulat

ΔE ist der Energieunterschied zwischen der Energie E_m der höheren Quantenbahn und der Energie E_n der niedrigeren Quantenbahn beim Elektronensprung, der zur Emission eines Photons mit der Frequenz f führt.

$$\Delta E = E_\mathrm{m} - E_n = h \cdot f \quad \left[\mathrm{J} = \mathrm{N} \cdot \mathrm{m} = \frac{\mathrm{kg} \cdot \mathrm{m}^2}{\mathrm{s}^2}\right]$$

| h Plancksches Wirkungsquantum ($h = 6{,}6261 \cdot 10^{-34}\ \mathrm{J \cdot s} = 4{,}1357 \cdot 10^{-15}\ \mathrm{eV \cdot s}$) | f Frequenz

Bohrsche Quantenbedingung

$$2\pi \cdot r_n \cdot m_\mathrm{e} \cdot v_n = n \cdot h \quad \text{mit} \quad n = 1, 2, 3, \ldots$$

| r_n Radius der n-ten Quantenbahn | m_e Elektronenruhemasse | v_n Betrag der Geschwindigkeit in der n-ten Quantenbahn | h Plancksches Wirkungsquantum ($h = 6{,}6261 \cdot 10^{-34}\ \mathrm{J \cdot s} = 4{,}1357 \cdot 10^{-15}\ \mathrm{eV \cdot s}$)

Energiestufen des Elektrons im Wasserstoffatom

Energiewert der *n*-ten Quantenbahn für das Nullniveau bei *n* = 1

$$E_n = R_\mathrm{H} \cdot h \cdot c \cdot \left(1 - \frac{1}{n^2}\right) \quad \left[\mathrm{J} = \mathrm{N} \cdot \mathrm{m} = \frac{\mathrm{kg} \cdot \mathrm{m}^2}{\mathrm{s}^2}\right]$$

| E_n Energiewert der n-ten Quantenbahn | R_H Rydberg-Konstante für Wasserstoff ($R_\mathrm{H} = 1{,}0967758 \cdot 10^7\,\mathrm{m}^{-1}$) | h Plancksches Wirkungsquantum ($h = 6{,}6261 \cdot 10^{-34}\ \mathrm{J \cdot s} = 4{,}1357 \cdot 10^{-15}\ \mathrm{eV \cdot s}$) | c Lichtgeschwindigkeit im Vakuum ($c = 2{,}99792458 \cdot 10^8\ \mathrm{m \cdot s^{-1}}$) | n Natürliche Zahl

Bindungsenergiewert der *n*-ten Quantenbahn

$$E'_n = -\frac{R_H \cdot h \cdot c}{n^2} \quad \left[J = N \cdot m = \frac{kg \cdot m^2}{s^2} \right]$$

| E'_n Bindungsenergiewert der n-ten Quantenbahn | R_H Rydberg-Konstante für Wasserstoff (R_H = 1,0967758 · $10^7 m^{-1}$) | h Plancksches Wirkungsquantum (h = 6,6261 · 10^{-34} J · s = 4,1357 · 10^{-15} eV · s) | c Lichtgeschwindigkeit im Vakuum (c = 2,99792458 · 10^8 m · s^{-1}) | n Natürliche Zahl

Zusammenhang zwischen Spektraltermen und Bindungsenergiewerten

$$T_n = \frac{E'_n}{h \cdot c} \quad \left[\frac{1}{m} \right]$$

| T_n Spektralterm | E'_n Bindungsenergiewert der n-ten Quantenbahn | h Plancksches Wirkungsquantum (h = 6,6261 · 10^{-34} J · s = 4,1357 · 10^{-15} eV · s) | c Lichtgeschwindigkeit im Vakuum (c = 2,99792458 · 10^8 m · s^{-1})

Rydbergkonstante für Einelektronensysteme

$$R = \frac{e^4 \cdot m_e}{8 \cdot \varepsilon_0^2 \cdot h^3 \cdot c} \quad \left[\frac{1}{m} \right]$$

| R Rydberg-Konstante des Elements | e Elementarladung (e = 1,6022 · 10^{-19} C) | m_e Elektronenruhemasse | ε_0 Elektrische Feldkonstante (Permittivität des Vakuums ε_0 = 8,85418782 · 10^{-12} A · s · V^{-1} · m^{-1}) | h Plancksches Wirkungsquantum (h = 6,6261 · 10^{-34} J · s = 4,1357 · 10^{-15} eV · s) | c Lichtgeschwindigkeit im Vakuum (c = 2,99792458 · 10^8 m · s^{-1})

■ Bei Berücksichtigung unterschiedlicher Kernmassen ergeben sich kleine Korrekturen der Werte von R für verschiedene Atome.

Moseleysches Gesetz für die K_α-Serie eines Röntgenspektrums

$$\frac{1}{\lambda} = \frac{3}{4} R \cdot (Z-1)^2 \quad \left[\frac{1}{m} \right]$$

| R Rydberg-Konstante des Elements | λ Wellenlänge (wobei $1/\lambda$ als Wellenzahl $\tilde{\nu}$ bezeichnet wird) | Z Ordnungszahl des Elements dessen K_α-Linie untersucht wird

2.5.8 Kernaufbau

Proton und Neutron als Kernbausteine

$A = N + Z$ [–]

| A Nukleonenzahl (Massenzahl) | N Neutronenzahl | Z Protonenzahl (Ordnungszahl)

Kernmasse und Atommasse eines Nuklids

$$m_k = m_a - (Z \cdot m_e - m_b) \quad \text{mit} \quad m_b = \frac{E_b}{c^2} \quad [\text{kg}]$$

| m_k Kernmasse | m_a Atommasse | Z Protonenzahl (Ordnungszahl) | m_e Elektronenruhemasse | m_b Äquivalente Masse zu E_b | E_b Bindungsenergie der Elektronenhülle | c Lichtgeschwindigkeit im Vakuum ($c = 2{,}99792458 \cdot 10^8$ m · s^{-1})

■ Die Bindungsenergie der Elektronenhülle E_b kann experimentell nicht direkt bestimmt werden. Man ist auf theoretische Abschätzungen angewiesen. Bei praktischen Berechnungen (Kernmassen mit 6 bis 7 geltenden Ziffern) genügt oft die Näherung: $m_k = m_a - Z \cdot m_e$ da die Werte für m_b dann nicht ins Gewicht fallen.

Massendefekt

$\Delta m = Z \cdot m_p + N \cdot m_n - m_k$ [kg]

| Δm Massendefekt | Z Protonenzahl (Ordnungszahl) | m_p Protonenruhemasse | m_n Neutronenruhemasse | m_k Kernmasse

Atomkernradius

$r = r_0 \cdot \sqrt[3]{A}$ [m]

| r Atomkernradius | r_0 Radius des Protons ($\approx 1{,}4 \cdot 10^{-15}$ m) | A Nukleonenzahl (Massenzahl)

2.6 Spezielle Relativitätstheorie

2.6.1 Relativistische Kinematik

Relativistischer (optischer) Dopplereffekt (longitudinal)

Bewegen sich Strahlungsquelle (Frequenz f_S) und Empfänger (registrierte Frequenz f_E) mit der Relativgeschwindigkeit v zueinander im Vakuum, so gilt:

Frequenzverhältnisse beim Entfernen:

$$k = \frac{f_S}{f_E} = \sqrt{\frac{c+v}{c-v}} \quad [-]$$

Frequenzverhältnisse beim Annähern:

$$\overline{k} = \frac{f_S}{f_E} = \sqrt{\frac{c-v}{c+v}} \quad [-]$$

| $k, \overline{k}$ Dopplerfaktoren für $v = \text{const.}$ | f_S Frequenz des Senders | f_E Die vom Empfänger registrierte Frequenz | c Lichtgeschwindigkeit im Vakuum ($c = 2{,}99792458 \cdot 10^8\ \text{m} \cdot \text{s}^{-1}$) | v Relativgeschwindigkeit von Sender und Empfänger

Lorentztransformation

Das Inertialsystem S' bewegt sich relativ zum Inertialsystem S mit konstanter Geschwindigkeit v in Richtung der positiven x-Achse.

Für den Ort gilt:

$$x' = \frac{x - v \cdot t}{\sqrt{1 - \frac{v^2}{c^2}}}, \quad y' = y \quad \text{und} \quad z' = z$$

Für die Zeit gilt:

$$t' = \frac{t - \frac{v \cdot x}{c^2}}{\sqrt{1 - \frac{v^2}{c^2}}}$$

| x, y, z Koordinaten eines Inertialsystems S | x', y', z' Koordinaten eines zweiten Inertialsystems S' | v Geschwindigkeit in Richtung der positiven x-Achse | c Lichtgeschwindigkeit im Vakuum ($c = 2{,}99792458 \cdot 10^8\ \text{m} \cdot \text{s}^{-1}$) | t Zeit im Inertialssystem S | t' Zeit im Inertialssystem S'

Zeitdilatation

Das Inertialsystem S' bewegt sich mit konstanter Geschwindigkeits v relativ zum Inertialsystem S. Ein Vorgang, der an einem festen Ort ($x_1' = x_2'$) im Inertialsystem S' in der Zeitspanne t' abläuft, wird nun von einem Beobachter im Inertialsytem S mit der größeren Zeitspanne t feststellt.

$$t = \frac{t'}{\sqrt{1 - \frac{v^2}{c^2}}} \quad [\mathrm{s}]$$

| t Zeit im Inertialsystem S | t' Zeit im Inertialsystem S' | v Geschwindigkeit
| c Lichtgeschwindigkeit im Vakuum ($c = 2{,}99792458 \cdot 10^8 \mathrm{~m} \cdot \mathrm{s}^{-1}$)

Längenkontraktion

Das Inertialssystem S' bewegt sich mit konstanter Geschwindigkeit relativ zum Inertialsystem S in Richtung positive x-Achse. Ein im Inertialsystem S' ruhender Stab mit der Länge l' wird nun im Inertialssystem S mit der kleineren Länge l gemessen ($t_1 = t_2$).

$$l = l' \cdot \sqrt{1 - \frac{v^2}{c^2}} \quad [\mathrm{m}]$$

| l Länge im Inertialsystem S | l' Länge im Inertialsystem S' | v Geschwindigkeit
| c Lichtgeschwindigkeit im Vakuum ($c = 2{,}99792458 \cdot 10^8 \mathrm{~m} \cdot \mathrm{s}^{-1}$)

Relativistische Addition von Geschwindigkeiten

Bewegt sich das Inertialssystem S' mit konstanter Geschwindigkeit relativ zum Inertialsystem S in Richtung der positiven x-Achse, so hat ein Körper mit der Geschwindigkeit u im Inertialsystem S' die Geschwindigkeit v im Inertialssystem S.

$$v = \frac{v' + u}{1 + \frac{v' \cdot u}{c^2}} \quad \left[\frac{\mathrm{m}}{\mathrm{s}}\right]$$

| v Festgestellte Geschwindigkeit im Inertialsystem S | v' Relativgeschwindigkeit des Inertialsystems S' zum Inertialsystem S | u Geschwindigkeit im Inertialsystem S'
| c Lichtgeschwindigkeit im Vakuum ($c = 2{,}99792458 \cdot 10^8 \mathrm{~m} \cdot \mathrm{s}^{-1}$)

2.6.2 Relativistische Dynamik

Relativistischer Impuls

Der Impuls $\vec{p}$ eines Körpers, der sich in einem Inertialsystem mit konstanter Geschwindigkeit v bewegt, hat in diesem Inertialsystem den Betrag:

$$p = m \cdot v = \frac{m_0 \cdot v}{\sqrt{1 - \frac{v^2}{c^2}}} \quad \left[\mathrm{N \cdot s} = \frac{\mathrm{kg \cdot m}}{\mathrm{s}}\right]$$

| p Impuls des Körpers | m Masse des sich im Inertialsystem mit konstanter Geschwindigkeit v bewegenden Körpers | m_0 Masse des im Inertialsystem ruhenden Körpers | v Geschwindigkeit | c Lichtgeschwindigkeit im Vakuum ($c = 2{,}99792458 \cdot 10^8\ \mathrm{m \cdot s^{-1}}$)

Geschwindigkeitsabhängigkeit der Masse

Die Masse m eines Körpers, der sich in einem Inertialsystem mit konstanter Geschwindigkeit v bewegt ist in diesem Inertialsystem:

$$m = \frac{m_0}{\sqrt{1 - \frac{v^2}{c^2}}} \quad [\mathrm{kg}]$$

| m Dynamische (relativistische) Masse des im Inertialsystem sich mit konstanter Geschwindigkeit v bewegenden Körpers | m_0 Masse des im Inertialsystem ruhenden Körpers | v Geschwindigkeit | c Lichtgeschwindigkeit im Vakuum ($c = 2{,}99792458 \cdot 10^8\ \mathrm{m \cdot s^{-1}}$)

Relativistische Energie

Bewegt sich ein Körper in einem Inertialsystem mit konstanter Geschwindigkeit v so gilt für die Energie des Körpers in diesem Inertialsystem:

Seine Gesamtenergie E im Inertialsystem ist:

$$E = m \cdot c^2 \quad \left[\mathrm{J = N \cdot m} = \frac{\mathrm{kg \cdot m^2}}{\mathrm{s^2}}\right]$$

Seine Ruheenergie E_0 im Inertialsystem ist:

$$E_0 = m_0 \cdot c^2 \quad \left[\mathrm{J = N \cdot m} = \frac{\mathrm{kg \cdot m^2}}{\mathrm{s^2}}\right]$$

Seine kinetische Energie E_k im Inertialsystem ist:

$$E_{kin} = (m - m_0) \cdot c^2 \quad \left[\mathrm{J = N \cdot m} = \frac{\mathrm{kg \cdot m^2}}{\mathrm{s^2}}\right]$$

| E Gesamtenergie im Inertialsystem | E_0 Ruheenergie im Inertialsystem | E_{kin} Kinetische Energie im Inertialsystem | m Masse des sich im Inertialsystem bewegenden Körpers | m_0 Masse des im Inertialsystem ruhenden Körpers | c Lichtgeschwindigkeit im Vakuum ($c = 2{,}99792458 \cdot 10^8\ \mathrm{m \cdot s^{-1}}$)

Beziehung zwischen relativistischem Impuls und relativistischer Energie eines Körpers

Bewegt sich ein Körper in einem Inertialsystem mit konstanter Geschwindigkeit v so gilt für die Beziehung zwischen relativistischem Impuls und relativistischer Energie des Körpers:

$$E^2 - c^2 \cdot p^2 = E_0^2$$

| E Gesamtenergie im Inertialsystem | E_0 Ruheenergie im Inertialsystem | c Lichtgeschwindigkeit im Vakuum ($c = 2{,}99792458 \cdot 10^8\ \mathrm{m \cdot s^{-1}}$) | p Impuls im Inertialsystem

3 TECHNOLOGIE

1

2

3

4

5

6

7

8

9

A

3.1 Pharmazeutische Grundoperationen

3.1.1 Zerkleinerung

Härte nach Brinell

$$H_B = \frac{0{,}102 \cdot 2\,F}{\pi \cdot d \cdot \left(d - \sqrt{d^2 - D^2}\right)}$$ in der Regel angegeben in [kp]

| H_B Brinellhärte | d Durchmesser der Kugel | F Kraft, mit der die Kugel auf die Prüfoberfläche gedrückt wird | D Durchmesser des Eindrucks der Kugelkalotte

■ Die Brinellhärte ist definiert als das Verhältnis von Prüfkraft zur Eindruckoberfläche. Die Prüfkraft in Newton multipliziert man mit dem Wert 0,102 (also dem Kehrwert von 9,81), um die Krafteinheit Newton [N] in die ältere Einheit Kilopond [kp] umzurechnen. Damit wird sichergestellt, dass Härtemessungen unter Verwendung moderner Einheiten dasselbe Resultat ergeben wie historische Werte, die auf heute veralteten Einheiten beruhen.

Zerkleinerungsgrad

$$n = \frac{D}{d} \quad [-]$$

| n Zerkleinerungsgrad | D Durchmesser des größten Korns im Aufgabegut (Ausgangskorngröße) | d Durchmesser des größten Korns im zerkleinerten Produkt

Zerkleinerungsenergie

Rittinger Hypothese

$$E = C_R \cdot \left(\frac{1}{x_2} - \frac{1}{x_1}\right) \quad \left[\mathrm{J = N \cdot m} = \frac{\mathrm{kg \cdot m^2}}{\mathrm{s^2}}\right]$$

| E Zerkleinerungsenergie | C_R Rittinger Konstante | x_2 Partikelgröße nach der Zerkleinerung | x_1 Partikelgröße vor der Zerkleinerung

Kicks Theorie

$$E = C_K \cdot \ln\left(\frac{x_1}{x_2}\right) \quad \left[\mathrm{J = N \cdot m} = \frac{\mathrm{kg \cdot m^2}}{\mathrm{s^2}}\right]$$

| E Zerkleinerungsenergie | C_K Kicks Konstante | x_1 Partikelgröße vor der Zerkleinerung | x_2 Partikelgröße nach der Zerkleinerung

Bonds Theorie

$$E = C_B \left(\frac{1}{\sqrt{x_2}} - \frac{1}{\sqrt{x_1}} \right) \quad \left[\mathrm{J = N \cdot m = \frac{kg \cdot m^2}{s^2}} \right]$$

| E Zerkleinerungsenergie | C_B Bond Konstante | x_2 Partikelgröße nach der Zerkleinerung | x_1 Partikelgröße vor der Zerkleinerung

Allgemeine Differentialgleichung nach Holmes und Hukki

$$\frac{dE}{dx} = -C \cdot \frac{1}{x^n} \quad \left[\mathrm{J = N \cdot m = \frac{kg \cdot m^2}{s^2}} \right]$$

| E Zerkleinerungsenergie | d Partikeldurchmesser | C Konstante (gemäß nachfolgender Tabelle) | n Exponent (gemäß nachfolgender Tabelle)

$n = 1$	$C = C_K$	für Kick
$n = 2$	$C = C_R$	für Rittinger
$n = 1{,}5$	$C = C_B$	für Bond

Kritische und optimale Drehzahl von Kugelmühlen

Kritische Drehzahl:

$$n_{\mathrm{krit}} = \frac{1}{2\pi} \sqrt{\frac{2g}{D}} \approx \frac{43{,}3}{\sqrt{D}} \quad \left[\mathrm{\frac{1}{s}} \right]$$

Optimale Drehzahl bei der Trockenmahlung:

$$n_{\mathrm{opt}} \approx \frac{32}{\sqrt{D}} \quad \left[\mathrm{\frac{1}{s}} \right]$$

Optimale Drehzahl bei der Nassmahlung:

$$n_{\mathrm{opt}} \approx \frac{25}{\sqrt{D}} \quad \left[\mathrm{\frac{1}{s}} \right]$$

| n_{krit} Kritische Umdrehungszahl | g Fallbeschleunigung bzw. Ortsfaktor (Die mittlere Erdbeschleunigung beträgt $g = 9{,}81\ \mathrm{m \cdot s^{-2}}$) | D Durchmesser der Mahltrommel | n_{opt} Optimale Umdrehungszahl

Füllungsgrad von Mühlen

Mahlkörperfüllungsgrad

$$\varphi_K = \frac{m_K}{\rho_K \, (1 - \varepsilon_K) \cdot V_T} \quad [-]$$

| φ_K Mahlkörperfüllungsgrad | m_K Masse der Mahlkörper | ρ_K Dichte des Mahlkörpermaterials | ε_K Spezifisches Lückenvolumen des geschütteten Mahlkörpers | V_T Volumen der Mahltrommel

Mahlgutfüllungsgrad

$$\varphi_G = \frac{V_{GS}}{V_T} = \frac{m_G}{\rho_{GS} \cdot V_T} \quad [-]$$

| φ_G Mahlgutfüllungsgrad | V_{GS} Schüttvolumen des Mahlgutes | V_T Trommelvolumen | m_G Masse des Mahlgutes | ρ_{GS} Schüttdichte des Mahlgutes

Relativer Mahlgutfüllungsgrad

$$\varphi_{G\,(rel)} = \frac{V_{GS}}{V_\varepsilon} = \frac{m_G \cdot \rho_K \cdot (1 - \varepsilon_K)}{m_K \cdot \rho_{GS} \cdot \varepsilon_K} = \frac{\varphi_G}{\varphi_K \cdot \varepsilon_K} \quad [-]$$

| $\varphi_{G\,(rel)}$ Relativer Mahlgutfüllungsgrad | V_{GS} Schüttvolumen des Mahlgutes | V_ε Lückenvolumen der Mahlkörperfüllung | m_G Masse des Mahlgutes | ρ_K Dichte des Mahlkörpermaterials | m_K Masse der Mahlkörper | ρ_{GS} Schüttdichte des Mahlgutes | ε_K Spezifisches Lückenwolumen des geschütteten Mahlkörpers | φ_G Mahlgutfüllungsgrad | φ_K Mahlkörperfüllungsgrad

3.1.2 Mischung

Mischgüte (Johnson-Egermann-Gleichung)

Die Beurteilung der Mischgüte kann durch Berechnung der relativen Standardabweichung s_{rel} des Arzneistoffgehaltes in den Einzeldosen einer Zufallsmischung erfolgen. Die Johnson-Egermann-Gleichung ist zur Charakterisierung der Mischgüte geeignet, sofern der Arzneistoffanteil in der Mischung unter 10 % (V/V) liegt.

$$s_{rel} = 100 \cdot \sqrt{\frac{\overline{m}}{G}} \quad [\%]$$

| s_{rel} Relative Standardabweichung des Arzneistoffgehaltes | $\overline{m}$ Mittlere Partikelmasse des Arzneistoffs | G Wirkstoffmasse je Teilmenge (Dosierung)

Mischungsgrad (Rose-Gleichung) und Mischgüte

$$M = 1 - \frac{s^2}{\sigma_0^2} = 1 - \left[\frac{B}{A} + \left(1 - \frac{B}{A}\right) \cdot \frac{1}{2} e^{-A \cdot t}\right]^2 \quad [-]$$

■ Im Falle frei fließender Güter mit Werten für die Entmischungskonstante $B > 0$ vereinfacht sich die Rose-Gleichung zu:

$$M = 1 - \frac{s^2}{\sigma_0^2} = 1 - \frac{B^2}{A^2} < 1 \quad [-]$$

| M Mischungsgrad | s^2 Mischgüte, definiert als die Varianz des experimentell bestimmten Massegehaltes der Probe | σ_0^2 Maximale Varianz (Anfangswert) ermittelt durch Analyse der Teilmengen eines überschichteten, vollständig getrennten Pulvers | B Entmischungskonstante | A Mischungskonstante | t Mischzeit

Mischungsindex

$$I_m = \frac{\lg \sigma_0 - \lg \sigma}{\lg \sigma_0 - \lg \sigma_r} \quad [-]$$

| I_m Mischungsindex | σ_0 Standardabweichung, ermittelt durch Analyse der Teilmengen eines überschichteten, vollständig getrennten Pulvers | σ Standardabweichung der Mischung | σ_r Standardabweichung der idealen Zufallsmischung

Segregationsindex

$$I_S = \frac{\lg \sigma - \lg \sigma_r}{\lg \sigma_0 - \lg \sigma_r} \quad [-]$$

| I_S Segregationsindex | σ Standardabweichung der Mischung | σ_r Standardabweichung der idealen Zufallsmischung | σ_0 Standardabweichung, ermittelt durch Analyse der Teilmengen eines überschichteten, vollständig getrennten Pulvers

Druckverlust im Wirbelschichter

$$\Delta p = \frac{m \cdot g}{A} \quad \left[\mathrm{Pa} = \frac{\mathrm{N}}{\mathrm{m}^2} = \frac{\mathrm{kg}}{\mathrm{m} \cdot \mathrm{s}^2}\right]$$

| Δp Druckverlust des strömenden Fluids in der Wirbelschicht | m Masse des Festbettes | g Fallbeschleunigung bzw. Ortsfaktor (Die mittlere Erdbeschleunigung beträgt 9,81 $\mathrm{m \cdot s^{-2}}$) | A Fläche des Anströmsiebbodens

3.1.3 Trennung

Klassieren

Trenngrenze und Trenngrad

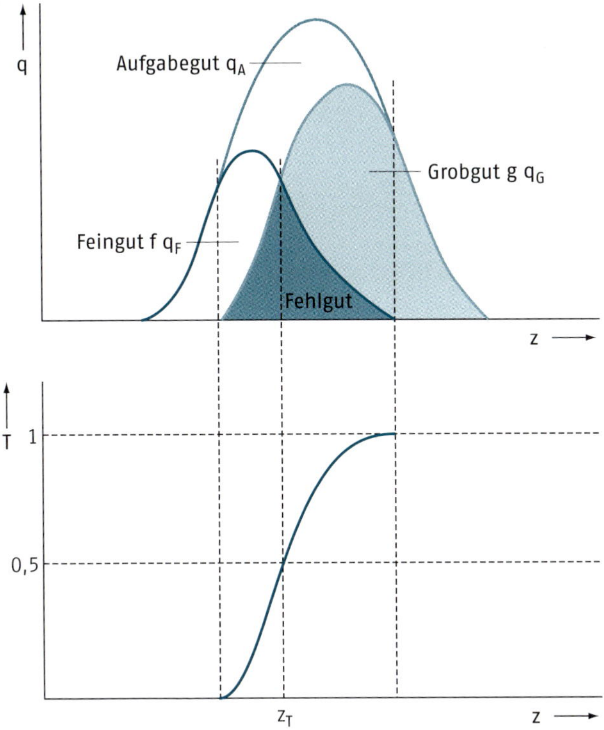

■ Bei Zweigut-Klassierprozessen werden die Verteilungsdichtekurven von Aufgabegut $q_A(z)$, Grobgut $q_G(z)$ und Feingut $q_F(z)$ häufig in einem gemeinsamen Diagramm dargestellt. Die Verteilungsdichten des Grobgutes und des Feingutes werden mit Hilfe ihrer Mengenanteile g und f gewichtet. Für jeden Wert des Feinheitsmerkals z gilt dann:

$$q_A(z) = g \cdot q_G(z) + f \cdot q_F(z)$$

Der Schnittpunkt der Verteilungsdichtekurven des Grob- und Feingutes beim Wert z_T erfolgt bei genau 50 % der Aufgabegutkurve. Dieser Wert wird auch als Median-Trenngrenze oder präparative Trenngrenze bezeich-

net und im Falle von Pulvermischungen häufig als Trennkorndurchmesser d_T oder auch d_{50} angegeben.
Für jeden Punkt auf der z-Achse des Verteilungsdiagramms lässt sich ein Trenngrad $T(z)$ bestimmen, der aussagt welchen Anteil einer betrachteten Fraktion des Aufgabegutes in die Trennprodukte gelangt. Es gilt:

$$T_G(z) + T_F(z) = 1$$

$$T(z)_G = \frac{g \cdot q_G(z)}{g \cdot q_G(z) + f \cdot q_F(z)} = \frac{g \cdot q_G(z)}{q_A(z)} \quad [-]$$

$$T(z)_F = \frac{f \cdot q_F(z)}{g \cdot q_G(z) + f \cdot q_F(z)} = \frac{f \cdot q_F(z)}{q_A(z)} \quad [-]$$

| $T(z)_G$ Trenngrad des Grobgutes | $T(z)_F$ Trenngrad des Feingutes | g Massenanteil des Grobanteils des Aufgabegutes | f Massenanteil des Feinanteils des Aufgabegutes | $q_G(z)$ Partikelgrößenverteilung des Grobanteils | $q_F(z)$ Partikelgrößenverteilung des Feinanteils | $q_A(z)$ Partikelgrößenverteilung des gesamten Aufgabegutes

Trennschärfe

$$\beta = \frac{d_{25}}{d_{75}} \cdot 100 \quad [\%]$$

| β Trennschärfe | d_{25} Partikeldurchmesser bei einem Feinanteil von 25 % (= Korngröße bei Trenngrad $T = 0{,}25$) | d_{75} Partikeldurchmesser bei einem Feinanteil von 75 % (= Korngröße bei Trenngrad $T = 0{,}75$)

Filtration

Hagen-Poiseuillesches Gesetz (Anwendung bei der Filtration)

$$v = \frac{dV}{dt} = \frac{\pi \cdot r^4 \cdot z \cdot \Delta p}{8 \cdot \eta \cdot l \cdot \alpha} \quad \left[\frac{\mathrm{m}^3}{\mathrm{s}}\right]$$

| v Filtrationsgeschwindigkeit | V Durchflussvolumen | t Filtrationszeit | r Radius der Poren/Kapillaren des Filters | z Anzahl der Poren/Kapillaren des Filters | Δp Druckunterschied zwischen Zulauf und Ablauf | η Dynamische Viskosität des Dispersionsmittels bzw. des Filtrates | l Länge der Poren/Kapillaren des Filters | α Krümmung der Poren/Kapillaren des Filters

■ Zur allgemeinen Form des Hagen-Poiseuilleschen Gesetzes ► S. 60

Darcy-Gleichung zur Filtrationsgeschwindigkeit

$$v = \frac{\mathrm{d}V}{\mathrm{d}t} = \frac{A \cdot \Delta p}{\eta \cdot (\beta_S \cdot h_S + \beta_K \cdot h_K)} \quad \left[\frac{\mathrm{m}^3}{\mathrm{s}}\right]$$

| v Filtrationsgeschwindigkeit | V Durchflussvolumen | t Filtrationszeit | A Filterfläche | Δp Druckunterschied zwischen Zu- und Ablauf | η Dynamische Viskosität des Filtrats | β_S, β_K Spezifischer Widerstand, fiktive Porenlänge in der Filter- (S) bzw. Kuchenschicht (K) | h_S, h_K Höhe der Filter- (S) bzw. Kuchenschicht (K)

Druckdifferenz beim Bubble-Point-Test

$$p = \frac{4\,k \cdot \sigma \cdot \cos\theta}{d} \quad \left[\mathrm{Pa} = \frac{\mathrm{N}}{\mathrm{m}^2} = \frac{\mathrm{kg}}{\mathrm{m} \cdot \mathrm{s}^2}\right]$$

| p Blasendruck | k Formkorrekturfaktor | σ Oberflächenspannung (σ_{H_2O} = 72,75 mN · m^{-1}) | θ Benetzungswinkel | d Porendurchmesser

Diffundierte Gasmenge im Diffusionstest (Forward-Flow-Test)

$$\frac{\mathrm{d}n}{\mathrm{d}t} = \frac{D_G \cdot K_G \cdot A_F \cdot (p_1 - p_2)}{d} \quad \left[\frac{\mathrm{mol}}{\mathrm{s}}\right]$$

| $\mathrm{d}n/\mathrm{d}t$ Diffundierte Gasmenge pro Zeiteinheit | D_G Diffusionskoeffizient des Gases | K_G Löslichkeitskoeffizient des Gases in der Flüssigkeit | A_F Durchflussfläche (= Summe der Porenfläche) | p_1 Druck des Gases über dem Flüssigkeitsfilm | p_2 Druck des Gases unter dem Flüssigkeitsfilm | d Dicke der Flüssigkeitsschicht (entspricht etwa der Dicke der Membran)

Sedimentation und Zentrifugation

Sedimentationgeschwindigkeit (Stokessches Gesetz)

► S. 145

Zentrifugation

$$v_Z = \frac{8}{9} \cdot \frac{\pi^2 \cdot n^2 \cdot r^3 \cdot (\rho_s - \rho_f)}{\eta} \quad \left[\frac{\mathrm{m}}{\mathrm{s}}\right]$$

| v_Z Absetzgeschwindigkeit im Zentrifugalfeld | n Drehzahl | r Mittlerer Radius der Teilchen | ρ_s Dichte der Teilchen | ρ_f Dichte des Dispersionsmittels | η Dynamische Viskosität

3.1.4 Trocknung

Absolute Luftfeuchte

$$\varphi_{abs} = \frac{m_W}{V_{ges}} = \frac{p_D}{R_W \cdot T} \quad \left[\frac{kg}{m^3}\right]$$

| φ_{abs} Absolute Luftfeuchte | m_W Masse Wasserdampf | V_{ges} Gesamtvolumen der feuchten Luft | p_D Wasserdampfpartialdruck | R_W Individuelle Gaskonstante des Wassers ($R_W = 461{,}52\,J \cdot kg^{-1} \cdot K^{-1}$) | T Absolute Temperatur

■ In einem Mollier-Diagramm wird die absolute Luftfeuchte auch in Gramm Wasser pro Kilogramm trockene Luft angegeben.

Relative Luftfeuchte

$$\varphi_{rel} = \frac{p_D}{p_S} \cdot 100 = \frac{\varphi_{abs}}{\varphi_{abs\,(max)}} \cdot 100 \quad [\%]$$

| φ_{rel} Relative Luftfeuchte | p_D Wasserdampfpartialdruck | p_S Sättigungsdampfdruck (temperaturabhängig) | φ_{abs} Absolute Luftfeuchte | $\varphi_{abs\,(max)}$ Maximal mögliche absolute Luftfeuchte bei gegebener Temperatur

Clausius-Clapeyron-Gleichung

$$\log \frac{p_2}{p_1} = \frac{\Delta H_v \cdot (T_2 - T_1)}{2{,}303 \cdot R \cdot T_1 \cdot T_2} \quad [-]$$

| p_1, p_2 Dampfdrücke bei den absoluten Temperaturen T_1 und T_2 | T_1, T_2 Absolute Temperatur | ΔH_v Molare Verdampfungsenthalpie der betrachteten Flüssigkeit (d. h. die Wärmemenge, die notwendig ist, um ein Mol Flüssigkeit zu verdampfen) | R Allgemeine Gaskonstante ($R = 8{,}3143\,J \cdot mol^{-1} \cdot K^{-1}$)

Gleichungen für den Wärmetransport

Konduktion (Fouriersches Gesetz)

Konduktion (oder auch Wärmeleitung) ist definiert als Wärmeübergang durch Impulsaustausch der Moleküle eines Feststoffs oder ruhenden Fluids (Flüssigkeit oder Gas) infolge eines Temperaturgradienten. Die am Wärmetransport beteiligten Moleküle verändern bei der Konduktion ihre Lage im Raum nicht.

$$\dot{Q} = \frac{dQ}{dt} = \lambda \cdot A \cdot \frac{dT}{dx} \quad \left[W = \frac{N \cdot m}{s} = \frac{kg \cdot m^2}{s^3}\right]$$

| $\dot{Q}$ Wärmestrom, definiert als die transportierte Wärmemenge Q pro Zeiteinheit t | λ Wärmeleitfähigkeitskoeffizient (Wärmeleitzahl) | A Kontaktfläche | dT/dx Temperaturgradient

Konvektion

Konvektion ist definiert als Wärmeübertragung durch sich im Raum bewegende Moleküle eines Fluids (Flüssigkeit oder Gas). Hierbei wird Wärmeenergie durch Moleküle übertragen, die ihre Lage im Raum verändern.

$$\dot{Q} = \frac{\mathrm{d}Q}{\mathrm{d}t} = \alpha \cdot A \cdot \Delta T \quad \left[\mathrm{W} = \frac{\mathrm{N \cdot m}}{\mathrm{s}} = \frac{\mathrm{kg \cdot m^2}}{\mathrm{s^3}}\right]$$

| $\dot{Q}$ Wärmestrom, definiert als die transportierte Wärmemenge Q pro Zeiteinheit t | α Wärmeübergangszahl | A Fläche, die zur Wärmeübertragung zur Verfügung steht | ΔT Temperaturdifferenz

Strahlung (Stefan-Boltzmann-Gesetz)

Thermische Strahlung ist definiert als Wärmeübertragung durch elektromagnetische Strahlung, die ein Körper aufgrund seiner Temperatur aussendet. Diese Strahlung kann von anderen Körpern absorbiert werden, was zu einer Erwärmung des Absorbers führt (sofern dieser selbst nicht mehr Energie abstrahlt).

$$\dot{Q} = \frac{\mathrm{d}Q}{\mathrm{d}t} = \varepsilon \cdot \sigma_{\mathrm{SB}} \cdot A \cdot \left(T_1^4 - T_2^4\right) \quad \left[\mathrm{W} = \frac{\mathrm{N \cdot m}}{\mathrm{s}} = \frac{\mathrm{kg \cdot m^2}}{\mathrm{s^3}}\right]$$

| $\dot{Q}$ Wärmestrom, definiert als die transportierte Wärmemenge Q pro Zeiteinheit t | ε Emissiongrad des Strahlers (zwischen 0 und 1) | σ_{SB} Stefan-Boltzmann-Konstante ($\sigma = 5{,}67 \cdot 10^{-8}\ \mathrm{W \cdot m^{-2} \cdot K^{-4}}$) | A Oberfläche des Strahlers | T_1 Temperatur des abstrahlenden Körpers | T_2 Temperatur des absorbierenden Körpers

3.2 Partikelcharakterisierung

3.2.1 Korngrößen

Bezeichnung	Formel	Legende
Größte Hauptabmessung	$d = l$	d Partikeldurchmesser l Länge des Partikels
Zweitgrößte Hauptabmessung	$d = b$	d Partikeldurchmesser b Breite des Partikels
Mittelwert von Länge und Breite	$d = \frac{l + b}{2}$	d Partikeldurchmesser l Länge des Partikels b Breite des Partikels

Mittelwert über alle Abmessungen	$d = \dfrac{l+b+h}{3}$	d Partikeldurchmesser l Länge des Partikels b Breite des Partikels h Höhe des Partikels
Seitenlänge des flächengleichen Quadrats der Projektion	$d = \sqrt{l \cdot b}$	d Partikeldurchmesser l Länge des Partikels b Breite des Partikels
Kantenlänge des volumengleichen Würfels	$d = \sqrt[3]{l \cdot b \cdot h}$	d Partikeldurchmesser l Länge des Partikels b Breite des Partikels h Höhe des Partikels
Kantenlänge des oberflächengleichen Würfels	$d = \sqrt{\dfrac{l \cdot b + l \cdot h + b \cdot h}{3}}$	d Partikeldurchmesser l Länge des Partikels b Breite des Partikels h Höhe des Partikels
Durchmesser der volumengleichen Kugel	$d = \sqrt[3]{\dfrac{6}{\pi} \cdot V_K}$	d Partikeldurchmesser V_K Volumen der Kugel
Durchmesser der oberflächengleichen Kugel	$d = \sqrt{\dfrac{S_K}{\pi}}$	d Partikeldurchmesser S_K Oberfläche der Kugel
Ferretscher Durchmesser	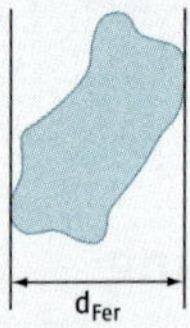	Abstand zweier vertikaler Tangenten an die Partikelprojektionsfläche
Martinscher Durchmesser	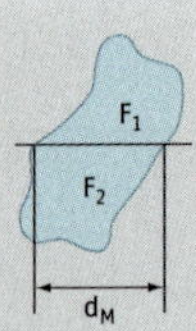 $F_1 = F_2$	Länge der horizontalen Strecke, die die Projektion des Partikels in zwei gleiche Hälften teilt
Durchmesser des der Projektionsfläche äquivalenten Kreises	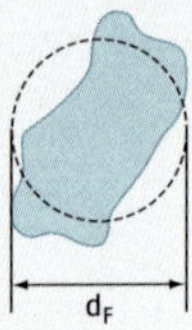	

Stokesscher Durchmesser

Der Partikeldurchmesser wird als Durchmesser einer Kugel mit gleichem Sinkverhalten in einer Flüssigkeit beschrieben.

$$d = \sqrt{\frac{18 \cdot \eta \cdot v}{(\rho_P - \rho_{fl}) \cdot g}} \quad [\text{m}]$$

| d Partikeldurchmesser | η Dynamische Viskosität der Flüssigkeit in der die Kugel, bzw. der Partikel sinkt | v Sinkgeschwindigkeit der Kugel bzw. des Partikels | ρ_P Dichte der Kugel | ρ_{fl} Dichte der Flüssigkeit | g Fallbeschleunigung bzw. Ortsfaktor (Die mittlere Erdbeschleunigung beträgt $g = 9{,}81\ \text{m} \cdot \text{s}^{-2}$)

3.2.2 Korngrößenverteilung

Normalverteilung

Gleichung: $f(d) = \frac{100}{\sigma \cdot \sqrt{2\pi}} \cdot e^{\frac{(d-d_{50})^2}{2\sigma^2}}$

Lageparameter: Median (d_{50}), es gilt: Median = Mode = Mean

Streuparameter: $\sigma = \sqrt{\frac{\sum_{i=1}^{n} (x_i - x)^2}{n-1}}$

| d Partikeldurchmesser | d_{50} Partikeldurchmesser beim 50 %-Wert einer Summenverteilung (Median) | σ Standardabweichung | n Stichprobenzahl

Logarithmische Normalverteilung

Gleichung: $f(d) = \frac{100}{\sigma_{\ln} \cdot \sqrt{2\pi}} \cdot e^{\frac{(\ln d - \ln d_{50})^2}{2\sigma_{\ln}^2}}$

Lageparameter: Meist Angabe des Median (d_{50}), es gilt:
Median ≠ Mode ≠ Mean

Streuparameter: $\sigma_{\ln} = \ln \frac{d_{84}}{d_{50}}$ oder $\sigma_{\ln} = \ln \frac{d_{50}}{d_{16}}$

| d Partikeldurchmesser | d_{50} Partikeldurchmesser beim 50%-Wert einer Summenverteilung (Median) | d_{84} Partikeldurchmesser beim 84%-Wert der Summenverteilung | d_{16} Partikeldurchmesser beim 16%-Wert der Summenverteilung | σ Standardabweichung | n Stichprobenzahl

RRSB-Verteilung

Gleichung: $R = 1 - D = 100 \cdot e^{-\left(\frac{d}{d'}\right)^n}$

Lageparameter: Charakteristische Korngröße d' bei $R = 36{,}8\,\%$ bzw. $D = 63{,}2\,\%$

Streuparameter: Gleichmäßigkeitszahl n

| R Rückstand | D Durchgang | d Partikeldurchmesser | d' Partikeldurchmesser bei $R = 36{,}8\,\%$ bzw. $D = 63{,}2\,\%$ | n Gleichmäßigkeitszahl

Potenzverteilung (GGS-Verteilung)

Gleichung: $f(d) = \frac{m}{d_{\max}} \cdot \left(\frac{d}{d_{\max}}\right)^{m-1}$

Lageparameter: Maximaler Partikeldurchmesser $d_{\max}$

Streuparameter: m

| d Partikeldurchmesser | $d_{\max}$ Maximaler Partikeldurchmesser | m Exponent

3.2.3 Siebanalyse

Klassenbreite

$\Delta x_i = x_{i\,(\mathrm{o})} - x_{i\,(\mathrm{u})}$ in der Regel angegeben in [µm]

| Δx_i Klassenbreite | $x_{i\,(\mathrm{o})}$ Obergrenze der Kornklasse (Maschenweite des Siebes mit der größeren Siebnummer) | $x_{i\,(\mathrm{u})}$ Untergrenze der Kornklasse (Maschenweite des Siebes mit der kleineren Siebnummer)

Mittlerer Klassenwert

$x_{\mathrm{m}} = \frac{x_{i\,(\mathrm{o})} + x_{i\,(\mathrm{u})}}{2}$ in der Regel angegeben in [µm]

| x_{m} Mittlerer Klassenwert | $x_{i\,(\mathrm{o})}$ Maschenweite des Siebes mit der größeren Siebnummer | $x_{i\,(\mathrm{u})}$ Maschenweite des Siebes mit der kleineren Siebnummer

Teilmasse

ΔM_i ist die auf einem Sieb bei der Siebanalyse ausgewogene Masse.

Summe der Teilmassen

$$M_{\text{ges}} = \sum_{i=1} \Delta M_i \quad [\text{kg}]$$

| M_{ges} Gesamtmasse (Summe der ausgewogenen Teilmassen) | ΔM_i Teilmasse

Relative Häufigkeit

$$h_i = \frac{\Delta M_i}{M_{\text{ges}}} \cdot 100 \quad [\%]$$

| h_i Relative Häufigkeit einer bestimmten Klasse | ΔM_i Teilmasse | M_{ges} Gesamtmasse (Summe der ausgewogenen Teilmassen)

Summenhäufigkeit

$$Q_{3i} = \sum_{i=1} \frac{\Delta M_i}{M_{\text{ges}}} \cdot 100 \quad [\%]$$

| Q_{3i} Summenhäufigkeit | ΔM_i Teilmasse | M_{ges} Gesamtmasse (Summe der ausgewogenen Teilmassen)

Verteilungsdichte

$$q_{3i} = \frac{h_i}{\Delta x_i} \quad \text{in der Regel angegeben in} \left[\frac{\%}{\mu\text{m}}\right]$$

| q_{3i} Verteilungsdichte | h_i Relative Häufigkeit | Δx_i Klassenbreite

3.2.4 Schütt-, Stampf- und Fließverhalten von Haufwerken

Schüttdichte

$$\rho_0 = \frac{m}{V_0} \quad \left[\frac{\text{kg}}{\text{m}^3}\right]$$

| ρ_0 Schüttdichte | m Masse des Pulvers oder der Pulvermischung | V_0 Schüttvolumen des in einem Meßzylinder eingefüllten unverdichteten Pulvers

Stampfdichte

$$\rho_{f(X)} = \frac{m}{V_X} \quad \left[\frac{\text{kg}}{\text{m}^3}\right]$$

| $\rho_{f(X)}$ Stampfdichte nach X Stampfbewegungen | m Masse des Pulvers oder der Pulvermischung | V_X Volumen des in einem Meßzylinder eingefüllten Pulvers nach X Stampfbewegungen

Hausner-Faktor

$$\mathrm{HF} = \frac{V_0}{V_X} = \frac{\rho_{f(X)}}{\rho_0} \quad [-]$$

| HF Hausnerfaktor | V_0 Schüttvolumen des in einem Meßzylinder eingefüllten Pulvers | V_X Endgültiges Stampfvolumen (Volumen des in einem Meßzylinder eingefüllten Pulvers nach X Stampfbewegungen) | $\rho_{f(X)}$ Endgültige Stampfdichte (Stampfdichte nach X Stampfbewegungen) | ρ_0 Schüttdichte

Kompressibilitätsindex

$$\mathrm{KI} = 100 \cdot \left(\frac{\rho_{f(X)} - \rho_0}{\rho_{f(X)}} \right) = 100 \cdot \left(\frac{V_0 - V_X}{V_0} \right) \quad [\%]$$

| KI Kompressibilitätsindex (auch Carr-Index genannt) | $\rho_{f\,(X)}$ Endgültige Stampfdichte (Stampfdichte nach X Stampfbewegungen) | ρ_0 Schüttdichte | V_0 Schüttvolumen des in einem Meßzylinder eingefüllten Pulvers | V_X Endgültiges Stampfvolumen (Volumen des in einem Meßzylinder eingefüllten Pulvers nach X Stampfbewegungen)

■ Die Beschreibung der Fließeigenschaften kann durch Berechnung des Kompressibilitätsindex und Hausner-Faktors mittels der folgenden Tabelle erfolgen:

Kompressibilitätsindex [%]	Fließverhalten	Hausner-Faktor
1–10	ausgezeichnet	1,00–1,11
11–15	gut	1,12–1,18
16–20	zufriedenstellend	1,19–1,25
21–25	mäßig	1,26–1,34
26–31	schlecht	1,35–1,45
32–37	sehr schlecht	1,46–1,59
> 38	ungenügend	> 1,60

Schüttwinkel (Böschungswinkel)

$$\tan \alpha = \frac{h}{r} \quad [-]$$

| α Schüttwinkel | h Höhe des Pulverkegels | r Radius der Kegelgrundfläche

Fließfähigkeit von Pulvern nach Jenike

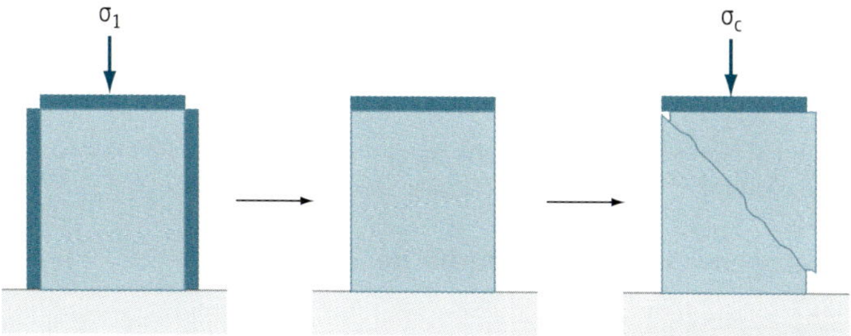

■ Das in einen Hohlzylinder mit der inneren Querschnittsfläche A eingebrachte Schüttgut wird durch Anlegen einer vertikal nach unten gerichteten Verfestigungsspannung σ_1 belastet. Hierbei kommt es zur Verdichtung und Verfestigung des Schüttgutes. Nach Wegnahme der Verfestigungsspannung wird der Hohlzylinder entfernt, wobei das Schüttgut initial seine Form behält. Wird nun die verfestigte Schüttgutprobe wachsenden vertikalen Druckspannungen ausgesetzt, kommt es beim Erreichen einer bestimmten Spannung zum Bruch und damit zum Fließen der Schüttgutprobe. Die Spannung bei der die Probe bricht wird als Druckfestigkeit σ_c bzw. Schüttgutfestigkeit f_c bezeichnet. Die Fließfähigkeit ff_c des Schüttgutes wird dann folgendermaßen berechnet:

$$ff_c = \frac{\sigma_1}{\sigma_c} = \frac{\sigma_1}{f_c} \quad [-]$$

$$\text{mit } \sigma_1 = \frac{F_1}{A} \quad \left[\frac{\text{N}}{\text{m}^2} = \frac{\text{kg}}{\text{m} \cdot \text{s}^2}\right] \quad \text{und} \quad \sigma_c = \frac{F_c}{A} \quad \left[\frac{\text{N}}{\text{m}^2} = \frac{\text{kg}}{\text{m} \cdot \text{s}^2}\right]$$

| ff_c Fließfähigkeit | σ_1 Verfestigungsspannung (Normalspannung) | σ_c Druckfestigkeit | f_c Schüttgutfestigkeit | F_1 Senkrecht nach unten gerichtete Kraft zur Verfestigung der Probe | F_c Senkrecht nach unten gerichtete Kraft zum Bruch der verfestigten Probe | A Innere Querschnittsfläche des Hohlzylinders (identisch mit der Fläche des dem Schüttgut aufliegenden Deckels)

Einteilung der Fließfähigkeit	
$ff_c < 1$	Nicht fließend
$1 < ff_c < 2$	Sehr kohäsiv
$2 < ff_c < 4$	Kohäsiv
$4 < ff_c < 10$	Leicht fließend
$10 < ff_c$	Frei fließend

3.2.5 Oberflächenbestimmung

Volumenbezogene, spezifische Oberfläche

$$S_V = \frac{S}{V} \quad \left[\frac{1}{\mathrm{m}}\right]$$

| S_V Volumenbezogene, spezifische Oberfläche | S Oberfläche eines Partikels oder Partikelkollektivs | V Volumen eines Partikels oder Partikelkollektivs

Massebezogene, spezifische Oberfläche

$$S_m = \frac{S}{m} = \frac{S}{\rho_S \cdot V} = \frac{S_V}{\rho_S} \quad \left[\frac{\mathrm{m}^2}{\mathrm{kg}}\right]$$

| S_m Massenbezogene, spezifische Oberfläche | S Oberfläche eines Partikels oder Partikelkollektivs | m Masse eines Partikels oder Partikelkollektivs | S_V Volumenbezogene, spezifische Oberfläche | ρ_S Feststoffdichte

Volumenbezogene, spezifische Oberfläche und Oberflächenkennzahl aus der Partikelgrößenverteilung

$$S_V = \frac{O_K \cdot f}{d'} \quad \left[\frac{1}{\mathrm{m}}\right]$$

| S_V Volumenbezogene, spezifische Oberfläche | O_K Oberflächenkennzahl (ablesbar aus dem Randmaßstab einer RRSB-Verteilung) | f Formfaktor, der die Anisometrie der Partikel beschreibt | d' Charakteristische Korngröße bei $R = 36{,}8\%$ bzw. $D = 63{,}2\%$ aus der RRSB-Verteilung

Oberflächenbestimmung durch Permeabilitätsverfahren in der Blaine-Apparatur

Carman-Kozenysche Gleichung

$$\frac{\mathrm{d}V}{\mathrm{d}t} = \frac{A \cdot \Delta p \cdot \rho_L \cdot \varepsilon^3}{S_V^2 \cdot \eta \cdot l \cdot K \cdot (1-\varepsilon)^2} \quad \left[\frac{\mathrm{m}^3}{\mathrm{s}}\right]$$

| $\mathrm{d}V/\mathrm{d}t$ Durchströmungsgeschwindigkeit (Volumen pro Zeit) | A Querschnitt der durchströmten Substanzsäule | Δp Druckdifferenz | ρ_L Dichte der Manometerflüssigkeit | ε Porosität des Pulverbettes | S_V Volumenbezogene, spezifische Oberfläche des Pulvers | η Dynamische Viskosität des durchströmenden Gases (in der Regel Luft) | l Länge der durchströmten Substanzsäule | K Kapillarformspezifische Konstante

Benötigte Pulvereinwaage für die Blaine-Apparatur

$$m = V \cdot \rho_S \cdot (1-\varepsilon) \quad [\mathrm{kg}]$$

| m Benötigte Pulvermasse | V Volumen der Probenzelle | ρ_S Feststoffdichte | ε Porosität des Pulverbetts

Oberflächenberechnung mittels Blain-Apparatur

Volumenbezogene, spezifische Oberfläche: $$S_V = \frac{k \cdot \sqrt{\varepsilon^3} \cdot \sqrt{t}}{(1-\varepsilon) \cdot \sqrt{\eta}} \quad \left[\frac{1}{\mathrm{m}}\right]$$

Massenbezogene, spezifische Oberfläche: $$S_m = \frac{k \cdot \sqrt{\varepsilon^3} \cdot \sqrt{t}}{\rho_S \cdot (1-\varepsilon) \cdot \sqrt{\eta}} \quad \left[\frac{\mathrm{m}^2}{\mathrm{kg}}\right]$$

| S_V Volumenbezogene, spezifische Oberfläche | k Gerätekonstante | ε Porosität des Pulverbetts | t Permeationszeit | η Dynamische Viskosität des durchströmenden Gases (in der Regel Luft) | S_m Massenbezogene, spezifische Oberfläche | ρ_S Feststoffdichte

Oberflächenbestimmung durch Gasadsorption

Freundlichsche Adsorptionsisotherme

$$\frac{x}{m} = k \cdot p^{\frac{1}{n}} \quad [-]$$

| x Masse an gebundenem Adsorbat (Gas) | m Masse an Adsorbens (Feststoff) | k, n Empirische Konstanten für ein Adsorbens-Adsorbat-System bei gegebener Temperatur | p Druck des Adsorbates (Gas)

Langmuirsche Adsorptionsisotherme (Langmuir-Gleichung)

$$\theta = \frac{V}{V_m} = \frac{K \cdot p}{1 + K \cdot p} \quad [-]$$

| θ Bedeckungsgrad, definiert als der Quotient aus der Anzahl der besetzten Adsorptionsplätze durch die Anzahl der vorhandenen Adsorptionsplätze | V Volumen des an 1 g fester Substanz unter dem Druck p und konstanter Temperatur T adsorbierten Gases | V_m Gasvolumen, das 1 g der festen Substanz bis zur Ausbildung einer Monoschicht adsorbiert | K Gleichgewichtskonstante | p Druck des Gases (Adsorbens)

BET-Isotherme (Brunauer-Emmett-Teller-Gleichung)

Allgemeine Darstellung: $$\frac{V}{V_m} = \frac{C \cdot p/p_0}{\left(1 + C \cdot \frac{p}{p_0} - \frac{p}{p_0}\right) \cdot \left(1 - \frac{p}{p_0}\right)} \quad [-]$$

Linearisierte Darstellung: $$\frac{p}{V \cdot (p_0 - p)} = \frac{1}{V_m \cdot C} + \frac{(C-1) \cdot p}{V_m \cdot C \cdot p_0}$$

| V Volumen des adsorbierten Gases beim Gleichgewichtsdruck p | V_m Zur Belegung einer Monoschicht erforderliches Gasvolumen | C Substanzspezifische Konstante ($C = e^{\frac{q_1 - q_2}{R \cdot T}}$) | p Gleichgewichtsdruck | p_0 Sättigungsdampfdruck | q_1 Adsorptionswärme der ersten Schicht | q_2 Adsorptionswärme der zweiten und weiterer Schichten | R Allgemeine Gaskonstante ($R = 8{,}3145\,\mathrm{J} \cdot \mathrm{K}^{-1} \cdot \mathrm{mol}^{-1}$) | T Absolute Temperatur

Berechnung der Oberfläche mittels BET-Methode

Allgemein: $$S_m = \frac{V_m \cdot N_A \cdot A_m}{V_M \cdot m} \quad \left[\frac{m^2}{kg}\right]$$

Für Stickstoff: $$S_m = 4{,}35 \cdot \frac{V_m}{m} \quad \left[\frac{m^2}{kg}\right]$$

| S_m Massenbezogene, spezifische Oberfläche | V_m Zur Belegung einer Monoschicht erforderliches Gasvolumen | N_A Avogadro-Konstante ($N_A = 6{,}022 \cdot 10^{23}\ mol^{-1}$) | A_m Querschnittsfläche eines adsorbierten Prüfgasmoleküls (für $N_2 = 0{,}162\ nm^2$) | V_M Molvolumen des Prüfgases ($22\,400\ ml \cdot mol^{-1}$) | m Masse an fester Probensubstanz

3.2.6 Dichtebestimmung

Dichtemessung von Flüssigkeiten mittels hydrostatischer Wägung

$$\rho_{Fl} = \frac{m_{Luft} - m_S}{V} \quad \left[\frac{kg}{m^3}\right]$$

| ρ_{Fl} Dichte der getesteten Flüssigkeit | m_{Luft} In Luft ermittelte Masse des Messkörpers | m_S Scheinbare Masse des Messkörpers in der zu testenden Flüssigkeit | V Volumen des Messkörpers

Dichtemessung von Feststoffen mittels Beckmann-Vergleichspyknometer

Die Dichte des Feststoffs ρ_S wird aus der eingewogenen Probenmenge m sowie dem Probenvolumen V_P mittels der bekannten Gleichung $\rho_S = m/V_P$ berechnet. Hierzu kann das Probenvolumen V_P durch Verwendung eines Beckmann-Vergleichspyknometers sowie der folgenden Formel bestimmt werden:

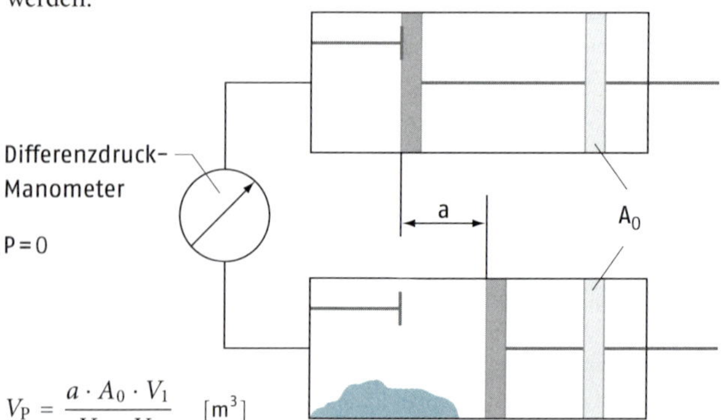

$$V_P = \frac{a \cdot A_0 \cdot V_1}{V_1 - V_2} \quad [m^3]$$

| V_P Volumen der Feststoffprobe | a Wegdifferenz der Kolben | A_0 Kolbenfläche | V_1 Volumen der Kammern vor der Kompression | V_2 Volumen der Expansionskammer nach nach der Kompression

Dichtemessung mittels Gaspyknometer

Die Dichte des Feststoffs ρ_S wird aus der eingewogenen Probenmenge m sowie dem Probenvolumen V_S mittels der bekannten Gleichung $\rho_S = m/V_S$ berechnet. Hierzu kann das Probenvolumen V_S durch Verwendung eines Gaspyknometers sowie der folgenden Formel bestimmt werden:

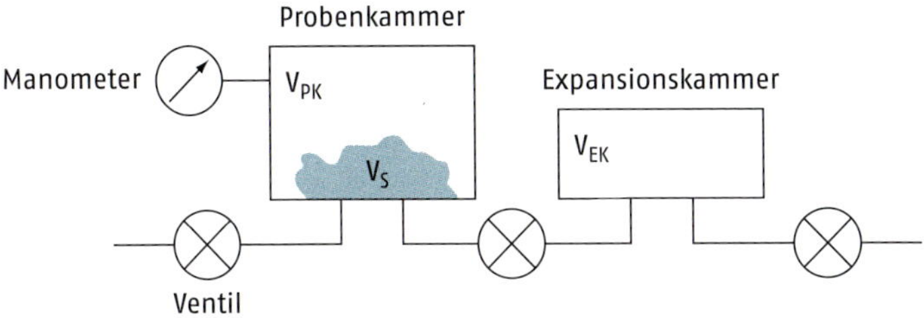

$$V_S = V_{PK} - \frac{V_{EK}}{\frac{p_a}{p_e} - 1} \quad [\mathrm{m^3}]$$

■ Die Gleichung gilt nur, wenn zu Messbeginn der Anfangsreferenzdruck auf Null abgeglichen wird, andernfalls muss der Referenzdruck in den Gleichungen zusätzlich berücksichtigt werden.

$$V_S = V_{PK} - \frac{V_{EK}}{\left(\frac{p_a - p_r}{p_e - p_r}\right) - 1} \quad [\mathrm{m^3}]$$

| V_S Volumen der Feststoffprobe | V_{PK} Volumen der leeren Probenkammer | V_{EK} Volumen der Expansionskammer | p_a Anfangsdruck nach Gaszugabe in der Probenkammer | p_e Enddruck nach Druckausgleich zwischen Proben- und Expansionskammer | p_r Referenzdruck des Systems

3.2.7 Porosität

$$\varepsilon = \frac{V_H}{V} = 1 - \frac{V_w}{V} = 1 - \frac{\rho_{sb}}{\rho_w} \quad [-]$$

| ε Porosität | V_H Hohlraumvolumen | V_w Wahres Volumen einer Substanz (ohne Hohlraumvolumen) | V Gesamtvolumen | ρ_{sb} Scheinbare Dichte einer Substanz (berechnet aus dem Gasamtvolumen) | ρ_w Wahre Dichte einer Substanz (berechnet aus dem wahren Volumen)

3.3 Aufsaugvermögen

3.3.1 Eindringgeschwindigkeit von Flüssigkeiten in Poren (Washburn-Gleichung)

$$\dot{V} = \frac{V}{t} = \frac{\pi \cdot r^3 \cdot \sigma \cdot \cos\theta}{2 \cdot \eta \cdot l} \quad \left[\frac{\mathrm{m}^3}{\mathrm{s}}\right]$$

| $\dot{V}$ Eindringgeschwindigkeit (Flüssigkeitsvolumen V pro Zeit t) | r Porenradius | σ Oberflächenspannung der Flüssigkeit | θ Kontaktwinkel zwischen Flüssigkeit und Feststoff | η Dynamische Viskosität der Flüssigkeit | l Porenlänge

3.3.2 Kontaktwinkelbestimmung mittels Washburn-Methode

$$\cos\theta = \frac{m^2}{t} \cdot \frac{\eta}{k \cdot \rho^2 \cdot \sigma} \quad [-]$$

| θ Kontaktwinkel zwischen Flüssigkeit und Feststoff | m Aufgesaugte Flüssigkeitsmasse | t Zeit | η Dynamische Viskosität der Flüssigkeit | k Materialkonstante des Feststoffs (abhängig von den Poreneigenschaften der Substanz) | ρ Dichte der Flüssigkeit | σ Oberflächenspannung der Flüssigkeit

■ Die Materialkonstante k eines porösen Feststoffs kann nach folgender Gleichung bestimmt werden, wenn zylindrische Poren vorausgesetzt werden:

$$k = \frac{\pi^2 \cdot r^5 \cdot N^2}{2} \quad \left[\mathrm{m}^5\right]$$

| k Materialkonstante, die von den Poreneigenschaften des Feststoffs abhängt | r Mittlerer Kapillarradius der Feststoffporen | N Anzahl der Kapillaren je Volumeneinheit

3.4 Mechanische Eigenschaften von Haufwerken und Feststoffen

3.4.1 Haufwerke

Heckel-Gleichung

$$\ln \frac{1}{1-D} = k \cdot p + A \quad [-]$$

| D Relative Dichte der Pulvermischung ($D = \rho_{sb}/\rho_W$) | ρ_{sb} Scheinbare Dichte | ρ_W Wahre Dichte | k Heckel-Konstante | p Pressdruck | A y-Achsenabschnitt

■ Die Darstellung von $\ln(1/(1-D))$ gegen den Pressdurck p wird als Heckel-Plot bezeichnet. Aus dem linearen Teil des Kompressionsastes kann mittels linearer Regression die Heckel-Konstante k sowie der y-Achsenabschnitt A ermittelt werden.

Kawakita-Gleichung

$$C = \frac{V_0 - V}{V_0} = \frac{a \cdot b \cdot p}{1 + b \cdot p} \quad [-]$$

| C Ausmaß der Verdichtung (Volumenreduktion) | V_0 Volumen des Pulverbettes vor der Verdichtung | V Volumen des Pulverbettes bei Verdichtung mit dem Pressdruck P | a Konstante, Maß für die maximal mögliche Vorverdichtung | b Konstante, Maß für die Bereitschaft des Pulvers zur Volumenreduktion | p Pressdruck

Reibungskoeffizient bei der Tablettierung (Unkel-Gleichung)

$$\mu = \frac{\ln\left(\frac{p_{OS}}{p_{US}}\right)}{4 \cdot \kappa \cdot \left(\frac{l}{d}\right)} \quad [-]$$

| μ Reibungskoeffizient zwischen dem Pulver und der Matrizenwand bei der Tablettierung | p_{OS} Am Oberstempel aufgewendeter Druck | p_{US} Auf den Unterstempel übertragener Druck | κ Verhältnis von radialer zu axialer Belastung | l Länge des Presslings | d Durchmesser des Presslings

Diametrale Druckfestigkeit von Tabletten

$$\sigma_b = \frac{F}{2\pi \cdot r \cdot h} \quad \text{häufig angegeben in} \left[\frac{\mathrm{N}}{\mathrm{mm}^2}\right]$$

| σ_b Diametrale Druckfestigkeit | F Bruchkraft | r Radius der Tablette | h Steghöhe der Tablette

Brittle Fracture Index (BFI)

$$BFI = \frac{1}{2} \cdot \left(\frac{\sigma_t}{\sigma_{t\,(0)}} - 1 \right) \quad [-]$$

| BFI Brittle Fracture Index | σ_t Bruchfestigkeit einer normal kompaktierten Pulvermischung | $\sigma_{t\,(0)}$ Bruchfestigkeit einer kompaktierten Pulvermischung mit einem kleinen Loch in der Mitte

3.4.2 Feststoffe

Elastische Verformung

Elastische Dehnung/Stauchung (relative Längenänderung)

$$\varepsilon = \frac{\Delta l}{l} \quad [-]$$

| ε Elastische Dehnung/Stauchung | Δl Längenänderung | l Ausgangslänge

Elastizitätsmodul

$$E = \frac{\sigma}{\varepsilon} \quad \left[\frac{\mathrm{N}}{\mathrm{m}^2} = \frac{\mathrm{kg}}{\mathrm{m} \cdot \mathrm{s}^2}\right]$$

| E Elastizitätsmodul | σ Schubspannung ($\sigma = \frac{F}{A}$) | ε Relative Dehnung / Stauchung | F Einwirkende Kraft | A Fläche

Schubmodul

$$G = \frac{\tau}{\gamma} = \frac{E}{2 + 2\nu} \quad \left[\frac{\mathrm{N}}{\mathrm{m}^2} = \frac{\mathrm{kg}}{\mathrm{m} \cdot \mathrm{s}^2}\right]$$

| G Schubmodul | τ Schubspannung | γ Relative Schiebung (Schubwinkel) | E Elastizitätsmodul | ν Materialkonstante (Poissonzahl)

Plastische Verformung

Kriechdehnung/Kriechstauchung

$$\varepsilon_{cr} = \frac{\Delta l(t)}{l} \quad [-]$$

| ε_{cr} Kriechdehnung/Kriechstauchung | Δl Längenänderung | l Ausgangslänge | t Zeit

3.4.3 Röntgendiffraktometrie

Braggsches Gesetz

Ursache für die Röntgenbeugung ist die Reflexion von Röntgenstrahlung an Ebenen innerhalb des Kristalls. Nur wenn die Bragg-Gleichung erfüllt ist, kann eine Reflexion beobachtet werden.

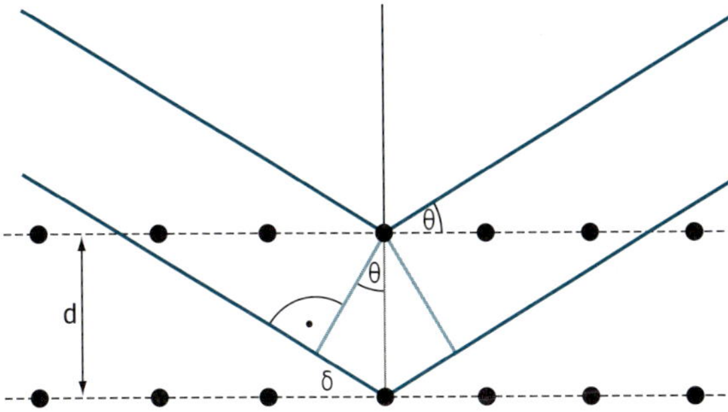

$$n \cdot \lambda = 2d \cdot \sin\theta$$

| n Natürliche Zahl, die die Beugungsordnung angibt | λ Wellenlänge der Röntgenstrahlung | d Abstand zwischen zwei parallelen Gitterebenen | θ Winkel zwischen Röntgenstrahl und Gitterebene (Braggwinkel)

Kristallinitätsgrad (Kristallinitätsindex)

$$\mathrm{KI} = \frac{A_{kr}}{A_{kr} + A_{am}} \quad [-]$$

| KI Kristallinitätsgrad (Kristallinitätsindex) | A_{kr} Gesamtfläche der Peaks, die sich aus der Beugung der kristallinen Fraktion der Probe ergibt | A_{am} Gesamtfläche, die sich aus der Beugung der amorphen Fraktion der Probe ergibt

■ Dieses Verfahren liefert keine absoluten Werte für den Grad der Kristallinität und ist somit in der Regel nur für vergleichende Untersuchungen geeignet.

3.5 Sterilität und Sterilisation

3.5.1 Dezimalreduktionswert (*D*-Wert)

Der *D*-Wert gibt die Zeit an, die erforderlich ist, um die Keimzahl um eine Zehnerpotenz zu reduzieren (Abtötungsrate 90 %). Er ist abhängig von Temperatur, Keimspezies und Kulturbedingungen.

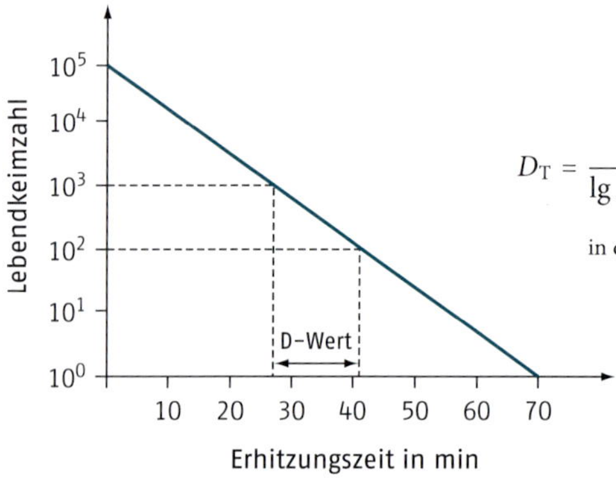

$$D_T = \frac{t}{\lg N_0 - \lg N}$$

in der Regel angegeben in [min]

| D_T Dezimalreduktionswert bei einer bestimmten Temperatur T | t Einwirkungszeit | N_0 Ausgangskeimzahl | N Keimzahl am Ende der Sterilisation

■ Bei der Strahlensterilisation bezeichnet der *D*-Wert *nicht die Zeit*, sondern die *Dosis*, die erforderlich ist, um die Keimzahl um eine Zehnerpotenz zu reduzieren.

3.5.2 Effektivität (*F*-Wert)

Der *F*-Wert (auch Effektivität oder Letalitätsprodukt) bei thermischen Sterilisationsverfahren ist definiert als die Zeit, die bei einer bestimmten Temperatur T notwendig ist, um die vorhandene Keimzahl (N_0) auf eine bestimmte Endkeimzahl N zu reduzieren.

$$F_T = (\lg N_0 - \lg N) \cdot D_T = \lg \frac{N_0}{N} \cdot D_T = n \cdot D_T$$ in der Regel angegeben in [min]

| F_T Effektivität bei einer bestimmten Temperatur T | N_0 Ausgangskeimzahl | N Keimzahl am Ende der Sterilisation | D_T Dezimalreduktionswert bei einer bestimmten Temperatur T | n Gesamtzahl der Zehnerpotenzen, um die die Keimzahl reduziert wird

■ Zur besseren Vergleichbarkeit wird als Referenzwert meist der F_0-Wert (T = 121,1 °C ►S. 136) verwendet.

3.5.3 *z*-Wert

Der *z*-Wert gibt an, welche Temperaturerhöhung notwendig ist, um den *D*-Wert um $\frac{9}{10}$ zu senken, also den gleichen Abtötungseffekt in einem Zehntel der Zeit zu erreichen.

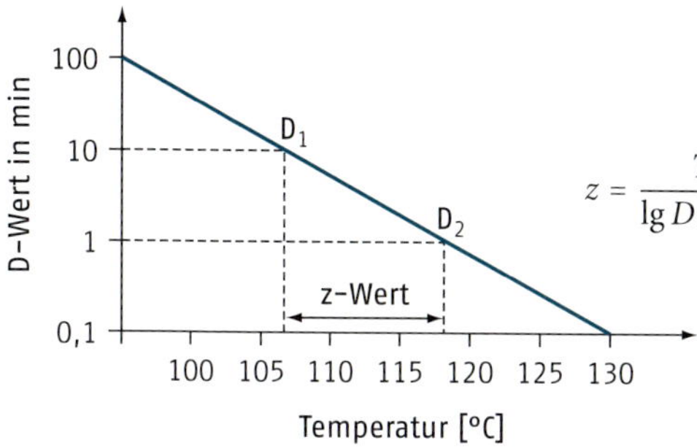

$$z = \frac{T_2 - T_1}{\lg D_{T_1} - \lg D_{T_2}} \quad [\mathrm{K}] \text{ oder } [^\circ\mathrm{C}]$$

| z *z*-Wert | T_1, T_2 Temperaturen T_1 bzw. T_2 | D_{T_1}, D_{T_2} Dezimalreduktionswerte (►S. 134) bei den Temperaturen T_1 bzw. T_2

3.5.4 Q_{10}-Wert

Der Q_{10}-Wert gibt an, um wieviel schneller ein Abtötungsvorgang verläuft, wenn die Temperatur um 10 K erhöht wird.

$$Q_{10} = \frac{D_{T_1}}{D_{T_2}} = 10^{\frac{T_2 - T_1}{z}} = 10^{\frac{10}{z}} \quad [-]$$

| Q_{10} Q_{10}-Wert | D_{T_1}, D_{T_2} Dezimalreduktionswerte (►S. 134) bei den Temperaturen T_1 bzw. T_2 | T_1, T_2 Temperaturen T_1 bzw. T_2, hierbei gilt $T_2 = T_1 + 10\,\mathrm{K}$ | z *z*-Wert (►S. 135)

3.5.5 Letalitätswert (*L*-Wert)

Der Letalitätswert L (auch Letalitätsrate oder Teil-F-Wert) gibt an, wie effektiv Mikroorganismen mit definierter Hitzeresistenz abgetötet werden, wenn sie eine Minute lang einer bestimmten Temperatur ausgesetzt werden. Er wird ausgedrückt als Bruchteil des Abtötungseffektes, der während einer einminütigen Einwirkung von 121,1 °C auftreten würde (d. h. $L_0 = L_{T=121,1°C} = 1$).

$$L = \frac{F_0}{F_T} = \frac{D_{121,1°C}}{D_T} = 10^{\frac{T-121,1°C}{z}} \quad [-]$$

| L Letalitätswert | F_0 Effektivität bei 121,1 °C (F_0-Wert ►S. 136) | F_T Effektivität bei der angewandten Temperatur T | $D_{121,1°C}$ Dezimalreduktionswert (►S. 134) bei 121,1 °C | D_T Dezimalreduktionswert (►S. 134) bei der angewandten Temperatur T | z z-Wert (►S. 135)

3.5.6 F_0-Wert

Der F_0-Wert dient zum Vergleich verschiedener Sterilisationsverfahren und gibt die Zeit an, die bei einer Temperatur von 121,1 °C bei *Clostridium botulinum* (z = 10 K) denselben Abtötungseffekt bewirkt wie das zu charakterisierende Sterilisationsverfahren.

$$F_0 = n \cdot D_{121,1°C} = (\lg N_0 - \lg N) \cdot D_{121,1°C} \quad \text{in der Regel angegeben in } [\text{min}]$$

$$F_0 = F_{T=121,1°C}^{z=10\,K} = t \cdot 10^{\frac{T-121,1°C}{z}} \quad \text{in der Regel angegeben in } [\text{min}]$$

| F_0 Effektivität (►S. 134) bei bei 121,1 °C | $D_{121,1°C}$ Dezimalreduktionswert (►S. 134) bei 121,1 °C | n Gesamtzahl der Zehnerpotenzen, um die die Keimzahl reduziert wird | N_0 Ausgangskeimzahl | N Keimzahl am Ende der Sterilisation | t Einwirkungszeit | z z-Wert (hier z = 10 K) (►S. 135)

3.6 Herstellung und Prüfung von Arzneiformen

3.6.1 Gleichförmigkeit einzeldosierter Arzneiformen

Die „Gleichförmigkeit einzeldosierter Arzneiformen" kann mit einer der beiden Methoden „Gleichförmigkeit des Gehalts" (►S. 137) oder „Gleichförmigkeit der Masse" (►S. 137) gezeigt werden. Welche der beiden Prüfungen für die jeweilige Arzneiform zu wählen ist, ist ►A.9, S. 283 zu entnehmen.

Gleichförmigkeit des Gehalts

$$AV = \left| M - \overline{X} \right| + k \cdot s \quad \text{mit} \quad \overline{X} = \frac{1}{n} \cdot \sum_{i=1}^{n} x_i$$

| AV Akzeptanzwert (acceptance value) | M Referenzwert gemäß Ph.Eur. | $\overline{X}$ Mittelwert der Einzelgehalte ($x_1, x_2, \ldots, x_n$), ausgedrückt als Prozentsatz des in der Beschriftung angegebenen Werts | x_i Einzelgehalt | k Akzeptanzkonstante ($k = 2{,}4$ für $n = 10$, $k = 2{,}0$ für $n = 30$) | s Standardabweichung der Probe | n Stichprobenumfang

■ Die entsprechenden Werte für M und k sowie die zulässigen Akzeptanzwerte sind in ►A.9, S. 283 ff. zu finden.

Gleichförmigkeit der Masse

$$AV = \left| M - \overline{X} \right| \cdot k \cdot s \quad \text{mit} \quad \overline{X} = \frac{1}{n} \cdot \sum_{i=1}^{n} \left(w_i \cdot \frac{A}{\overline{W}} \right)$$

| AV Akzeptanzwert (acceptance value) | M Referenzwert gemäß Ph.Eur. | $\overline{X}$ Mittelwert der ermittelten Einzelgehalte ($x_1, x_2, \ldots, x_n$), ausgedrückt als Prozentsatz des in der Beschriftung angegebenen Werts | k Akzeptanzkonstante ($k = 2{,}4$ für $n = 10$, $k = 2{,}0$ für $n = 30$) | s Standardabweichung der Probe | n Stichprobenumfang | w_i Einzelmassen der geprüften Einheiten | A Wirkstoffgehalt (in Prozent des in der Beschriftung angegebenen Gehalts), bestimmt mit Hilfe einer geeigneten analytischen Methode (Gehaltsbestimmung) | $\overline{W}$ Mittelwert der Einzelmassen ($w_1, w_2, \ldots, w_n$) der Einheiten, die bei der Gehaltsbestimmung des Wirkstoffs eingesetzt werden

■ Die entsprechenden Werte für M und k sowie die zulässigen Akzeptanzwerte sind in ►A.9, S. 283 ff. zu finden.

3.6.2 Löslichkeit und Wirkstofffreisetzung

Löslichkeitsprodukt und pK_L-Wert

Das Löslichkeitsprodukt eines Salzes der allgemeinen Zusammensetzung A_mB_n ergibt sich zu:

$$K_L = [A]^m \cdot [B]^n \quad \text{in der Regel angegeben in} \left[\frac{\text{mol}^{m+n}}{\text{l}^{m+n}} \right]$$

■ Der negative, dekadische Logarithmus des K_L-Wertes wird als Löslichkeitsexponent oder pK_L-Wert bezeichnet:

$$pK_L = -\lg K_L \quad [-]$$

■ Je kleiner der K_L-Wert bzw. je größer der pK_L-Wert, desto schwerer löslich ist eine Substanz und desto früher setzt ihre Fällung ein.

Löslichkeit eines Feststoffs in einer idealen Lösung

Allgemein:

$$-\lg \chi_i = \frac{\Delta H_f}{2{,}303 \cdot R} \cdot \left(\frac{T_0 - T}{T \cdot T_0}\right) \quad [-]$$

Für $T > T_0$:

$$-\lg \chi_i = \frac{\Delta H_f}{2{,}303 \cdot R} \cdot \frac{1}{T} + K \quad [-]$$

| χ_i Ideale Löslichkeit des Feststoffs ausgedrück als Molenbruch bzw. Stoffmengengehalt | ΔH_f Molare Schmelzenthalpie des gelösten Stoffs | R Allgemeine Gaskonstante ($R = 8{,}3145\,\mathrm{J \cdot K^{-1} \cdot mol^{-1}}$) | T_0 Schmelzpunkt des gelösten Stoffs | T Absolute Temperatur der Lösung | K Konstante

Löslichkeit eines Feststoffs bei nichtidealen Lösung (Hildebrand-Scatchard-Gleichung)

Reguläre Lösung:

$$-\lg \chi = \frac{\Delta H_f}{2{,}303 \cdot R} \cdot \left(\frac{T_0 - T}{T \cdot T_0}\right) + \frac{V_{\mathrm{mol}} \cdot \phi_{\mathrm{LM}}^2}{2{,}303 \cdot R \cdot T} \cdot (\delta_1 - \delta_2)^2 \quad [-]$$

Irreguläre Lösung:

$$-\lg \chi = \frac{\Delta H_f}{2{,}303 \cdot R} \cdot \left(\frac{T_0 - T}{T \cdot T_0}\right) + \frac{V_{\mathrm{mol}} \cdot \phi_{\mathrm{LM}}^2}{2{,}303 \cdot R \cdot T} \cdot \left[(\delta_1 - \delta_2)^2 + 2 \cdot (\delta_1 \cdot \delta_2 - w)\right] \quad [-]$$

mit

$$w = \frac{1}{2}\left[\delta_1^2 + \delta_2^2 - 2{,}303 \cdot (\lg \gamma) \cdot \frac{R \cdot T \cdot \phi_{\mathrm{LM}}^2}{V_{\mathrm{mol}}}\right]$$

| χ Nichtideale Löslichkeit des Feststoffs ausgedrückt als Molenbruch bzw. Stoffmengengehalt | ΔH_f Molare Schmelzenthalpie des gelösten Stoffs | R Allgemeine Gaskonstante ($R = 8{,}3145\,\mathrm{J \cdot K^{-1} \cdot mol^{-1}}$) | T_0 Schmelzpunkt des gelösten Stoffs | T Absolute Temperatur der Lösung | V_{mol} Molvolumen des gelösten Stoffs | φ_{LM} Volumenanteil des Lösungsmittels | δ_1 Löslichkeitsparameter des Lösungsmittels | δ_2 Löslichkeitsparameter des gelösten Stoffs | γ Rationaler Aktivitätskoeffizient des gelösten Stoffs

Löslichkeitsparameter

$$\delta = \left(\frac{\Delta H_v - R \cdot T}{V_{\mathrm{mol}}}\right)^{1/2} \quad \left[\left(\frac{\mathrm{J}}{\mathrm{m^3}}\right)^{1/2} = \left(\frac{\mathrm{kg}}{\mathrm{m \cdot s^2}}\right)^{1/2}\right]$$

| δ Löslichkeitsparameter | ΔH_v Molare Verdampfungsenthalpie des gelösten Stoffs | R Allgemeine Gaskonstante ($R = 8{,}3145\,\mathrm{J \cdot K^{-1} \cdot mol^{-1}}$) | T Absolute Temperatur | V_{mol} Molvolumen des gelösten Stoffs

Widerstand, Leitwert und Leitfähigkeit

■ Für den elektrischen Widerstand ►S. 68, für den Leitwert ►S. 69 und für die Leitfähigkeit ►S. 69.

Molare Leitfähigkeit

►S. 222

Äquivalentleitfähigkeit

►S. 222

Kohlrausches Quadratwurzelgesetz

►S. 222

Abhängigkeit der Löslichkeit von Zustandsform und Partikelgröße

Beziehung der relativen Löslichkeit polymorpher Formen

$$\frac{c_{S_1}}{c_{S_2}} = \frac{p_1}{p_2}$$

| c_{S_1}, c_{S_2} Löslichkeit (Sättigungskonzentration) der Modifikation 1 bzw. 2
| p_1, p_2 Dampfdruck der Modifikation 1 bzw. 2

Ostwald-Freundlich-Gleichung

$$\ln\left(\frac{c_S}{c_{S_0}}\right) = \frac{2 \cdot \gamma \cdot V_{mol}}{r \cdot R \cdot T} \quad [-]$$

| c_S Löslichkeit (Sättigungskonzentration) feiner Partikel mit dem Radius r | c_{S_0} Löslichkeit (Sättigungskonzentration) relativ grober Pulverpartikel ($r \to \infty$) | γ Grenzflächenspannung zwischen Lösungsmittel und Feststoffpartikel | V_{mol} Molvolumen der gelösten Substanz | r Radius der feinen Partikel | R Allgemeine Gaskonstante ($R = 8{,}3145\ \mathrm{J \cdot K^{-1} \cdot mol^{-1}}$) | T Absolute Temperatur

Henrysche Gleichung (in allgemeiner Form)

Die Henrysche Gleichung beschreibt das Löslichkeitsverhalten von flüchtigen Substanzen in einer Flüssigkeit.

$$p_X = k_H \cdot c_X \quad \left[\mathrm{Pa} = \frac{\mathrm{N}}{\mathrm{m^2}} = \frac{\mathrm{kg}}{\mathrm{m \cdot s^2}}\right]$$

| p_X Partialdruck des gelösten Stoffs X | k_H Proportionalitätsfaktor (Henry-Konstante) abhängig vom gelösten Stoff X sowie von Lösungsmittel und Temperatur
| c_X Konzentration des gelösten Stoffs X

Lösungsgeschwindigkeit

Noyes-Whitney-Gleichung

$$\frac{dc}{dt} = k \cdot (c_S - c_t) \quad \left[\frac{\text{mol}}{\text{m}^3 \cdot \text{s}}\right] \text{ oder } \left[\frac{\text{kg}}{\text{m}^3 \cdot \text{s}}\right]$$

| dc/dt Lösungsgeschwindigkeit (Änderung der Konzentration c pro Zeiteinheit) | k Konstante, die den Diffusionskoeffizienten, das Volumen der gesättigten Lösung und die Dicke der Diffusionsschicht berücksichtigt | c_S Löslichkeit (Sättigungskonzentration des Stoffs im Lösungsmittel) | c_t Konzentration des Stoffs im Lösungsmittel zum Zeitpunkt t

Nernst-Brunner-Gleichung

$$\frac{dc}{dt} = \frac{D \cdot A}{h \cdot V} \cdot (c_S - c_t) \quad \left[\frac{\text{mol}}{\text{m}^3 \cdot \text{s}}\right] \text{ oder } \left[\frac{\text{kg}}{\text{m}^3 \cdot \text{s}}\right]$$

| dc/dt Lösungsgeschwindigkeit (Änderung der Konzentration c pro Zeiteinheit) | D Diffusionskoeffizient des betreffenden Stoffs im Lösungsmittel (in der Diffusionsschicht) | A Teilchenoberfläche des ungelösten Stoffs | h Dicke der Diffusionsschicht um ein Stoffteilchen | V Volumen der Lösung | c_S Löslichkeit (Sättigungskonzentration des Stoffs im Lösungsmittel) | c_t Konzentration des Stoffs im Lösungsmittel zum Zeitpunkt t

Kubikwurzelgesetz (Hixson-Crowell-Gesetz)

$$\sqrt[3]{m_0} - \sqrt[3]{m_t} = k \cdot t \quad \text{mit} \quad k = \frac{\sqrt[3]{m_0}}{d} \cdot \frac{2D \cdot c_S}{h \cdot \rho}$$

| m_0 Masse des Feststoffs zum Zeitpunkt 0 | m_t Masse des Feststoffs zum Zeitpunkt t | k Lösungsgeschwindigkeitskonstante für das Kubikwurzelgesetz | t Zeit | d Partikeldurchmesser | D Diffusionskoeffizient des betreffenden Stoffs im Lösungsmittel (in der Diffusionsschicht) | h Dicke der Diffusionsschicht um ein Stoffteilchen | c_S Löslichkeit (Sättigungskonzentration des Stoffs im Lösungsmittel) | ρ Feststoffdichte

Allgemeine Weibull-Funktion

$$m_t = m_0 \cdot \left(1 - e^{-\left(\frac{t}{a}\right)^b}\right) \quad [\text{kg}]$$

| m_t Masse des aufgelösten Feststoffs zum Zeitpunkt t | m_0 Masse des vorhandenen Feststoffs zum Zeitpunkt $t = 0$ | t Zeit | b Formparameter | a Skalierungsparameter (Zeitpunkt zu dem 63,2 % des Wirkstoffs aufgelöst sind)

■ Der Skalierungsparameter a entspricht formal dem Reziprokwert der Geschwindigkeitskonstanten und beschreibt die Zeitabhängigkeit des Auflösungsvorgangs. Der Formparameter b bringt die Kurvenform zum Ausdruck, das heißt, er beschreibt, ob die Kurve rein exponentiell ($b = 1$), ansteigend sigmoidal ($b > 1$) oder steiler ansteigend als mit der rein exponentiellen Form ($b < 1$) verläuft.

Linearisierte Weibull-Funktion

$$\lg\left[-\ln\left(1-\frac{m_t}{m_0}\right)\right] = b \cdot \lg t - \lg a$$

| m_t Masse des aufgelösten Feststoffs zum Zeitpunkt t | m_0 Masse des vorhandenen Feststoffs zum Zeitpunkt $t = 0$ | t Zeit | b Formparameter | a Skalierungsparameter

■ Wird der Ausdruck $\lg\left[-\ln\left(1-\frac{m_t}{m_0}\right)\right]$ gegen $\lg t$ aufgetragen, so erhält man eine Gerade mit der Steigung b und dem y-Achsenabschnitt $-\lg a$.

Wirkstofffreisetzung

Erstes Ficksches Diffusionsgesetz

$$J = \frac{\mathrm{d}m}{A \cdot \mathrm{d}t} = -D \cdot \frac{\mathrm{d}c}{\mathrm{d}x} \quad \left[\frac{\mathrm{kg}}{\mathrm{m}^2 \cdot \mathrm{s}}\right]$$

| J Diffusionsstrom bzw. Massenstrom | m Diffundierende Masse | t Zeit | A Fläche, die zur Diffusion zur Verfügung steht | D Diffusionskoeffizient | $\mathrm{d}c/\mathrm{d}x$ Konzentrationsgradient (Änderung der Konzentration c pro Wegstrecke x)

Stokes-Einstein Gleichung

$$D = \frac{R \cdot T}{6\pi \cdot r \cdot \eta_{\mathrm{LM}} \cdot N_{\mathrm{A}}} = \frac{k \cdot T}{6\pi \cdot r \cdot \eta_{\mathrm{LM}}} \quad \left[\frac{\mathrm{m}^2}{\mathrm{s}}\right]$$

| D Diffusionskoeffizient | R Allgemeine Gaskonstante ($R = 8{,}3145\,\mathrm{J} \cdot \mathrm{K}^{-1} \cdot \mathrm{mol}^{-1}$) | T Absolute Temperatur | r Hydrodynamischer Radius der diffundierenden Teilchen | η_{LM} Dynamische Viskosität des Lösungsmittels | N_{A} Avogadro-Konstante ($N_{\mathrm{A}} = 6{,}022 \cdot 10^{23}\,\mathrm{mol}^{-1}$) | k Boltzmann-Konstante ($k = 1{,}3807 \cdot 10^{-23}\,\mathrm{J} \cdot \mathrm{K}^{-1}$)

Penetration (Stoffübergang)

Der Übergang eines Stoffs von Phase 1 nach Phase 2 kann beschrieben werden durch:

$$J = \frac{\mathrm{d}m_2}{A \cdot \mathrm{d}t} = \beta \cdot (c_1 - c_2) \quad \left[\frac{\mathrm{kg}}{\mathrm{m}^2 \cdot \mathrm{s}}\right]$$

| J Flux (Diffusions- bzw. Massenstrom) | m_2 Masse in der Phase 2 | A Fläche, die zum Stoffübergang zwischen Phase 1 und Phase 2 zur Verfügung steht | t Zeit | β Stoffübergangszahl (bei unbewegten Phasen mit $\beta = \frac{D}{x}$) | c_1,, c_2 Konzentrationen des Stoffs in der Phase 1 bzw. der Phase 2 | D Diffusionskoeffizient der hypothetischen Phasengrenzschicht | x Unbewegte, an der Membran haftende Flüssigkeitsschicht

Permeation (Stoffdurchgang)

Der Durchgang eines Stoffs von einer Donorphase durch eine Membran in eine Akzeptorphase kann für den Fall, dass der Verteilungskoeffizient zwischen Donorphase und Membran identisch ist mit dem Verteilungskoeffizienten zwischen der Akzeptorphase und der Membran, beschrieben werden durch:

$$J = \frac{\mathrm{d}m}{A \cdot \mathrm{d}t} = \frac{D \cdot K}{h} \cdot (c_\mathrm{D} - c_\mathrm{A}) = P \cdot (c_\mathrm{D} - c_\mathrm{A}) \quad \left[\frac{\mathrm{kg}}{\mathrm{m}^2 \cdot \mathrm{s}}\right]$$

| *J* Flux (Diffusions- bzw. Massenstrom) | m_A Masse in der Akzeptorphase | *A* Fläche, die für den Stoffdurchgang zwischen Donorphase und Akzeptorphase zur Verfügung steht | *t* Zeit | *D* Diffusionskoeffizient | *K* Verteilungskoeffizient zwischen Donorphase/Akzeptorphase und der Membran | *h* Dicke der Membran | c_D Konzentration des Stoffs in der Donorphase | c_A Konzentration des Stoffs in der Akzeptorphase | *P* Permeabilitätskoeffizient (auch Permeabilität oder Stoffdurchgangszahl)

Permeabilitätskoeffizient (Stoffdurchgangszahl)

$$P = \frac{1}{W} = \frac{D \cdot K}{h} \quad \left[\frac{\mathrm{m}}{\mathrm{s}}\right]$$

| *P* Permeabilitätskoeffizient (auch Permeabilität oder Stoffdurchgangszahl) | *W* Permeationswiderstand | *D* Diffusionskoeffizient | *K* Verteilungskoeffizient zwischen Donorphase/Akzeptorphase und der Membran | *h* Dicke der Membran

Berechnung des Diffusionskoeffizienten in einer homogenen Salbengrundlage

$$D = \frac{m_\mathrm{S}^2 \cdot \pi}{A^2 \cdot c_0 \cdot t}$$

| *D* Diffusionskoeffizient des Arzneistoffs in der Salbengrundlage | m_S Substanzmenge, die durch einen Querschnitt der Fläche *A* gewandert ist | c_0 Anfangskonzentration des Arzneistoffs | *t* Zeit

Berechnung des Diffusionskoeffizienten in Emulsionssalben/Cremes

$$D_\mathrm{eff} = \frac{D_\mathrm{a}}{V_\mathrm{a} + k \cdot V_\mathrm{i}} \cdot \left(1 + 3 \cdot V_\mathrm{i} \cdot \frac{k \cdot D_\mathrm{i} - D_\mathrm{a}}{k \cdot D_\mathrm{i} + 2 \cdot D_\mathrm{a}}\right)$$

| D_eff Effektiver Diffusionskoeffizient des Arzneistoffs | D_a Diffusionskoeffizient des Arzneistoffs in der äußeren Phase | D_i Diffusionskoeffizient des Arzneistoffs in der inneren Phase | *k* Verteilungskoeffizient zwischen innerer und äußerer Phase | V_a Volumen der äußeren Phase | V_i Volumen der inneren Phase

Freisetzung aus Lösungssalben

$$Q = \frac{m_f}{A} = 2 \cdot c_0 \cdot \sqrt{\frac{D \cdot t}{\pi}} \quad \text{in der Regel angegeben in} \left[\frac{\text{mg}}{\text{cm}^2}\right]$$

| Q Freigesetzte Arzneistoffmenge je Flächeneinheit | m_f Menge an freigesetztem Arzneistoff zum Zeitpunkt t | A Fläche, die für die Freisetzung zur Verfügung steht | c_0 Anfangskonzentration des Arzneistoffs | D Diffusionskoeffizient des Arzneistoffs in der Salbengrundlage | t Zeit nach Applikation

Freisetzung aus Suspensionssalben (Quadratwurzelgesetz nach Higuchi)

$$Q = \frac{m_f}{A} = \sqrt{2 \cdot c_0 \cdot c_S \cdot D \cdot t} \quad \text{in der Regel angegeben in} \left[\frac{\text{mg}}{\text{cm}^2}\right]$$

| Q Freigesetzte Arzneistoffmenge je Flächeneinheit | m_f Menge an freigesetztem Arzneistoff zum Zeitpunkt t | A Fläche, die für die Freisetzung zur Verfügung steht | c_0 Anfangskonzentration des Arzneistoffs | c_S Sättigungskonzentration des Arzneistoffs in der Salbengrundlage | D Diffusionskoeffizient des Arzneistoffs in der Salbengrundlage | t Zeit nach Applikation

Freisetzung aus Membran-TTS

$$\frac{dQ}{dt} = \frac{c_r}{\frac{1}{P_m} + \frac{1}{P_a}} \quad \text{mit} \quad P_m = \frac{k_{m/r} \cdot D_m}{h_m} \quad \text{und} \quad P_a = \frac{k_{m/a} \cdot D_a}{h_a} \quad \text{ergibt sich}$$

$$\frac{dQ}{dt} = \frac{k_{m/r} \cdot k_{a/m} \cdot D_m \cdot D_a \cdot c_r}{k_{m/r} \cdot D_m \cdot h_a + k_{a/m} \cdot D_a \cdot h_m} \quad \text{in der Regel angegeben in} \left[\frac{\text{mg}}{\text{cm}^2 \cdot \text{s}}\right]$$

| dQ/dt Freisetzungsgeschwindigkeit je Flächeneinheit | c_r Wirkstoffkonzentration im Reservoir | P_m Permeabilitätskoeffizient der Membran | P_a Permeabilitätskoeffizient der Adhäsivschicht | $k_{m/r}$ Verteilungskoeffizient zwischen Membran und Reservoir | $k_{m/a}$ Verteilungskoeffizient zwischen Membran und Adhäsivschicht | D_m Diffusionskoeffizient in der Membran | D_a Diffusionskoeffizient in der Adhäsivschicht | h_m Dicke der Membran | h_a Dicke der Adhäsivschicht

Freisetzung aus Matrix-TTS

$$Q = \frac{m_f}{A} = \sqrt{D_m \cdot c_S \cdot 2 \cdot (c_0 - c_S) \cdot t} \quad \text{in der Regel angegeben in} \left[\frac{\text{mg}}{\text{cm}^2}\right]$$

| Q Freigesetzte Arzneistoffmenge je Flächeneinheit | m_f Menge an freigesetztem Arzneistoff zum Zeitpunkt t | A Fläche, die für die Freisetzung zur Verfügung steht | D_m Diffusionskoeffizient in der Polymermatrix | c_S Sättigungskonzentration in der Polymermatrix | c_0 Wirkstoffkonzentration in der Polymermatrix (Anfangskonzentration) | t Freisetzungszeit

Freisetzung aus überzogenen Tabletten

Für den Fall, dass die Arzneistoffkonzentration im Freisetzungsmedium wesentlich kleiner ist als innerhalb der Umhüllung (Sink-Bedingungen) und dort Sättigungskonzentration vorliegt, kann die Freisetzung einer überzogenen Tablette auf Basis einer membrankontrollierten Diffusion beschrieben werden.

$$\frac{\mathrm{d}m_\mathrm{f}}{\mathrm{d}t} = -\frac{\mathrm{d}m_\mathrm{Kern}}{\mathrm{d}t} = \frac{A \cdot D \cdot K}{h} \cdot c_\mathrm{S} \quad \text{in der Regel angegeben in } \left[\frac{\mathrm{mg}}{\mathrm{h}}\right]$$

| m_f Freigesetzte Arzneistoffmenge | t Freisetzungszeit | m_Kern Im Kern verbleibende Menge des Arzneistoffs | A Fläche der Überzugsmembran, die für die Freisetzung zur Verfügung steht | D Diffusionskoeffizient des Arzneistoffs in der Membran | K Verteilungskoeffizient des Arzneistoffs zwischen Membran und Freisetzungsmedium | c_S Löslichkeit des Arzneistoffs im Tablettenkern (Sättigungskonzentration)

Freisetzung aus Matrixtabletten (Higuchi-Gleichung)

Porenfreie Matrix mit suspendiertem Arzneistoff:

$$Q = \frac{m_f}{A} = \sqrt{D_\mathrm{m} \cdot c_\mathrm{S} \cdot (2c_0 - c_\mathrm{S}) \cdot t} \quad \text{in der Regel angegeben in } \left[\frac{\mathrm{mg}}{\mathrm{cm}^2}\right]$$

Porenhaltige Matrix mit suspendiertem Arzneistoff:

$$Q = \frac{m_f}{A} = \sqrt{D_\mathrm{LM} \cdot \frac{\varepsilon}{\tau} \cdot c_{\mathrm{S\,(LM)}} \cdot (2c_0 - \varepsilon \cdot c_\mathrm{S}) \cdot t} \quad \text{in der Regel angegeben in } \left[\frac{\mathrm{mg}}{\mathrm{cm}^2}\right]$$

| Q Freigesetzte Arzneistoffmenge je Flächeneinheit | m_f Freigesetzte Arzneistoffmasse zum Zeitpunkt t | A Fläche, die für die Freisetzung zur Verfügung steht | D_m Diffusionskoeffizient in der Polymermatrix | c_S Sättigungskonzentration des Arzneistoffs in der Matrix | c_0 Anfangskonzentration des Arzneistoffs | t Freisetzungszeit | D_LM Diffusionskoeffizient des Arzneistoffs im Freisetzungsmedium, das sich in den Poren befindet | $c_{\mathrm{S\,(LM)}}$ Sättigungskonzentration des Arzneistoffs im Freisetzungsmedium | ε Porosität der Matrix | τ Tortuosität der Matrix (Windung der Poren)

Freisetzung mittels osmotischer Pumpe

$$\frac{\mathrm{d}m}{\mathrm{d}t} = c \cdot \frac{\mathrm{d}V}{\mathrm{d}t} \quad \text{in der Regel angegeben in } \left[\frac{\mathrm{mg}}{\mathrm{min}}\right]$$

$$\frac{\mathrm{d}V}{\mathrm{d}t} = K \cdot \frac{A}{d} \cdot (\Delta\pi - \Delta p) \quad \text{in der Regel angegeben in } \left[\frac{\mathrm{ml}}{\mathrm{min}}\right]$$

| $\mathrm{d}m/\mathrm{d}t$ Freigesetzte Arzneistoffmenge | c Gelöste osmotisch aktive Konzentration des Arzneistoffs | $\mathrm{d}V/\mathrm{d}t$ Wasseraufnahme der osmotischen Pumpe | K Permeabilität | A Fläche der Membran | d Dicke der Membran | $\Delta\pi$ Osmotische Druckdifferenz | Δp Hydrostatische Druckdifferenz

3.6.3 Herstellung und Prüfung spezieller Arzneiformen

Suspensionen

Sedimentationsgeschwindigkeit (Stokessches Gesetz)

$$v = \frac{2}{9} \cdot \frac{(\rho_P - \rho_{fl}) \cdot r_P^2 \cdot g}{\eta_{fl}} \quad \left[\frac{m}{s}\right]$$

| v Sedimentationsgeschwindigkeit | ρ_P Dichte des suspendierten Partikels | ρ_{fl} Dichte des Suspensionsmediums | r_P Radius des suspendierten Partikels | g Fallbeschleunigung bzw. Ortsfaktor (Die mittlere Erdbeschleunigung beträgt $g = 9{,}81\ m \cdot s^{-2}$) | η_{fl} Dynamische Viskosität des Suspensionsmediums

Suspensionsquotient

$$SQ = \frac{V_S}{V_g} \quad [-]$$

| SQ Suspensionsquotient (abhängig von der Sedimentationszeit t) | V_S Sedimentvolumen | V_g Gesamtvolumen

Inhalanda

Berechnung des einzustellenden Luftstroms bei Impaktoren zum Test von Pulver-Inhalatoren

$$Q_{aus} = \frac{Q_{in} \cdot p_0}{p_0 - \Delta p} \quad \left[\frac{m^3}{s}\right]$$

| Q_{aus} Luftstrom, der aus dem Messinstrument austritt | Q_{in} Luftstrom, der in das Messinstrument eintritt | p_0 Atmosphärendruck | Δp Druckabfall innerhalb des Messinstruments

Aerodynamischer Durchmesser

Der aerodynamische Durchmesser ist eine abstrakte Größe zur Beschreibung des Verhaltens eines gasgetragenen Partikels, also beispielsweise eines in der Luft schwebenden Staubteilchens. Der aerodynamische Durchmesser ist definiert als der Durchmesser einer Kugel mit der normierten Dichte von $1\ g \cdot cm^{-3}$, welche die gleiche Sinkgeschwindigkeit in ruhender oder wirbelfrei strömender Luft hat wie der Partikel selbst.

$$d_{aero} = d_s \cdot \sqrt{\rho} \quad [m]$$

| d_{aero} Aerodynamischer Durchmesser | d_s Stokesscher Durchmesser | ρ Partikeldichte

1
2
3
4
5
6
7
8
9
A

Suppositorien

Verdrängungsfaktor-Verfahren

Der Verdrängungsfaktor gibt definitionsgemäß an, wie viel Gramm einer bestimmten Zäpfchengrundlage durch ein Gramm Wirkstoff verdrängt werden.

Bestimmung des Kalibrierwerts

$$\overline{E} = \frac{E}{N} \quad \text{in der Regel angegeben in } [\text{g}]$$

| $\overline{E}$ Durchschnittsmasse eines Suppositoriums aus reiner Grundlage (Kalibrierwert) | E Gesamtmasse von N Suppositorien aus reiner Grundlage | N Anzahl der ausgegossenen Suppositorien

Berechnung der erforderlichen Menge an Suppositoriengrundlage

$$M_\text{N} = N \cdot \left(\overline{E} - f \cdot A\right) \quad \text{in der Regel angegeben in } [\text{g}]$$

| M_N Erforderliche Einwaage an Grundlage für N Suppositorien | N Anzahl der anzufertigenden Suppositorien | $\overline{E}$ Durchschnittsmasse eines Suppositoriums aus reiner Grundlage (Kalibrierwert) [g] | f Verdrängungsfaktor (▶Tab. A.10, S. 286) | A Wirkstoffmasse pro Suppositorium [g]

Bei mehreren Wirkstoffen erweitert sich die Formel zu:

$$M_\text{N} = N \cdot \left(\overline{E} - f_1 \cdot A_1 - f_2 \cdot A_2 - \ldots - f_n \cdot A_n\right) \quad \text{in der Regel angegeben in } [\text{g}]$$

| $f_1, f_2, \ldots, f_n$ Verdrängungsfaktoren für den 1., 2. und n-ten Wirkstoff
| $A_1, A_2, \ldots, A_n$ Masse des 1., 2. und n-ten Wirkstoffs pro Suppositorium [g]

Experimentelle Ermittlung des Verdrängungsfaktors

2,50 g fein gepulverte Substanz werden auf dem Wasserbad mit 7,50 g geschmolzenem Hartfett angerieben, die Mischung wird nach dem Klarschmelzverfahren bei 36 bis 38 °C ausgegossen. Die Anzahl der Suppositorien, die sich einwandfrei ausgießen lässt, wird gewogen und die Gesamtmasse bestimmt. Der Verdrängungsfaktor f wird nach folgender Formel berechnet:

$$f = \frac{100 \cdot \left(N \cdot \overline{E} - G_\text{N}\right)}{G_\text{N} \cdot 25} + 1$$

| f Verdrängungsfaktor | N Anzahl der ausgegossenen Suppositorien | $\overline{E}$ Durchschnittsmasse eines Suppositoriums aus reiner Grundlage (Kalibrierwert) [g]
| G_N Gesamtmasse von N wirkstoffhaltigen Suppositorien [g]

Tabletten

Friabilität von Tabletten (Abriebfestigkeit)

Als Abrieb (Friabilität) wird die Masse aller Partikel bezeichnet, die durch mechanische Prüfungsbelastung von der Tablette abfällt.

$$\text{Friabilität} = \frac{m_{\text{Abrieb}}}{m_{\text{Einwaage}}} \cdot 100 \quad [\%]$$

| m_{Abrieb} Abgeriebene Masse, berechnet aus der Massendifferenz zwischen Einwaage und Auswaage der entstaubten Tabletten | m_{Einwaage} Eingewogene Masse an entstaubten Tabletten

Oberflächenberechnung von Tabletten

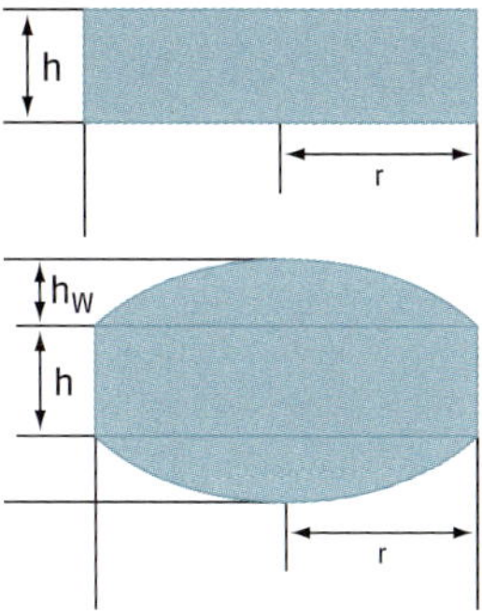

Zylindrische Tabletten:

$$S = 2\pi \cdot \left(r \cdot h + r^2\right) \quad [\text{m}^2]$$

Bikonvexe Tabletten:

$$S = 2\pi \cdot \left(r \cdot h + r^2 + h_w^2\right) \quad [\text{m}^2]$$

| S Oberfläche | r Radius | h Steghöhe | h_w Wölbungshöhe

Befilmung von Tabletten (benötigte Filmmenge)

$$m_{\text{Lack}} = \frac{m_{\text{Tabletten}}}{m_{\text{Tablettenkern}}} \cdot S_{\text{Tablettenkern}} \cdot B = N \cdot S_{\text{Tablettenkern}} \cdot B \quad [\text{kg}]$$

| m_{Lack} Masse an benötigtem Überzugslack für eine Charge | $m_{\text{Tabletten}}$ Gesamtmasse aller Tablettenkerne | $m_{\text{Tablettenkern}}$ Masse eines einzelnen Tablettenkerns | $S_{\text{Tablettenkern}}$ Oberfläche eines einzelnen Tablettenkerns | B Gewünschte Beladung der Tabletten mit Überzugslack | N Anzahl der Tablettenkerne in der Charge

Granulate & Pellets

Friabilität von Granulaten & Pellets (Abriebfestigkeit)

$$\text{Friabilität} = \frac{m_1 \cdot (100 - T_1) - m_2 \cdot (100 - T_2)}{m_1} \cdot 100 \quad [\%]$$

| m_1 Masse des Granulats oder der Pellets vor der Bestimmung | m_2 Masse des Granulats oder der Pellets nach der Bestimmung | T_1 Trocknungsverlust vor der Bestimmung [%] (Mittelwert von 2 Bestimmungen) | T_2 Trocknungsverlust nach der Bestimmung [%] (Mittelwert von 2 Bestimmungen)

Halbfeste Zubereitungen zur kutanen Anwendung

Wasserzahl

$$\mathrm{WZ} = \frac{100 \cdot m_a}{m_b - m_a} \quad [-]$$

| WZ Wasserzahl | m_a Gewichtsverlust (Menge des von der Zubereitung abgeschiedenen Wassers) | m_b Einwaage der mit Wasser gesättigten Zubereitung

■ Wasserzahl und Wassergehalt, der in Prozent ausgedrückt wird, sind nicht identisch. Als Bezugsbasis für die Wasserzahl dient die wasserfreie Grundlage, während der Wassergehalt auf die wasserhaltige Emulsionssalbe bezogen ist.

3.7 Grenzflächenphänomene

3.7.1 Definition der Grenzflächenspannung

$$\sigma = \frac{\Delta W}{\Delta A} \quad \left[\frac{\mathrm{J}}{\mathrm{m}^2} = \frac{\mathrm{N}}{\mathrm{m}} = \frac{\mathrm{kg}}{\mathrm{s}^2}\right]$$

| σ Oberflächenspannung (ist keine der beiden Phasen gasförmig spricht man auch von der Grenzflächenspannung γ) | ΔW Aufzuwendende mechanische Arbeit (Energie) | ΔA Aus der Arbeit resultierende Ober- oder Grenzflächenvergrößerung

3.7.2 Kontaktwinkel

Young-Gleichung

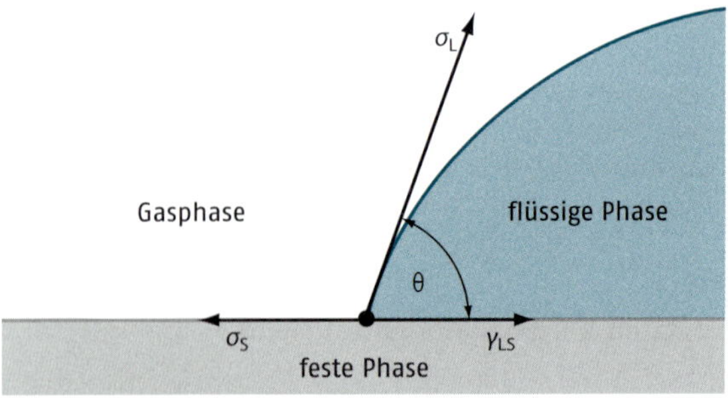

$$\cos\theta = \frac{\sigma_S - \gamma_{LS}}{\sigma_L} \quad [-]$$

| θ Kontaktwinkel (Benetzungswinkel) | σ_S Oberflächenspannung des Festkörpers | σ_L Oberflächenspannung der Flüssigkeit | γ_{LS} Grenzflächenspannung zwischen Festkörper und Flüssigkeit

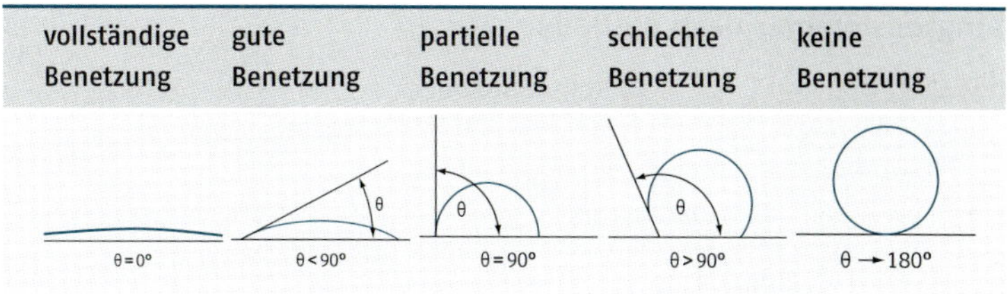

Kontaktwinkelbestimmung mittels Washburn-Methode

► S. 130

3.7.3 Bestimmung der Oberflächenspannung

Drahtbügelmethode

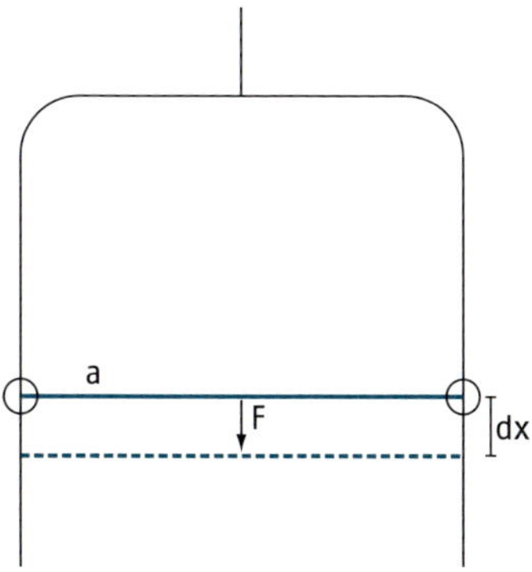

$$\sigma = \frac{\mathrm{d}W}{\mathrm{d}A} = \frac{F \cdot \mathrm{d}x}{2 \cdot a \cdot \mathrm{d}x} = \frac{F}{2 \cdot a}$$

$$\left[\frac{\mathrm{J}}{\mathrm{m}^2} = \frac{\mathrm{N}}{\mathrm{m}} = \frac{\mathrm{kg}}{\mathrm{s}^2}\right]$$

| σ Oberflächenspannung | $\mathrm{d}W$ Aufzuwendende mechanische Arbeit | $\mathrm{d}A$ Aus der Arbeit resultierende Oberflächenvergrößerung | F Kraft, die zur Oflächenvergrößerung aufgewandt wird | $\mathrm{d}x$ Wegstrecke, um die der bewegliche Drahtbügel zur Oberflächenvergrößerung verschoben wird | a Länge des beweglichen Drahtbügels

Ringtensiometer nach du Noüy

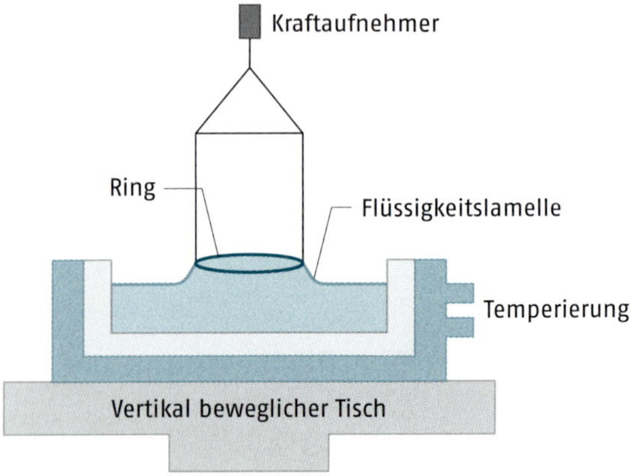

Verhältnisse am Ring während der Messung

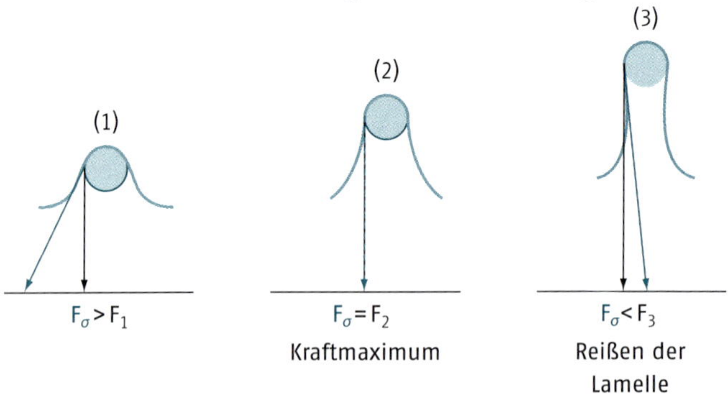

$$\sigma = \frac{F}{4\pi \cdot r} \cdot f \quad \left[\frac{\mathrm{J}}{\mathrm{m}^2} = \frac{\mathrm{N}}{\mathrm{m}} = \frac{\mathrm{kg}}{\mathrm{s}^2}\right]$$

| σ Oberflächenspannung (mit dieser Methode lässt sich durch Überschichtung auch die Grezflächenspannung γ zwischen zwei Flüssigkeiten bestimmen) | *F* Am Ring angreifende Gesamtkraft | *r* Radius des Rings | *f* Korrekturfaktor

■ Der Korrekturfaktor berücksichtigt, dass kein „Idealzylinder“ entsteht, der Draht auch einen gewissen Durchmesser hat und der Ring die Gewichtskraft der Flüssigkeitslamelle mit anhebt.

Plattenmethode nach Wilhelmy

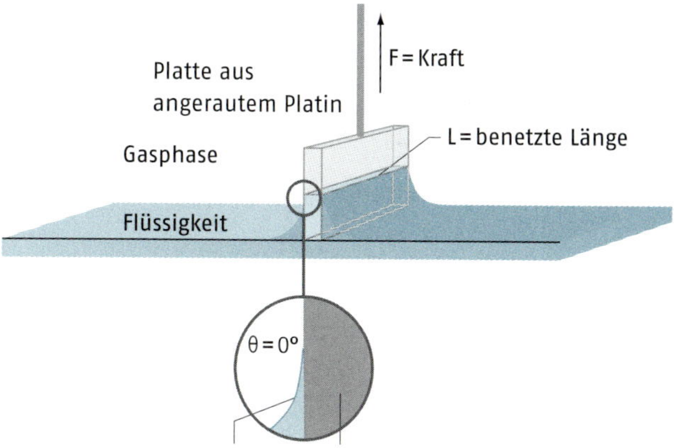

$$\sigma = \frac{F}{l \cdot \cos\theta} \quad \left[\frac{\mathrm{J}}{\mathrm{m}^2} = \frac{\mathrm{N}}{\mathrm{m}} = \frac{\mathrm{kg}}{\mathrm{s}^2}\right]$$

| σ Oberflächenspannung | F Auf die Platte wirkende Kraft | $\cos\theta$ Kontaktwinkel (bei Verwendung einer aufgerauhten Platte gilt in der Regel $\theta = 0$) | l Benetzte Länge (= Umfang der Platte)

Kapillarmethode

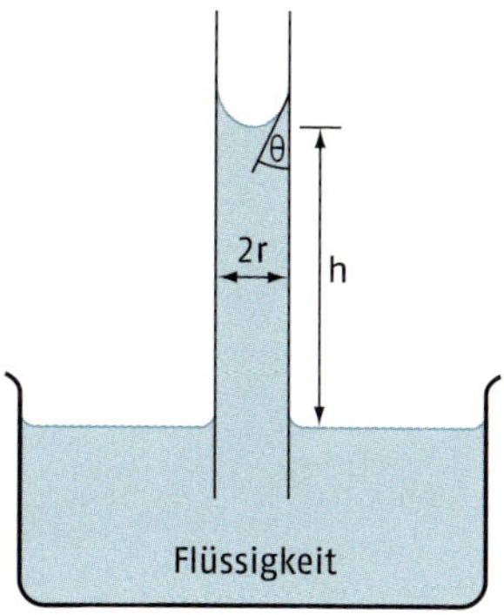

$$\sigma = \tfrac{1}{2}\, r \cdot h \cdot \rho \cdot g \quad \left[\frac{\mathrm{J}}{\mathrm{m}^2} = \frac{\mathrm{N}}{\mathrm{m}} = \frac{\mathrm{kg}}{\mathrm{s}^2}\right]$$

| σ Oberflächenspannung | r Innenradius der Kapillare | h Höhe der Flüssgkeitssäulc am tiefsten Punkt des Meniskus | ρ Dichte der Flüssigkeit | g Fallbeschleunigung bzw. Ortsfaktor (Die mittlere Erdbeschleunigung beträgt $g = 9{,}81\ \mathrm{m} \cdot \mathrm{s}^{-2}$)

1 2 3 4 5 6 7 8 9 A

Tropfvolumenmethode und Tropfengewichtsmethode (Stalagmometer)

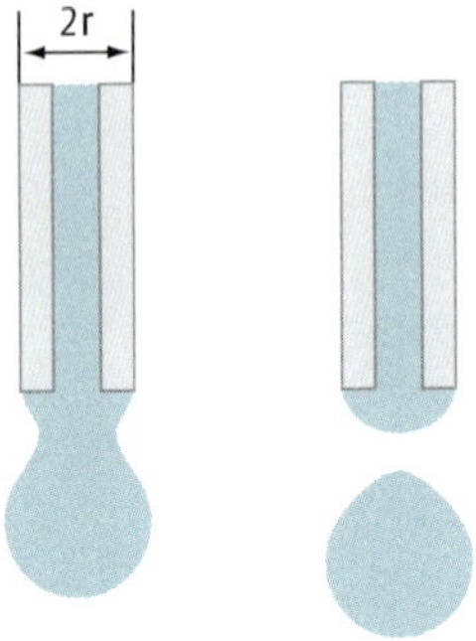

Direktmessung:

$$\sigma_x = \frac{V_x \cdot \rho_x \cdot g}{2\pi \cdot r \cdot f} \quad \left[\frac{\mathrm{J}}{\mathrm{m}^2} = \frac{\mathrm{N}}{\mathrm{m}} = \frac{\mathrm{kg}}{\mathrm{s}^2}\right]$$

Vergleichsmessung mit Kalibrierflüssigkeit:

$$\frac{\sigma_x}{\sigma_\mathrm{K}} = \frac{m_x}{m_\mathrm{K}} = \frac{V_x \cdot \rho_x}{V_\mathrm{K} \cdot \rho_\mathrm{K}} = \frac{n_\mathrm{K} \cdot \rho_x}{n_x \cdot \rho_\mathrm{K}} \quad [-]$$

$$\sigma_x = \frac{n_\mathrm{K} \cdot \rho_x}{n_x \cdot \rho_\mathrm{K}} \cdot \sigma_\mathrm{K} \quad \left[\frac{\mathrm{J}}{\mathrm{m}^2} = \frac{\mathrm{N}}{\mathrm{m}} = \frac{\mathrm{kg}}{\mathrm{s}^2}\right]$$

| σ_x, σ_K Oberflächenspannungen der Untersuchungs- bzw. Kalibrierflüssigkeit
| m_x, m_K Tropfenmassen der Untersuchungs- bzw. Kalibrierflüssigkeit
| V_x, V_K Tropfenvolumen der Untersuchungs- bzw. Kalibrierflüssigkeit
| ρ_x, ρ_K Dichten der Untersuchungs- bzw. Kalibrierflüssigkeit | g Fallbeschleunigung bzw. Ortsfaktor (Die mittlere Erdbeschleunigung beträgt $g = 9{,}81\ \mathrm{m \cdot s^{-2}}$)
| r Radius der Abtropffläche | f Korrekturfaktor | n_x, n_K Tropfenzahl eines gegebenen Volumens der Untersuchungs- bzw. Kalibrierflüssigkeit

Blasendruckmethode

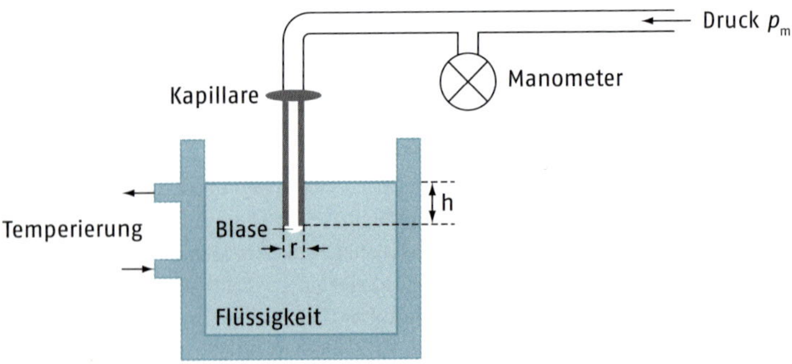

$$\sigma = \frac{r}{2} \cdot (p_\mathrm{m} - \rho \cdot g \cdot h) \quad \left[\frac{\mathrm{J}}{\mathrm{m}^2} = \frac{\mathrm{N}}{\mathrm{m}} = \frac{\mathrm{kg}}{\mathrm{s}^2}\right]$$

| σ Oberflächenspannung | r Radius der Kapillare | p_m Mechanischer Gegendruck
| ρ Dichte der Flüssigkeit | g Fallbeschleunigung bzw. Ortsfaktor (Die mittlere Erdbeschleunigung beträgt $g = 9{,}81\ \mathrm{m \cdot s^{-2}}$) | h Eintauchtiefe der Kapillare

3.7.4 Charakterisierung von Tensiden

HLB-Wert nach Griffin

$$HLB_G = 20 \cdot \left(1 - \frac{M_0}{M_G}\right)$$

| HLB_G HLB-Wert nach Griffin | M_0 Molekulargewicht des lipophilen Anteils | M_G Gesamtmolekulargewicht

HLB-Wert nach Davies

$$HLB_D = \sum \text{hydrophile GN} + \sum \text{hydrophobe GN} + 7$$

| HLB_D HLB-Wert nach Davies | GN Gruppennummer (die Gruppennummern hydrophiler Gruppen erhalten ein positives, die hydrophober Gruppen ein negatives Vorzeichen; vgl. nachfolgende Tabelle)

Hydrophile Gruppen	GN	Hydrophobe Gruppen	GN
$-SO_4^- Na^+$	38,7	=CH–	-0,475
$-COO^- K^+$	21,1	$-CH_2-$	-0,475
$-COO^- Na^+$	19,1	$-CH_3$	-0,475
$-SO_3^- Na^+$	11,0	$-CF_2-$	-0,87
N (tertiäre Amine)	9,4	$-CF_3$	-0,87
Ester (Sorbitanring)	6,8	$-(OCH_2CH_2CH_2)-$	-0,15
Ester (frei)	2,4		
–COOH	2,1		
–OH (frei)	1,9		
–O– (Ethergruppe)	1,3		
–OH (Sorbitanring)	0,5		
$-(OCH_2CH_2)-$	0,33		

3.7.5 Gibbs-Gleichung

$$\Gamma = -\frac{c}{R \cdot T} \cdot \frac{d\sigma}{dc} \quad \left[\frac{\text{mol}}{\text{m}^2}\right]$$

| Γ Oberflächenkonzentration des Tensids | c Konzentration des Tensids | R Allgemeine Gaskonstante ($R = 8{,}314 \cdot 10^3$ J mol^{-1} K^{-1}) | T Thermodynamische Temperatur | $\frac{d\sigma}{dc}$ Änderung der Oberflächenspannung in Abhängigkeit von der Tensidkonzentration

3.8 Rheologie

3.8.1 Dynamische Viskosität

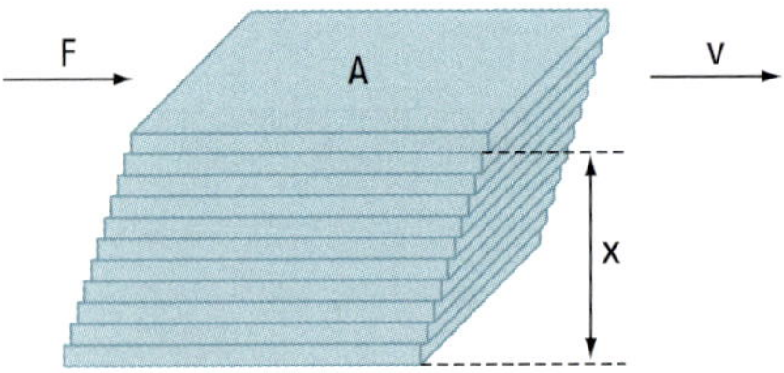

Schubspannung:

$$\tau = \frac{F}{A} \quad \left[\text{Pa} = \frac{\text{N}}{\text{m}^2} = \frac{\text{kg}}{\text{m} \cdot \text{s}^2}\right]$$

Schergefälle:

$$D = \frac{dv}{dx} \quad \left[\frac{1}{\text{s}}\right]$$

Dynamische Viskosität:

$$\eta = \frac{\tau}{D} = \frac{F \cdot dx}{A \cdot dv} \quad \left[\text{Pa} \cdot \text{s} = \frac{\text{N} \cdot \text{s}}{\text{m}^2} = \frac{\text{kg}}{\text{m} \cdot \text{s}}\right]$$

| τ Schubspannung | F Auf die Flüssigkeitsschicht einwirkende Kraft | A Fläche der Flüssigkeitsschicht | D Schergefälle (Schergeschwindigkeit) | dv Geschwindigkeitsunterschied zwischen den beiden äußersten Flüssigkeitsschichten | x Abstand der betrachteten Flüssigkeitsschicht von der untersten (stationären) Schicht | η Dynamische Viskosität

3.8.2 Kinematische Viskosität

$$\nu = \frac{\eta}{\rho} \quad \left[\frac{\text{m}^2}{\text{s}}\right]$$

| ν Kinematische Viskosität | η Dynamische Viskosität | ρ Dichte

3.8.3 Fluidität

$$\varphi = \frac{1}{\eta} \quad \left[\frac{1}{\mathrm{Pa \cdot s}} = \frac{\mathrm{m^2}}{\mathrm{N \cdot s}} = \frac{\mathrm{m \cdot s}}{\mathrm{kg}}\right]$$

| φ Fluidität | η Dynamische Viskosität

3.8.4 Viskositätsbestimmung

Kapillarviskosimeter

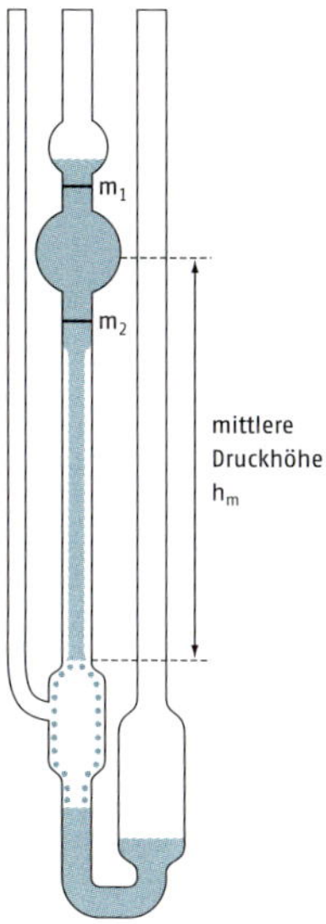

$$\eta = \frac{\rho \cdot g \cdot \pi \cdot h_\mathrm{m} \cdot r^4 \cdot t}{8 \cdot l \cdot V} = \rho \cdot k \cdot t$$

$$\left[\mathrm{Pa \cdot s} = \frac{\mathrm{N \cdot s}}{\mathrm{m^2}} = \frac{\mathrm{kg}}{\mathrm{m \cdot s}}\right]$$

| η Dynamische Viskosität | ρ Dichte der Flüssigkeit | g Fallbeschleunigung bzw. Ortsfaktor (Die mittlere Erdbeschleunigung beträgt $g = 9{,}81\,\mathrm{m \cdot s^{-2}}$) | h_m Mittlere Druckhöhe (siehe Abb.) | r Radius der Kapillare | t Zeit, die das Flüssigkeitsvolumen V benötigt, um durch die Kapillare zu strömen | l Länge der Kapillare | V Flüssigkeitsvolumen zwischen den beiden Meßmarken m_1 und m_2, das die Kapillare in der Zeit t durchläuft | k Gerätekonstante $\left(k = \frac{g \cdot \pi \cdot h_\mathrm{m} \cdot r^4}{8 \cdot l \cdot V}\right)$

1 2 3 4 5 6 7 8 9 A

Kugelfallviskosimeter

Stokessches Gesetz:

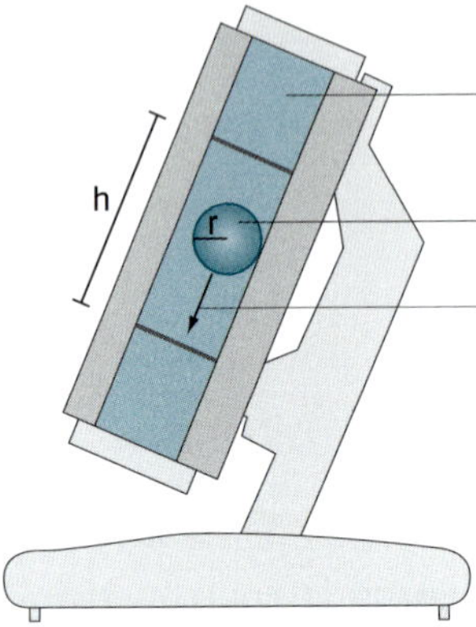

$$\eta = \frac{2}{9}\frac{(\rho_K - \rho_{Fl}) \cdot r^2 \cdot g \cdot t}{h} \quad \left[\text{Pa} \cdot \text{s} = \frac{\text{N} \cdot \text{s}}{\text{m}^2} = \frac{\text{kg}}{\text{m} \cdot \text{s}}\right]$$

| η Dynamische Viskosität | r Radius der Kugel | ρ_K Dichte der Kugel | ρ_{Fl} Dichte der Flüssigkeit | g Fallbeschleunigung bzw. Ortsfaktor (Die mittlere Erdbeschleunigung beträgt $g = 9{,}81\ \text{m} \cdot \text{s}^{-2}$) | t Zeit, die die Kugel zur Bewältigung die Fallstrecke h benötigt | h Fallstrecke

■ Zur Erfüllung des Stokesschen Gesetzes müsste die Kugel frei fallen. Um eine unregelmäßige Pendelbewegung der Kugel zu vermeiden, ist das Rohr jedoch etwas schräg gestellt, so dass die Kugel auf der Innenwand des Rohres abrollt. Dies hat zur Folge, dass die Fallgeschwindigkeit nicht exakt dem Stokesschen Gesetz folgt. Am einfachsten bedient man sich daher einer Gerätekonstante k, die mit Hilfe von Flüssigkeiten konstanter Viskosität ermittelt wird und in die auch die übrigen konstanten Versuchsbedingungen eingehen. Dadurch reduziert sich die Gleichung zu:

$$\eta = k \cdot (\rho_K - \rho_{Fl}) \cdot t$$

| η Dynamische Viskosität | k Korrekturfaktor | ρ_K Dichte der Kugel | ρ_{Fl} Dichte der Flüssigkeit | t Zeit, die die Kugel zur Bewältigung die Fallstrecke h benötigt

Rotationsviskosimeter

Zylinder-Becher-Methode

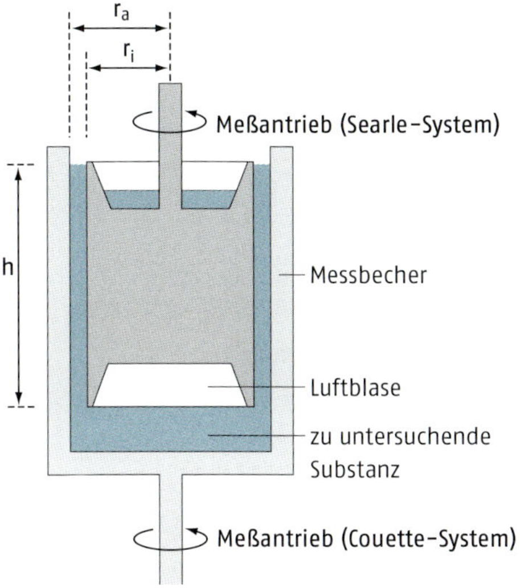

Schubspannung:

$$\tau = \frac{M}{2\pi \cdot r_i^2 \cdot h} \quad \left[\mathrm{Pa} = \frac{\mathrm{N}}{\mathrm{m}^2} = \frac{\mathrm{kg}}{\mathrm{m} \cdot \mathrm{s}^2}\right]$$

Schergefälle:

$$D = \frac{2 \cdot \omega \cdot r_a^2}{r_a^2 - r_i^2} \quad \left[\frac{1}{\mathrm{s}}\right]$$

Dynamische Viskosität:

$$\eta = \frac{\tau}{D} = \frac{M \cdot \left(r_a^2 - r_i^2\right)}{4\pi \cdot r_i^2 \cdot h \cdot \omega \cdot r_a^2} = k \cdot \frac{M}{\omega} \quad \left[\mathrm{Pa} \cdot \mathrm{s} = \frac{\mathrm{N} \cdot \mathrm{s}}{\mathrm{m}^2} = \frac{\mathrm{kg}}{\mathrm{m} \cdot \mathrm{s}}\right]$$

| M Drehmoment | r_i Radius des Meßzylinders (Innenradius des Scherspalts) | r_a Radius des Meßgefäßes (Außenradius des Scherspalts) | h Höhe des Meßzylinders | ω Winkelgeschwindigkeit | k Gerätekonstante

1
2
3
4
5
6
7
8
9
A

Kegel-Platte-Methode

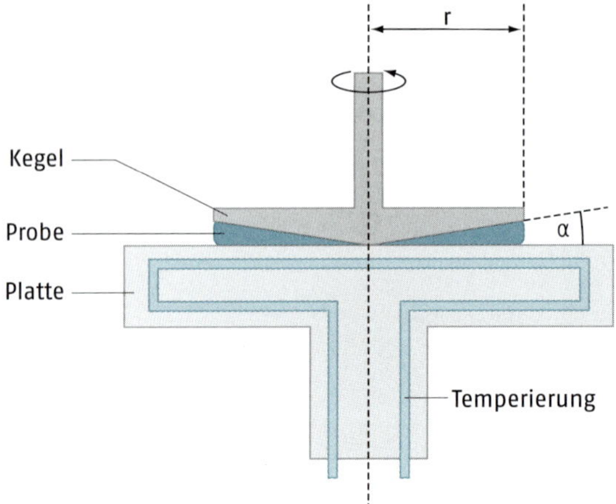

Schubspannung:

$$\tau = \frac{3M}{2\pi \cdot r^3} \quad \left[\mathrm{Pa} = \frac{\mathrm{N}}{\mathrm{m}^2} = \frac{\mathrm{kg}}{\mathrm{m} \cdot \mathrm{s}^2}\right]$$

Schergefälle:

$$D = \frac{\omega}{\tan \alpha} \quad \left[\frac{1}{\mathrm{s}}\right]$$

Dynamische Viskosität:

$$\eta = \frac{\tau}{D} = \frac{3 \cdot M \cdot \tan \alpha}{2 \cdot \pi \cdot r^3 \cdot \omega} = k \cdot \frac{M}{\omega} \quad \left[\mathrm{Pa} \cdot \mathrm{s} = \frac{\mathrm{N} \cdot \mathrm{s}}{\mathrm{m}^2} = \frac{\mathrm{kg}}{\mathrm{m} \cdot \mathrm{s}}\right]$$

| M Drehmoment | r Kegelradius | ω Winkelgeschwindigkeit | α Spaltwinkel (Kegelöffnungswinkel) | k Gerätekonstante (Geometriefaktor)

3.8.5 Viskosität disperser Mehrphasensysteme

Viskosität verdünnter Suspensionen (Einsteinsche Gleichung)

$$\eta_L = \eta_{LM} \cdot (1 + 2{,}5 \cdot \varphi) \quad \left[\mathrm{Pa} \cdot \mathrm{s} = \frac{\mathrm{N} \cdot \mathrm{s}}{\mathrm{m}^2} = \frac{\mathrm{kg}}{\mathrm{m} \cdot \mathrm{s}}\right]$$

| η_L Dynamische Viskosität der Dispersion | η_{LM} Dynamische Viskosität des reinen Dispersionsmittels | φ Volumenanteil der dispergierten Phase

Viskosität von Polymer-Dispersionen

Relative und spezifische Viskosität

$$\eta_r = \frac{\eta_L}{\eta_{LM}} = 1 + 2{,}5 \cdot \varphi \quad [-]$$

$$\eta_s = \eta_r - 1 = \frac{\eta_L - \eta_{LM}}{\eta_{LM}} = 2{,}5 \cdot \varphi \quad [-]$$

| η_r Relative Viskosität | η_s Spezifische Viskosität | η_L Dynamische Viskosität der Dispersion | η_{LM} Viskosität des Dispersionsmittels | φ Volumenanteil der dispergierten Phase

Staudinger Funktion (reduzierte Viskosität, Viskositätszahl)

$$\eta_{red} = \frac{\eta_s}{c} = \frac{1}{c} \cdot \frac{\eta_L - \eta_{LM}}{\eta_{LM}} \quad \left[\frac{m^3}{kg}\right]$$

| η_{red} Reduzierte Viskosität (Viskositätszahl) | η_s Spezifische Viskosität | c Massenkonzentration des Polymers | η_L Dynamische Viskosität der Dispersion | η_{LM} Dynamische Viskosität des reinen Dispersionsmittels

Staudinger Index (Grenzviskositätszahl, intrinsische Viskosität)

$$[\eta] = \lim_{\substack{c \to 0 \\ D \to 0}} \eta_{red} = \lim_{\substack{c \to 0 \\ D \to 0}} \left(\frac{1}{c} \cdot \frac{\eta_L - \eta_{LM}}{\eta_{LM}}\right) \quad \left[\frac{m^3}{kg}\right]$$

| $[\eta]$ Staudinger Index (Grenzviskositätszahl, intrinsische Viskosität) | η_{red} Reduzierte Viskosität (Viskositätszahl) | c Massenkonzentration des Polymers | η_L Viskosität der Dispersion | η_{LM} Viskosität des Dispersionsmittels

■ Der Staudinger Index ist der Schätzwert der Staudinger-Funktion für eine unendliche Verdünnung und unendlich kleine Scherraten

Mark-Houwink-Gleichung

$$[\eta] = K \cdot M^a \quad \left[\frac{m^3}{kg}\right]$$

| $[\eta]$ Staudinger Index (Grenzviskositätszahl, intrinsische Viskosität) | M Mittlere Molmasse des Polymers | K, a Empirisch ermittelte, polymer-, lösemittel- und temperaturabhängige Konstanten

3.9 Kolligative Eigenschaften (Osmotischer Druck)

3.9.1 Van't Hoffsche Gleichung

$$\pi = \frac{n}{V} \cdot R \cdot T = c \cdot R \cdot T \quad \left[\mathrm{Pa} = \frac{\mathrm{N}}{\mathrm{m}^2} = \frac{\mathrm{kg}}{\mathrm{m} \cdot \mathrm{s}^2}\right]$$

| π Osmotischer Druck | n Stoffmenge des gelösten Stoffs | V Volumen der Lösung | R Allgemeine Gaskonstante ($R = 8{,}314 \cdot 10^3\ \mathrm{J \cdot mol^{-1} \cdot K^{-1}}$) | T Absolute Temperatur | c Stoffmengenkonzentration

■ Bei Elektrolyten wird die Anzahl der osmotisch wirksamen Teilchen pro Volumen von der Anzahl der Ionen, in die der Elektrolyt dissoziiert, und bei Elektrolyten mit unvollständiger Dissoziation zusätzlich vom Dissoziationsgrad α bestimmt. Beide Einflüsse werden durch den van't-Hoff-Faktor i berücksichtigt:

$$i = 1 + \alpha\,(n - 1) \quad [-]$$

| i Van't-Hoff-Faktor | α Dissoziationsgrad | n Anzahl der Ionen, in die der Stoff beim Lösen zerfällt

■ Daraus ergibt sich für die Berechnung des osmotischen Druckes:

$$\pi = i \cdot c \cdot R \cdot T \quad \left[\mathrm{Pa} = \frac{\mathrm{N}}{\mathrm{m}^2} = \frac{\mathrm{kg}}{\mathrm{m} \cdot \mathrm{s}^2}\right]$$

| π Osmotischer Druck | i Van't-Hoff-Faktor | c Stoffmengenkonzentration | R Allgemeine Gaskonstante ($R = 8{,}314 \cdot 10^3\ \mathrm{J \cdot mol^{-1}\,K^{-1}}$) | T Absolute Temperatur

3.9.2 Gefrierpunktserniedrigung/ Siedepunktserhöhung

$$\Delta T_\mathrm{f} = K_\mathrm{f} \cdot b \cdot i = \frac{\mathrm{K_f} \cdot m_\mathrm{s} \cdot 1000 \cdot i}{m_\mathrm{L} \cdot M_\mathrm{s}} \quad [\mathrm{K}]$$

$$\Delta T_\mathrm{b} = K_\mathrm{b} \cdot b \cdot i = \frac{\mathrm{K_b} \cdot m_\mathrm{s} \cdot 1000 \cdot i}{m_\mathrm{L} \cdot M_\mathrm{s}} \quad [\mathrm{K}]$$

| ΔT_f Gefrierpunktserniedrigung der Lösung gegenüber reinem Lösungsmittel | ΔT_b Siedepunktserhöhung der Lösung gegenüber reinem Lösungsmittel | K_f Kryoskopische Konstante (für Wasser gilt: $\mathrm{K_f} = 1{,}86\ \mathrm{K \cdot kg \cdot mol^{-1}}$) | K_b Ebullioskopische Konstante (für Wasser gilt: $\mathrm{K_b} = 0{,}51\ \mathrm{K \cdot kg \cdot mol^{-1}}$) | b Molale Konzentration der gelösten Substanz | i Van't-Hoff-Faktor | m_s Masse der gelösten Substanz | m_L Masse des Lösungsmittels | M_s Molmasse der gelösten Substanz

3.9.3 L_{iso}-Wert

Der Ausdruck $\Delta T_f = K_f \cdot b \cdot i$ (►S. 160) kann für verdünnte Lösungen abgeändert werden, indem man die molare Konzentration c einsetzt und L für $K_f \cdot i$ schreibt:

$$\Delta T_f = L \cdot c \quad [\mathrm{K}]$$

Bei einer Konzentration der Substanz, die mit Körperflüssigkeiten isoton ist, wird $L = K_f \cdot i$ durch L_{iso} ausgedrückt.

$$L_{iso} = \frac{\Delta T_{iso}}{c_{iso}} \quad \left[\frac{\mathrm{K \cdot l}}{\mathrm{mol}}\right]$$

| L_{iso} L_{iso}-Wert (molare Gefrierpunkterniedrigung bei einer mit der Körperflüssigkeit isotonen Konzentration) | ΔT_{iso} Gefrierpunktserniedrigung einer mit der Körperflüssigkeit isotonen Lösung | c_{iso} Molare Konzentration einer mit der Körperflüssigkeit isotonen Lösung

Typ	$L_{iso}\left[\frac{\mathrm{K \cdot l}}{\mathrm{mol}}\right]$	Beispiele
Nichtelektrolyte	1,9	Saccharose, Glycerol, Harnstoff
Schwache Elektrolyte	2,0	Borsäure, Cocain, Phenobarbital
Bi-bivalente Elektrolyte	2,0	Magnesiumsulfat, Zinksulfat
Mono-monovalente Elektrolyte	3,4	Natriumchlorid, Cocainhydrochlorid
Mono-bivalente Elektrolyte	4,3	Natriumsulfat, Atropinsulfat
Bi-monovalente Elektrolyte	4,8	Zinkchlorid, Calciumbromid
Mono-trivalente Elektrolyte	5,2	Natriumcitrat, Natriumphosphat
Tri-monovalente Elektrolyte	6,0	Aluminiumchlorid, Eiseniodid
Tetraborat-Elektrolyte	7,6	Natriumborat, Kaliumborat

3.9.4 Berechnung der kryoskopischen/ebullioskopischen Konstante

Kryoskopische Konstante:

$$K_f = \frac{R \cdot T_f^2 \cdot M_L}{1000 \cdot \Delta H_f} \quad \left[\frac{K \cdot kg}{mol}\right]$$

Ebullioskopische Konstante:

$$K_b = \frac{R \cdot T_b^2 \cdot M_L}{1000 \cdot \Delta H_b} \quad \left[\frac{K \cdot kg}{mol}\right]$$

| K_f Kryoskopische Konstante (für Wasser gilt: $K_f = 1{,}86\,K \cdot kg \cdot mol^{-1}$) | K_b Ebullioskopische Konstante (für Wasser gilt: $K_b = 0{,}51\,K \cdot kg \cdot mol^{-1}$) | R Allgemeine Gaskonstante ($R = 8{,}314 \cdot 10^3\,J \cdot mol^{-1}K^{-1}$) | T_f Schmelztemperatur des reinen Lösungsmittels | M_L Molmasse des Lösungsmittels | ΔH_f Molare Schmelzenthalpie des reinen Lösungsmittels | T_b Siedetemperatur des reinen Lösungsmittels | M_L Molmasse des Lösungsmittels | ΔH_b Molare Verdampfungsenthalpie des reinen Lösungsmittels

Lösungsmittel	Schmelztemperatur T_m [°C]	Kryoskopische Konstante K_f [$K \cdot kg \cdot mol^{-1}$]	Siedetemperatur T_b [°C]	Ebullioskopische Konstante K_b [$K \cdot kg \cdot mol^{-1}$]
Aceton	-94,82	2,40	56,0	1,71
Benzol	5,5	5,12	80,1	2,53
Ethanol	-114,49	3,00	78,4	1,22
Ether	-116,3	1,79	34,6	2,02
Phenol	42,0	7,27	181,4	3,56
Wasser	0,00	1,86	100,0	0,51

3.9.5 Berechnung der Osmolalität

$$\xi_m = \frac{\Delta T_f}{K_f} \cdot 1000 \quad \text{in der Regel angegeben in} \quad \left[\frac{mosmol}{kg}\right]$$

| ξ_m Osmolalität | ΔT_f Gefrierpunktserniedrigung | K_f Kryoskopische Konstante (für Wasser gilt: $K_f = 1{,}86\,K \cdot kg \cdot mol^{-1}$)

3.9.6 Quantitative Berechnung isotonisierender Zusätze

Ermittlung unter Verwendung der molaren Gefrierpunktserniedrigung

$$m_\mathrm{H} = \frac{(0{,}52 - \Delta T_\mathrm{f}) \cdot m_\mathrm{L} \cdot M_\mathrm{H}}{K_\mathrm{f} \cdot 1000 \cdot i} \quad [\mathrm{g}]$$

| m_H Masse des zur Isotonisierung zuzusetzenden Hilfsstoffs | ΔT_f Gefrierpunktserniedrigung der zu isotoniersierenden Wirkstofflösung | m_L Masse des Lösungsmittels [g] | M_H Molmasse des isotonisierenden Hilfsstoffs $\left[\mathrm{g \cdot mol^{-1}}\right]$ | K_f Kryoskopische Konstante (für Wasser gilt: $K_\mathrm{f} = 1{,}86\,\mathrm{K \cdot kg \cdot mol^{-1}}$) | i Van't-Hoff-Faktor

Ermittlung unter Verwendung des Natriumchlorid-Äquivalents

Berechnung des Natriumchlorid-Äquivalents

Das Natriumchlorid-Äquivalent E gibt die Natriumchlorid-Menge in Gramm an, die in der gleichen Menge Wasser gelöst, die gleiche osmotische Aktivität aufweist wie 1 g der zu verarbeitenden Substanz.

$$E = \frac{M_\mathrm{NaCl} \cdot L_\mathrm{s}}{L_\mathrm{NaCl} \cdot M_\mathrm{s}} = 17 \cdot \frac{L_\mathrm{s}}{M_\mathrm{s}}$$

| E Natriumchlorid-Äquivalent | M_NaCl Relative Molekülmasse von NaCl ($M_\mathrm{NaCl} \approx 58$) | L_s Molare Gefrierpunktserniedrigung der Substanz | L_NaCl Molare Gefrierpunktserniedrigung von NaCl $\left(L_\mathrm{NaCl} = 3{,}4\,\mathrm{K \cdot kg \cdot mol^{-1}}\right)$ | M_s Relative Molekülmasse der Substanz

Berechnung des notwendigen Lösungsmittelvolumens (White-Vincent-Methode)

Das Natriumchlorid-Äquivalent E des Arzneistoffs kann zur Berechnung des für die Herstellung einer isotonischen Arzneistofflösung erforderlichen Wasservolumens verwendet werden. Danach wird mit intonischer Hilfsstofflösung auf das erforderliche Endvolumen aufgefüllt.

$$V_\mathrm{iso} = E_\mathrm{AS} \cdot m_\mathrm{AS} \cdot V_\mathrm{iso}^\mathrm{1\,g\,NaCl} \quad [\mathrm{ml}]$$

| V_iso Für die Herstellung einer isotonischen Lösung erforderliches Volumen | E_AS Natriumchlorid-Äquivalent des Arzneistoffs (▶Tab. A.5, S. 276) | m_AS Masse des gelösten Arzneistoffs [g] | $V_\mathrm{iso}^\mathrm{1\,g\,NaCl}$ Volumen einer isotonischen Lösung von 1 g Natriumchlorid $\left(V_\mathrm{iso}^\mathrm{1\,g\,NaCl} = 111{,}1\,\mathrm{ml \cdot g^{-1}}\right)$

Berechnung des notwendigen NaCl-Zusatzes

$$m_{NaCl} = 0{,}9 \cdot \frac{V_{Ges}}{100} - E_{AS} \cdot m_{AS} \quad [g]$$

| m_{NaCl} Für die Isotonisierung erforderliche Natriumchlorid-Menge | V_{Ges} Volumen der Zubereitung | E_{AS} Natriumchlorid-Äquivalent des Arzneistoffs (▶Tab. A.5, S. 276) | m_{AS} Masse des gelösten Arzneistoffs

Ermittlung unter Verwendung der DAC-Methode

$$n_H^{\%} = \frac{0{,}52 - n_{AS}^{\%} \cdot \Delta T_f^{AS_{1\%}}}{\Delta T_f^{H_{1\%}}} \quad [\%]$$

| $n_H^{\%}$ Menge des zur Isotonisierung zuzusetzenden Hilfsstoffs [%] | 0,52 Gefrierpunktserniedrigung der Tränenflüssigkeit bzw. des Serums gegenüber reinem Wasser [°C] | $n_{AS}^{\%}$ Arzneistoffgehalt der Lösung [%] | $\Delta T_f^{AS_{1\%}}$ Gefrierpunktserniedrigung einer einprozentigen Lösung des betreffenden Arzneistoffs gegenüber reinem Wasser [°C] | $\Delta T_f^{H_{1\%}}$ Gefrierpunktserniedrigung einer einprozentigen Lösung des betreffenden Hilfsstoffs gegenüber reinem Wasser [°C] (▶Tab. A.5, S. 276)

■ Enthält eine Lösung mehrere Arzneistoffe, so sind die jeweiligen Werte für $n_{AS}^{\%} \cdot \Delta T_f^{AS_{1\%}}$ zu addieren.

■ Ist $\Delta T_f^{1\%}$ eines bestimmten Arznei- oder Hilfsstoffs in den gängigen Tabellen nicht aufgeführt, lässt sich dieser Wert mit folgender Formel ermitteln:

$$\Delta T_f^{1\%} = \frac{L_{iso} \cdot 10}{M_r}$$

| $\Delta T_f^{1\%}$ Gefrierpunktserniedrigung einer einprozentigen Lösung des betreffenden Arznei- oder Hilfsstoffs gegenüber reinem Wasser | L_{iso} L_{iso}-Wert (molare Gefrierpunkterniedrigung bei isotonischer Konzentration) | M_r Relative Molekülmasse des betreffenden Arznei- oder Hilfsstoffs

4 BIOPHARMAZIE

4.1 Area Under the Curve (AUC)

4.1.1 AUC (allgemein)

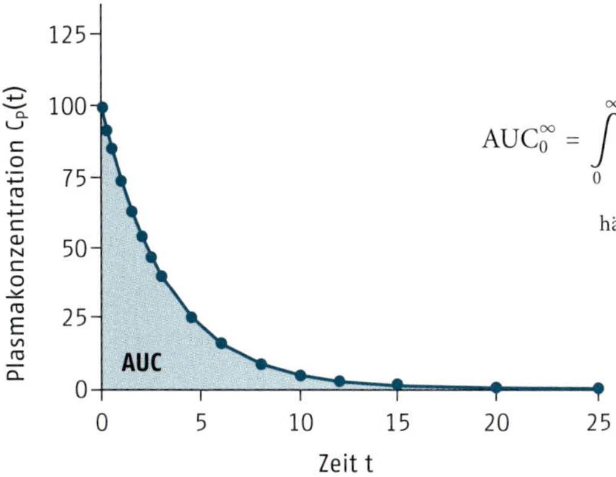

$$AUC_0^\infty = \int_0^\infty C_P(t) \cdot dt$$

häufig angegeben in $\left[\frac{\text{mg} \cdot \text{h}}{\text{l}}\right]$

| AUC_0^∞ Gesamtfläche unter der Plasmakonzentrations-Zeit-Kurve | $C_P(t)$ Plasmakonzentration des Arzneistoffs zum Zeitpunkt t | t Zeit

4.1.2 AUC (Trapezregel)

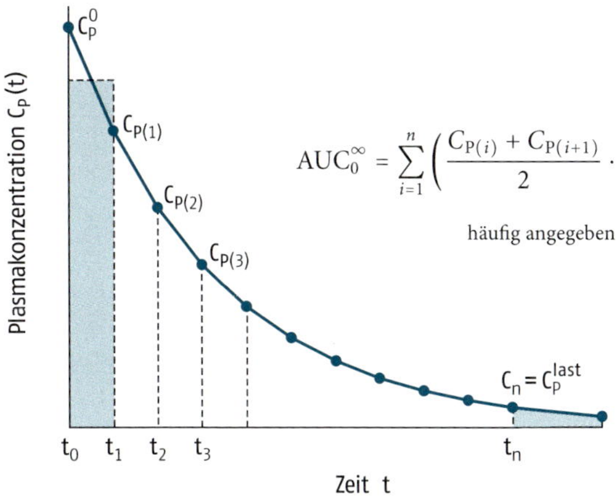

$$AUC_0^\infty = \sum_{i=1}^{n} \left(\frac{C_{P(i)} + C_{P(i+1)}}{2} \cdot (t_{i+1} - t_i) \right) + \frac{C_P^{last}}{k_e}$$

häufig angegeben in $\left[\frac{\text{mg} \cdot \text{h}}{\text{l}}\right]$

| AUC_0^∞ Gesamtfläche unter der Plasmakonzentrations-Zeit-Kurve | $C_{P(i)}$ Plasmakonzentration des Arzneistoffs zum Zeitpunkt t_i | C_P^{last} Plasmakonzentration des Arzneistoffs am letzten Messpunkt | t_i Zeitpunkt der Probe | k_e Terminale Eliminationsgeschwindigkeitskonstante (im Ein-Kompartiment-Modell)

4.2 Area Under the First Moment Curve (AUMC)

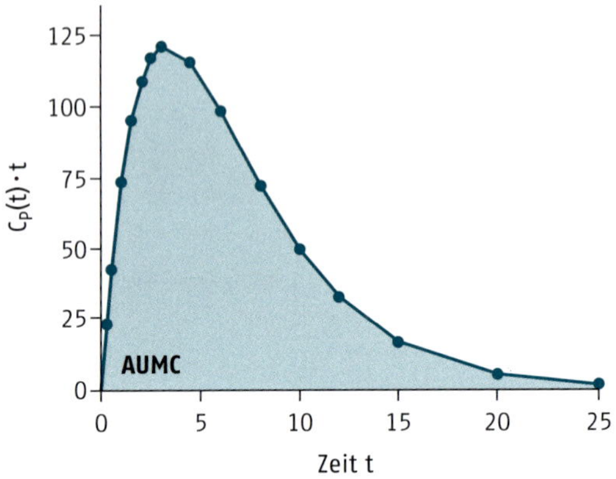

$$AUMC_0^\infty = \int_0^\infty t \cdot C_P(t) \cdot dt \qquad \text{häufig angegeben in } \left[\frac{mg \cdot h^2}{l}\right]$$

| $AUMC_0^\infty$ Gesamtfläche unter der ersten Moment-Kurve (entspricht der Fläche unter der Kurve für die graphische Darstellung des Produktes aus Plasmaspiegel und Zeit gegen die Zeit) | t Zeit | $C_P(t)$ Plasmakonzentration des Arzneistoffs zum Zeitpunkt t

4.3 Absolute Bioverfügbarkeit

$$F = \frac{D_{i.v.} \cdot AUC_{ex}}{D_{ex} \cdot AUC_{i.v.}} \quad [-]$$

| F Absolute Bioverfügbarkeit | $D_{i.v.}$ Intravenöse Dosis | D_{ex} Extravasale Dosis (nicht intravenös) | $AUC_{i.v.}$ Gesamtfläche unter der Plasmakonzentrations-Zeit-Kurve bei intravenöser Applikation | AUC_{ex} Gesamtfläche unter der Plasmakonzentrations-Zeit-Kurve bei extravasaler Applikation

4.4 Relative Bioverfügbarkeit

$$F_{\mathrm{rel}} = \frac{D_{\mathrm{R}} \cdot \mathrm{AUC}_{\mathrm{T}}}{D_{\mathrm{T}} \cdot \mathrm{AUC}_{\mathrm{R}}} \quad [-]$$

| F_{rel} Relative Bioverfügbarkeit | D_{R} Dosis des Referenzpräparates | D_{T} Dosis des Testpräparates | $\mathrm{AUC}_{\mathrm{T}}$ Gesamtfläche unter der Plasmakonzentrations-Zeit-Kurve nach Verabreichung des Testpräparates | $\mathrm{AUC}_{\mathrm{R}}$ Gesamtfläche unter der Plasmakonzentrations-Zeit-Kurve nach Verabreichung des Referenzpräparates

4.5 Bioverfügbarkeit und First-Pass Effekt

$$F = f_{\mathrm{a}} \cdot f_{\mathrm{fp}} \quad [-]$$

| F Bioverfügbarkeit (Anteil der systemisch verfügbaren Dosis) | f_{a} Fraktion der applizierten Dosis, die resorbiert wird | f_{fp} Fraktion der resorbierten Dosis, die beim ersten Durchlauf die Leber unverändert passiert (durch First-Pass-Effekt nicht inaktiviert)

4.6 Ficksches Diffusionsgesetz

► S. 141

4.7 Penetration (Stoffübergang)

► S. 141

4.8 Permeation (Stoffdurchgang)

► S. 142

4.9 Verteilungskoeffizient

4.9.1 log *P*-Wert

$$\log P = \log\left(\frac{C_{X(\mathrm{Octanol})}}{C_{X(\mathrm{wässrig})}^{\mathrm{nicht\ ionisiert}}}\right) \quad [-]$$

| P Verteilungskoeffizient (Partition Coefficient) der ungeladenen Form des Arzneistoffs zwischen Octanol-Phase und wässriger Phase | $C_{X(\mathrm{Octanol})}$ Konzentration des Arzneistoffs in der Octanol-Phase | $C_{X(\mathrm{wässrig})}^{\mathrm{nicht\ ionisiert}}$ Konzentration der ungeladenen, nicht-ionisierten Form der Substanz in der wässrigen Phase

1

2

3

4

5

6

7

8

9

A

4.9.2 log *D*-Wert

$$\log D = \log\left(\frac{C_{X(\text{Octanol})}}{C_{X(\text{wässrig})}^{\text{nicht ionisiert}} + C_{X(\text{wässrig})}^{\text{ionisiert}}}\right) \quad [-]$$

| D Verteilungskoeffizient (Distribution Coefficient) eines Arzneistoffs zwischen Octanol-Phase und wässriger Phase | $C_{X(\text{Octanol})}$ Konzentration der Substanz in der Octanol-Phase | $C_{X(\text{wässrig})}^{\text{nicht ionisiert}}$ Konzentration der ungeladenen, nicht-ionisierten Form des Arzneistoffs in der wässrigen Phase | $C_{X(\text{wässrig})}^{\text{ionisiert}}$ Konzentration der geladenen, ionisierten Form des Arzneistoffs in der wässrigen Phase.

- Für nicht ionisierbare Substanzen gilt $\log D = \log P$.

4.10 Verteilungsvolumen (in allgemeiner Form)

$$V_d = \frac{A}{C_P} \quad [m^3]$$

| V_d Verteilungsvolumen | A Gesamtarzneistoffmenge im Organismus | C_P Gemessene Plasmakonzentration des Arzneistoffs

4.11 Plasmaeiweißbindung (Bestimmung durch Equilibrium-Dialyse)

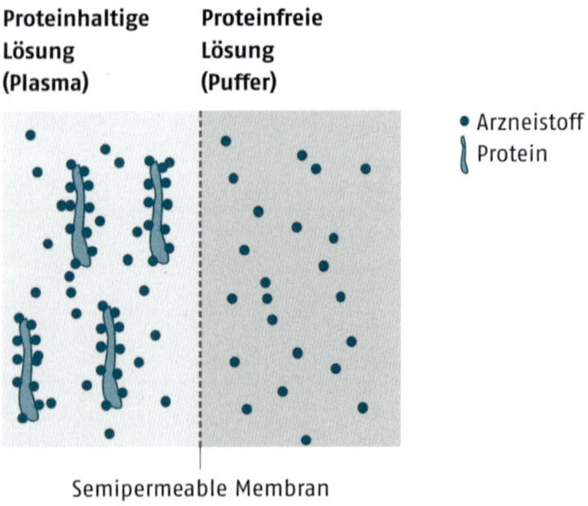

$$f_b = \frac{A_b}{A_{tot}} = \frac{A_{tot} - A_u}{A_{tot}} = \frac{A_{tot} - C_u \cdot V_{tot}}{A_{tot}} \quad [-]$$

| f_b Fraktion des an Protein gebundenen Arzneistoffs | A_b Menge des an Protein gebundenen Arzneistoffs | A_u Menge des freien, ungebundenen Arzneistoffs | A_{tot} Gesamtmenge Arzneistoff | C_u Konzentration an freiem, ungebundenem Arzneistoff | V_{tot} Gesamtvolumen (Plasma + Puffer)

4.12 Clearance

4.12.1 Allgemeine Betrachtung

$$Cl = \frac{\left(\frac{\mathrm{d}A_e}{\mathrm{d}t}\right)}{C} \qquad \text{häufig angegeben in } \left[\frac{\mathrm{l}}{\mathrm{h}}\right]$$

| Cl Clearance | $\frac{\mathrm{d}A_e}{\mathrm{d}t}$ Ausgeschiedene Arzneistoffmenge pro Zeit (=Ausscheidungsgeschwindigkeit) | C Konzentration des Arzneistoffs in der untersuchten Körperflüssigkeit (in der Regel Plasma, Serum oder Blut)

4.12.2 Gesamtkörperclearance

$$Cl_{\mathrm{tot}} = Cl_{\mathrm{r}} + Cl_{\mathrm{m}} + Cl_{\mathrm{b}} \quad \text{oder} \quad Cl_{\mathrm{tot}} = k_e \cdot V_d = \frac{F \cdot D}{\mathrm{AUC}_0^{\infty}} \qquad \text{häufig angegeben in } \left[\frac{\mathrm{l}}{\mathrm{h}}\right]$$

| Cl_{tot} Gesamtkörperclearance | Cl_{r} Renale Clearance | Cl_{m} Metabolische Clearance | Cl_{b} Biliäre Clearance | k_e Eliminationsgeschwindigkeitskonstante (der Gesamtelimination) | V_d Verteilungsvolumen | F Bioverfügbarkeit | D Dosis | AUC_0^{∞} Gesamtfläche unter der Plasmakonzentrations-Zeit-Kurve

4.12.3 Renale Clearance

$$Cl_{\mathrm{r}} = \frac{\left(\frac{\mathrm{d}A_r}{\mathrm{d}t}\right)}{C_P} \quad \text{oder} \quad Cl_{\mathrm{r}} = k_r \cdot V_d \qquad \text{häufig angegeben in } \left[\frac{\mathrm{l}}{\mathrm{h}}\right]$$

| Cl_{r} Renale Clearance | $\frac{\mathrm{d}A_r}{\mathrm{d}t}$ Renale Ausscheidungsgeschwindigkeit | A_r Renal ausgeschiedene Arzneistoffmenge | t Zeit | C_P Plasmakonzentration | k_r Geschwindigkeitskonstante der renalen Elimination | V_d Verteilungsvolumen

4.12.4 Metabolische Clearance

$$Cl_{\mathrm{m}} = \frac{\left(\frac{\mathrm{d}A_m}{\mathrm{d}t}\right)}{C_P} \quad \text{oder} \quad Cl_{\mathrm{m}} = k_m \cdot V_d \qquad \text{häufig angegeben in } \left[\frac{\mathrm{l}}{\mathrm{h}}\right]$$

| Cl_{m} Metabolische Clearance | $\frac{\mathrm{d}A_m}{\mathrm{d}t}$ Metabolisierungsgeschwindigkeit | A_m Durch Metabolisierung eliminierte Arzneistoffmenge | t Zeit | C_P Plasmakonzentration | k_m Geschwindigkeitskonstante für die Elimination durch Metabolisierung | V_d Verteilungsvolumen

4.12.5 Biliäre Clearance

$$Cl_{\mathrm{b}} = \frac{\left(\frac{\mathrm{d}A_b}{\mathrm{d}t}\right)}{C_P} \quad \text{oder} \quad Cl_{\mathrm{b}} = k_b \cdot V_d \qquad \text{häufig angegeben in } \left[\frac{\mathrm{l}}{\mathrm{h}}\right]$$

| Cl_{b} Biliäre Clearance | $\frac{\mathrm{d}A_b}{\mathrm{d}t}$ Biliäre Ausscheidungsgeschwindigkeit | A_b Biliär ausgeschiedene Arzneistoffmenge | t Zeit | C_P Plasmakonzentration | k_b Geschwindigkeitskonstante für die biliäre Elimination | V_d Verteilungsvolumen

4.13 Physiologische Perfusionsmodelle

4.13.1 Organclearance

$$Cl_{org} = Q \cdot E \qquad \text{häufig angegeben in } \left[\frac{l}{h}\right]$$

| Cl_{org} Organclearance | Q Blutfluss, Durchblutungsrate | E Extraktionskoeffizient ▶S. 172

4.13.2 Extraktionskoeffizient

$$E = \frac{C_{in} - C_{out}}{C_{in}} \qquad [-]$$

| E Extraktionskoeffizient | C_{in} Konzentration des Arzneistoffs beim Eintritt in das Eliminationsorgan | C_{out} Konzentration des Arzneistoffs beim Austritt aus dem Eliminationsorgan

4.14 Pharmakokinetische Kompartiment-Modelle

4.14.1 Intravasale Bolusinjektion im Ein-Kompartiment-Modell (Einmalgabe, lineare Kinetik)

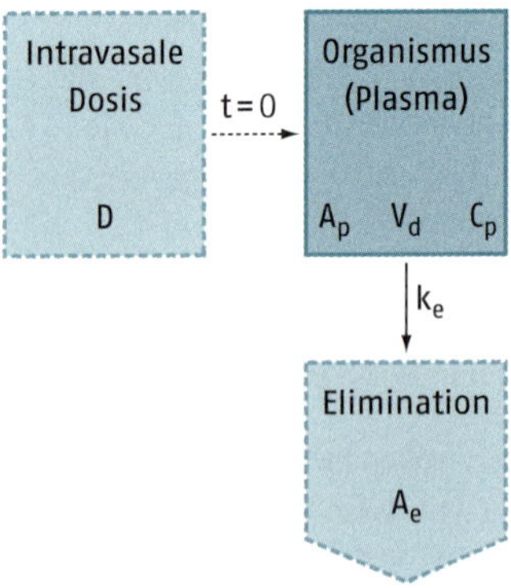

Initiale Plasmakonzentration

$$C_P^0 = \frac{D_L}{V_d} \qquad \text{häufig angegeben in } \left[\frac{mg}{l}\right]$$

| C_P^0 Initiale Plasmakonzentration des Arzneistoffs | D_L Initialdosis (Loading Dose) | V_d Verteilungsvolumen

Initialdosis

$D_L = C_P^0 \cdot V_d$ häufig angegeben in [mg]

| D_L Initialdosis (Loading Dose) | C_P^0 Angestrebte initiale Plasmakonzentration des Arzneistoffs (in der Regel identisch mit der Steady-State-Konzentration) | V_d Verteilungsvolumen

Plasmaspiegel

$C_P(t) = C_P^0 \cdot e^{-k_e \cdot t}$ häufig angegeben in $\left[\frac{\text{mg}}{\text{l}}\right]$

| $C_P(t)$ Plasmakonzentration des Arzneistoffs zum Zeitpunkt t | C_P^0 Initiale Plasmakonzentration des Arzneistoffs | k_e Eliminationsgeschwindigkeitskonstante (Gesamtelimination) | t Zeit

Eliminationsgeschwindigkeitskonstante (Berechnung 2-Punkt-Methode)

$k_e = \frac{\ln C_{P1} - \ln C_{P2}}{t_2 - t_1}$ häufig angegeben in $\left[\frac{1}{\text{h}}\right]$

| k_e Eliminationsgeschwindigkeitskonstante (Gesamtelimination) | C_{P1} Plasmakonzentration des Arzneistoffs zum Zeitpunkt t_1 | C_{P2} Plasmakonzentration des Arzneistoffs zum Zeitpunkt t_2

Eliminationsgeschwindigkeitskonstante bei parallelen Eliminationswegen

$k_e = k_r + k_m + k_b$ häufig angegeben in $\left[\frac{1}{\text{h}}\right]$

| k_e Eliminationsgeschwindigkeitskonstante (Gesamtelimination) | k_r Geschwindigkeitskonstante der renalen Elimination | k_m Geschwindigkeitskonstante für die Elimination durch Metabolisierung | k_b Geschwindigkeitskonstante der biliären Elimination

Eliminationshalbwertszeit

$T_{1/2} = \frac{\ln 2}{k_e} = \frac{0{,}693}{k_e}$ häufig angegeben in [h]

| $T_{1/2}$ Eliminationshalbwertszeit bei einer linearen Kinetik 1. Ordnung | k_e Eliminationsgeschwindigkeitskonstante (Gesamtelimination)

Wirkdauer

$$t_d = \frac{1}{k_e} \cdot \ln\left(\frac{C_P^0}{C_{P(MEC)}}\right) = \frac{T_{1/2}}{\ln 2} \cdot \ln\left(\frac{C_P^0}{C_{P(MEC)}}\right)$$ häufig angegeben in [h]

| t_d Wirkdauer | k_e Eliminationsgeschwindigkeitskonstante | $T_{1/2}$ Eliminationshalbwertszeit bei einer Kinetik 1. Ordnung | C_P^0 Initiale Plasmakonzentration des Arzneistoffs | $C_{P(MEC)}$ Minimal effektive Plasmakonzentration des Arzneistoffs

Urinausscheidung

$$A_r(t) = \frac{k_r}{k_e} \cdot D \cdot \left(1 - e^{-k_e \cdot t}\right)$$ häufig angegeben in [mg]

| $A_r(t)$ Renal eliminierte Arzneistoffmenge zum Zeitpunkt t | k_r Geschwindigkeitskonstante der renalen Elimination | k_e Eliminationsgeschwindigkeitskonstante (Gesamtelimination) | D Dosis | t Zeit

Amount Remaining to be Excreted (ARE)

$$\ln\left(A_{r(\infty)} - A_r\right) = \ln A_{r(\infty)} - k_e \cdot t \quad [-]$$

| A_r Renal eliminierte Arzneistoffmenge zum Zeitpunkt t | $A_{r(\infty)}$ Maximal renal eliminierte Arzneistoffmenge bei $t = \infty$ | k_e Eliminationsgeschwindigkeitskonstante | t Zeit

4.14.2 Intravasale Bolusinjektion im Ein-Kompartiment-Modell (Einmalgabe, nichtlineare Kinetik)

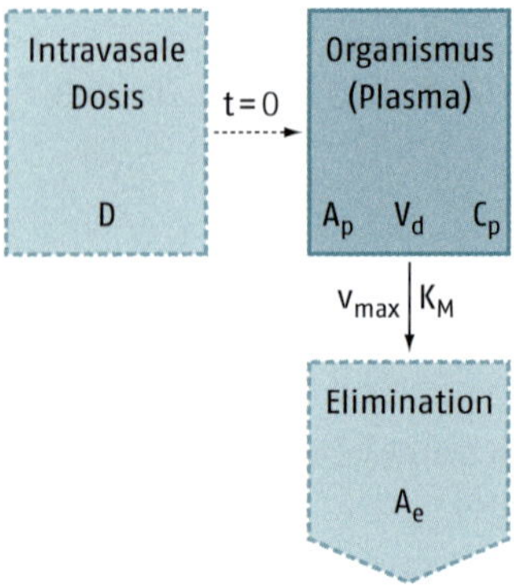

►

Differentialgleichung

$$\frac{\mathrm{d}C_\mathrm{P}}{\mathrm{d}t} = -\frac{v_\mathrm{max} \cdot C_\mathrm{P}(t)}{K_\mathrm{M} + C_\mathrm{P}(t)}$$ häufig angegeben in $\left[\frac{\mathrm{mg}}{\mathrm{l \cdot h}}\right]$

| $\frac{\mathrm{d}C_\mathrm{P}}{\mathrm{d}t}$ Eliminationsgeschwindigkeit der Plasmakonzentration des Arzneistoffs | $C_\mathrm{P}(t)$ Plasmakonzentration des Arzneistoffs zum Zeitpunkt t | t Zeit | v_max Maximale Eliminationsgeschwindigkeit | K_M Plasmakonzentration des Arzneistoffs bei Halbsättigung der Elimination

Zeit als Funktion der Plasmakonzentration

$$t = \frac{K_\mathrm{M} \cdot \ln \frac{C_\mathrm{P}^0}{C_\mathrm{P}(t)} + C_\mathrm{P}^0 - C_\mathrm{P}(t)}{v_\mathrm{max}}$$ häufig angegeben in $[\mathrm{h}]$

| t Zeit | K_M Plasmakonzentration des Arzneistoffs bei Halbsättigung der Elimination | C_P^0 Initiale Plasmakonzentration des Arzneistoffs | $C_\mathrm{P}(t)$ Plasmakonzentration des Arzneistoffs zum Zeitpunkt t | v_max Maximale Eliminationsgeschwindigkeit

■ Es ist mathematisch nicht möglich die zugrunde liegende Differentialgleichung (►S. 175) so zu lösen, dass die Plasmakonzentration $C_\mathrm{P}(t)$ des Arzneistoffs als Funktion der Zeit t berechnet werden kann. Um aber trotzdem eine zeitliche Darstellung der Plasmakonzentration des Arzneistoffs durchführen zu können, kann nach t aufgelöst werden, um die Zeit t als Funktion der Plasmakonzentration $C_\mathrm{P}(t)$ des Arzneistoffs auszudrücken.

Eliminationshalbwertszeit (nichtlineare Kinetik)

$$T_{1/2} = \frac{\ln 2 \cdot [K_\mathrm{M} + C_\mathrm{P}(t)]}{v_\mathrm{max}} = \frac{0{,}693 \cdot [K_\mathrm{M} + C_\mathrm{P}(t)]}{v_\mathrm{max}}$$ häufig angegeben in $[\mathrm{h}]$

| $T_{1/2}$ Eliminationshalbwertszeit | K_M Plasmakonzentration des Arzneistoffs bei Halbsättigung der Elimination | $C_\mathrm{P}(t)$ Plasmakonzentration des Arzneistoffs zum Zeitpunkt t | v_max Maximale Eliminationsgeschwindigkeit

Gesamtkörperclearance (nichtlineare Kinetik)

$$Cl_\mathrm{tot} = \frac{v_\mathrm{max} \cdot V_\mathrm{d}}{K_\mathrm{M} + C_\mathrm{P}(t)}$$ häufig angegeben in $\left[\frac{\mathrm{l}}{\mathrm{h}}\right]$

| Cl_tot Gesamtkörperclearance | v_max Maximale Eliminationsgeschwindigkeit | V_d Verteilungsvolumen | K_M Plasmakonzentration des Arzneistoffs bei Halbsättigung der Elimination | $C_\mathrm{P}(t)$ Plasmakonzentration des Arzneistoffs zum Zeitpunkt t

4.14.3 Intravasale Bolusinjektion im Ein-Kompartiment-Modell (Mehrfachgabe, lineare Kinetik)

Plasmaspiegel

$$C_P(t) = \frac{C_P^0 \cdot \left(1 - e^{-k_e \cdot n \cdot \tau}\right)}{1 - e^{-k_e \cdot \tau}} \cdot e^{-k_e \cdot t}$$ häufig angegeben in $\left[\frac{\text{mg}}{\text{l}}\right]$

| $C_P(t)$ Plasmakonzentration des Arzneistoffs zum Zeitpunkt t | C_P^0 Initiale Plasmakonzentration des Arzneistoffs nach der 1. Injektion | k_e Eliminationsgeschwindigkeitskonstante | n Anzahl der erfolgten Injektionen | τ Dosierungsintervall | t Zeit nach der letzten Injektion

Maximaler und minimaler Plasmaspiegel nach *n* Injektionen

$$C_{P(max)}^n = C_P^0 \cdot \frac{\left(1 - e^{-n \cdot k_e \cdot \tau}\right)}{1 - e^{-k_e \cdot \tau}}$$ häufig angegeben in $\left[\frac{\text{mg}}{\text{l}}\right]$

$$C_{P(min)}^n = C_P^0 \cdot \frac{\left(1 - e^{-n \cdot k_e \cdot \tau}\right)}{1 - e^{-k_e \cdot \tau}} \cdot e^{-k_e \cdot \tau}$$ häufig angegeben in $\left[\frac{\text{mg}}{\text{l}}\right]$

| $C_{P(max)}^n$ Maximale Plasmakonzentration des Arzneistoffs nach n Injektionen
| $C_{P(min)}^n$ Minimale Plasmakonzentration des Arzneistoffs nach n Injektionen
| C_P^0 Initiale Plasmakonzentration des Arzneistoffs nach der 1. Injektion | k_e Eliminationsgeschwindigkeitskonstante | n Anzahl der erfolgten Injektionen | τ Dosierungsintervall

Maximaler und minimaler Plasmaspiegel im Steady State

$$C_{P(max)}^{SS} = \frac{C_P^0}{1 - e^{-k_e \cdot \tau}}$$ häufig angegeben in $\left[\frac{\text{mg}}{\text{l}}\right]$

$$C_{P(min)}^{SS} = \frac{C_P^0 \cdot e^{-k_e \cdot \tau}}{1 - e^{-k_e \cdot \tau}}$$ häufig angegeben in $\left[\frac{\text{mg}}{\text{l}}\right]$

| $C_{P(max)}^{SS}$ Maximale Plasmakonzentration des Arzneistoffs im Steady State
| $C_{P(min)}^{SS}$ Minimale Plasmakonzentration des Arzneistoffs im Steady State | C_P^0 Initiale Plasmakonzentration des Arzneistoffs nach der 1. Injektion | k_e Eliminationsgeschwindigkeitskonstante | τ Dosierungsintervall

Durchschnittliche Plasmakonzentration (Steady State)

$$C^{SS}_{P(ave)} = \frac{D}{k_e \cdot V_d \cdot \tau} = \frac{D}{Cl_{tot} \cdot \tau} \qquad \text{häufig angegeben in } \left[\frac{\text{mg}}{\text{l}}\right]$$

| $C^{SS}_{P(ave)}$ Durchschnittliche Plasmakonzentration des Arzneistoffs im Steady State | D Dosis | k_e Eliminationsgeschwindigkeitskonstante | V_d Verteilungsvolumen | τ Dosierungsintervall | Cl_{tot} Gesamtkörperclearance

Peak-Trough-Fluktuation (PTF)

$$\text{PTF} = \frac{C^{SS}_{P(max)} - C^{SS}_{P(min)}}{C^{SS}_{P(ave)}} \cdot 100 \quad [\%]$$

| PTF Peak-Trough-Fluktuation | $C^{SS}_{P(max)}$ Maximale Plasmakonzentration des Arzneistoffs im Steady State | $C^{SS}_{P(min)}$ Minimale Plasmakonzentration des Arzneistoffs im Steady State | $C^{SS}_{P(ave)}$ Durchschnittliche Plasmakonzentration des Arzneistoffs im Steady State

Bestimmung des Dosierungsintervalls

$$\tau = \frac{\ln\left(\dfrac{C^{SS}_{P(max)}}{C^{SS}_{P(min)}}\right)}{k_e} \qquad \text{häufig angegeben in } [\text{h}]$$

| τ Dosierungsintervall | $C^{SS}_{P(max)}$ Angestrebte maximale Plasmakonzentration des Arzneistoffs im Steady State | $C^{SS}_{P(min)}$ Angestrebte minimale Plasmakonzentration des Arzneistoffs im Steady State | k_e Eliminationsgeschwindigkeitskonstante

Maximale und minimale Einzeldosis

$$D_{max} = C^{SS}_{P(max)} \cdot V_d \cdot \left(1 - e^{-k_e \cdot \tau}\right) \qquad \text{häufig angegeben in } [\text{mg}]$$

$$D_{min} = C^{SS}_{P(min)} \cdot V_d \cdot \frac{\left(1 - e^{-k_e \cdot \tau}\right)}{e^{-k_e \cdot \tau}} \qquad \text{häufig angegeben in } [\text{mg}]$$

| D_{max} Maximale Einzeldosis | D_{min} Minimale Einzeldosis | $C^{SS}_{P(max)}$ Maximale Plasmakonzentration des Arzneistoffs im Steady State | $C^{SS}_{P(min)}$ Minimale Plasmakonzentration des Arzneistoffs im Steady State | V_d Verteilungsvolumen | k_e Eliminationsgeschwindigkeitskonstante | τ Dosierungsintervall

Kumulationsfaktor

$$R = \frac{C_{P(max)}^{SS}}{C_{P(max)}^{1}} = \frac{C_{P(min)}^{SS}}{C_{P(min)}^{1}} = \frac{1}{1 - e^{-k_e \cdot \tau}} \quad [-]$$

alternativ

$$R = \frac{AUC_0^{\tau(SS)}}{AUC_0^{\tau(SD)}} \quad [-]$$

| R Kumulationsfaktor | $C_{P(max)}^{SS}$ Maximale Plasmakonzentration des Arzneistoffs im Steady State | $C_{P(max)}^{1}$ Maximale Plasmakonzentration des Arzneistoffs nach der ersten Gabe | $C_{P(min)}^{SS}$ Minimale Plasmakonzentration des Arzneistoffs im Steady State | $C_{P(min)}^{1}$ Minimale Plasmakonzentration des Arzneistoffs nach der ersten Gabe (unmittelbar vor der zweiten Gabe) | k_e Eliminationsgeschwindigkeitskonstante | τ Dosierungsintervall | $AUC_0^{\tau(SS)}$ Fläche unter der Plasmakonzentrations-Zeit-Kurve für ein Dosierungsintervall τ im Steady State | $AUC_0^{\tau(SD)}$ Fläche unter der Plasmakonzentrations-Zeit-Kurve für eine Einmaldosierung bis zum Zeitpunkt $t = \tau$

Initial- und Erhaltungsdosis

$$D_L = C_{P(max)}^{SS} \cdot V_d = \frac{D_M}{(1 - e^{-k_e \cdot \tau})}$$ häufig angegeben in [mg]

$$D_M = D_L \cdot \left(1 - e^{-k_e \cdot \tau}\right) = \frac{D_L}{R}$$ häufig angegeben in [mg]

| D_L Initialdosis (Loading Dose) | D_M Erhaltungsdosis (Maintenance Dose) | $C_{P(max)}^{SS}$ Maximale Plasmakonzentration des Arzneistoffs im Steady State | V_d Verteilungsvolumen | k_e Eliminationsgeschwindigkeitskonstante | τ Dosierungsintervall | R Kumulationsfaktor

4.14.4 Intravenöse Dauerinfusion im Ein-Kompartiment-Modell

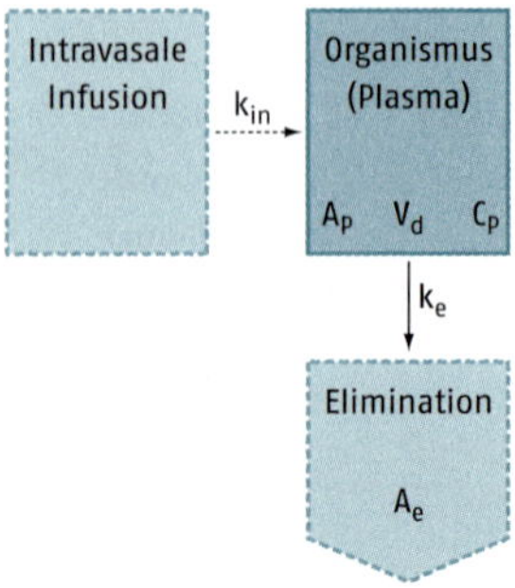

Plasmaspiegel (während der Infusion)

$$C_P(t) = \frac{k_{in}}{k_e \cdot V_d} \cdot \left(1 - e^{-k_e \cdot t}\right) \qquad \text{häufig angegeben in } \left[\frac{mg}{l}\right]$$

| $C_P(t)$ Plasmakonzentration des Arzneistoffs zum Zeitpunkt t | k_{in} Infusionsgeschwindigkeit (Geschwindigkeitskonstante 0. Ordnung mit der Einheit Masse pro Zeit) | k_e Eliminationsgeschwindigkeitskonstante | V_d Verteilungsvolumen | t Zeit

Plasmaspiegel im Steady State

$$C_P^{SS} = \frac{k_{in}}{k_e \cdot V_d} \qquad \text{häufig angegeben in } \left[\frac{mg}{l}\right]$$

| C_P^{SS} Plasmakonzentration des Arzneistoffs im Steady State | k_{in} Infusionsgeschwindigkeit | V_d Verteilungsvolumen | k_e Eliminationsgeschwindigkeitskonstante

Plasmaspiegelverlauf nach Infusionsende

$$C_P(t) = \frac{k_{in}}{V_d \cdot k_e} \cdot \left(1 - e^{-k_e \cdot T_{Stop}}\right) \cdot e^{-k_e \cdot (t - T_{Stop})} \qquad \text{häufig angegeben in } \left[\frac{mg}{l}\right]$$

| C_P Plasmakonzentration des Arzneistoffs zum Zeitpunkt t | k_{in} Infusionsgeschwindigkeit | V_d Verteilungsvolumen | k_e Eliminationsgeschwindigkeitskonstante | T_{Stop} Gesamtdauer der Infusion | t Zeit (seit Beginn der Infusion)

Zeit bis zum Erreichen einer Fraktion des Steady State Plasmaspiegels

$$t = \frac{\ln(1 - f_{SS})}{-k_e} \qquad \text{häufig angegeben in } [h]$$

| t Zeit bis zum Erreichen einer Fraktion des Steady State Plasmaspiegels | k_e Eliminationsgeschwindigkeitskonstante | f_{SS} Fraktion des Steady State

Initialdosis

$$D_L = C_P^{SS} \cdot V_d = \frac{k_{in}}{k_e} \qquad \text{häufig angegeben in } [mg]$$

| D_L Initialdosis als Bolusinjektion (Loading Dose) | C_P^{SS} Plasmakonzentration des Arzneistoffs im Steady State | V_d Verteilungsvolumen | k_{in} Infusionsgeschwindigkeit | k_e Eliminationsgeschwindigkeitskonstante

4.14.5 Intravasale Bolusinjektion im Zwei-Kompartiment Modell (Einmalgabe, lineare Kinetik)

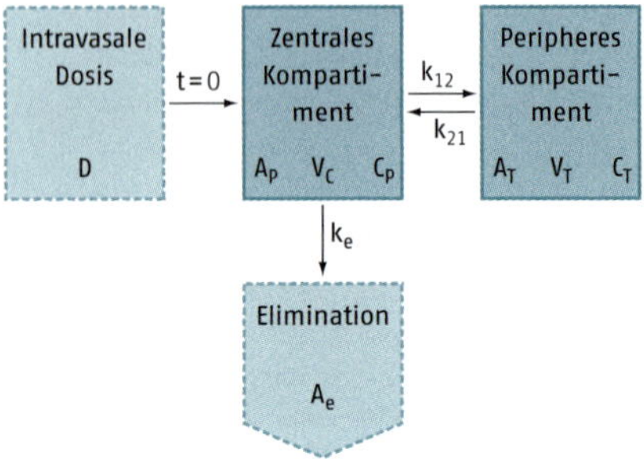

Plasmaspiegel

$C_P(t) = a \cdot e^{-\alpha \cdot t} + b \cdot e^{-\beta \cdot t}$ häufig angegeben in $\left[\frac{mg}{l}\right]$

mit den Dispositionskonstanten

$$\alpha = 0{,}5 \cdot \left(k_{12} + k_{21} + k_e + \sqrt{(k_{12} + k_{21} + k_e)^2 - 4 \cdot k_{21} \cdot k_e}\right)$$

häufig angegeben in $\left[\frac{1}{h}\right]$

$$\beta = 0{,}5 \cdot \left(k_{12} + k_{21} + k_e - \sqrt{(k_{12} + k_{21} + k_e)^2 - 4 \cdot k_{21} \cdot k_e}\right)$$

häufig angegeben in $\left[\frac{1}{h}\right]$

und den Präexponentialfaktoren

$a = \frac{D \cdot (\alpha - k_{21})}{(\alpha - \beta) \cdot V_c}$ häufig angegeben in $\left[\frac{mg}{l}\right]$

$b = \frac{D \cdot (k_{21} - \beta)}{(\alpha - \beta) \cdot V_c}$ häufig angegeben in $\left[\frac{mg}{l}\right]$

daraus ergibt sich:

$k_{21} = \frac{a \cdot \beta + b \cdot \alpha}{a + b}$ häufig angegeben in $\left[\frac{1}{h}\right]$

$k_e = \frac{\alpha \cdot \beta}{k_{21}}$ häufig angegeben in $\left[\frac{1}{h}\right]$

$k_{12} = \alpha + \beta - k_{21} - k_e$ häufig angegeben in $\left[\frac{1}{h}\right]$

►

| α, β, a und b sind keine Geschwindigkeitskonstanten erster Ordnung, sondern von diesen abgeleitete Hybridkonstanten. | $C_P(t)$ Plasmakonzentration des Arzneistoffs zum Zeitpunkt t | D Dosis | k_e Eliminationsgeschwindigkeitskonstante | k_{12} Geschwindigkeitskonstante der Verteilung vom zentralen zum peripheren Kompartiment | k_{21} Geschwindigkeitskonstante der Verteilung vom peripheren zum zentralen Kompartiment | t Zeit

Arzneistoffmenge im peripheren Kompartiment

$$A_T(t) = \frac{D \cdot k_{12}}{(\beta - \alpha)} \cdot \left(e^{-\alpha \cdot t} - e^{-\beta \cdot t}\right) \qquad \text{häufig angegeben in } [\mathrm{mg}]$$

| A_T Arzneistoffmenge im peripheren Kompartiment zum Zeitpunkt t | α, β Dispositionskonstanten (►S. 180) | D Dosis | k_{12} Geschwindigkeitskonstante der Verteilung vom zentralen zum peripheren Kompartiment | t Zeit

Terminale Halbwertszeit

$$T_{1/2}^{\mathrm{biol}} = \frac{\ln 2}{\beta} = \frac{0{,}693}{\beta} \qquad \text{häufig angegeben in } [\mathrm{h}]$$

| $T_{1/2}^{\mathrm{biol}}$ Terminale Halbwertszeit | β Dispositionskonstante (►S. 180)

Verteilungsvolumen des zentralen Kompartiments

$$V_c = \frac{D}{C_P^0} = \frac{D}{a + b} \qquad \text{häufig angegeben in } [\mathrm{l}]$$

| V_c Verteilungsvolumen des zentralen Kompartiments | D Dosis | C_P^0 Initiale Plasmakonzentration des Arzneistoffs | a, b Präexponentialfaktoren (►S. 180)

Verteilungsvolumen im Steady State

$$V_d^{SS} = V_c \cdot \left(1 + \frac{k_{12}}{k_{21}}\right) \qquad \text{häufig angegeben in } [\mathrm{l}]$$

| V_d^{SS} Verteilungsvolumen im Steady State | V_c Verteilungsvolumen des zentralen Kompartiments | k_{12} Geschwindigkeitskonstante der Verteilung vom zentralen zum peripheren Kompartiment | k_{21} Geschwindigkeitskonstante der Verteilung vom peripheren zum zentralen Kompartiment

4.14.6 Extravasale Applikation im Ein-Kompartiment-Modell (Einmalgabe, lineare Kinetik)

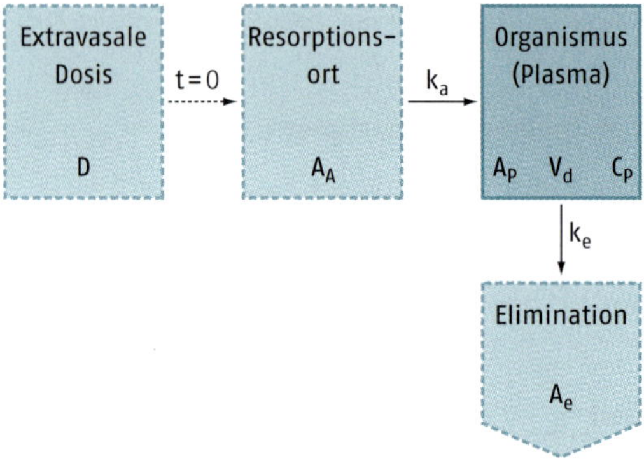

Plasmaspiegel (Bateman-Funktion)

$$C_P(t) = \frac{F \cdot D}{V_d} \cdot \frac{k_a}{(k_a - k_e)} \cdot \left(e^{-k_e \cdot t} - e^{-k_a \cdot t}\right) \qquad \text{häufig angegeben in } \left[\frac{\text{mg}}{\text{l}}\right]$$

| $C_P(t)$ Plasmakonzentration des Arzneistoffs zum Zeitpunkt t | F Bioverfügbarkeit | D Dosis | V_d Verteilungsvolumen | k_a Resorptionsgeschwindigkeitskonstante | k_e Eliminationsgeschwindigkeitskonstante | t Zeit

Maximaler Plasmaspiegel

$$C_{P(max)} = \frac{F \cdot D}{V_d} \cdot \left(\frac{k_a}{k_e}\right)^{\frac{k_e}{k_e - k_a}} \qquad \text{häufig angegeben in } \left[\frac{\text{mg}}{\text{l}}\right]$$

| $C_{P(max)}$ Maximale Plasmakonzentration des Arzneistoffs | F Bioverfügbarkeit | D Dosis | V_d Verteilungsvolumen | k_a Resorptionsgeschwindigkeitskonstante | k_e Eliminationsgeschwindigkeitskonstante

Zeitpunkt des maximalen Plasmaspiegel

$$t_{max} = \frac{1}{k_a - k_e} \cdot \ln\left(\frac{k_a}{k_e}\right) \qquad \text{häufig angegeben in } [\text{h}]$$

| t_{max} Zeitpunkt der maximalen Plasmakonzentration des Arzneistoffs | k_a Resorptionsgeschwindigkeitskonstante | k_e Eliminationsgeschwindigkeitskonstante

Wagner-Nelson Methode

$$f_t = \frac{A_{\text{abs}}(t)}{A_{\text{abs}}(\infty)} = \frac{A_{\text{abs}}(t)}{F \cdot D} = \frac{C_{\text{P}}(t) + k_{\text{e}} \cdot \text{AUC}_0^t}{k_{\text{e}} \cdot \text{AUC}_0^\infty} \quad [-]$$

| f_t Arzneistofffraktion, die von der resorbierten Arzneistoffmenge $F \cdot D$ zum Zeitpunkt t resorbiert ist | $A_{\text{abs}}(t)$ Resorbierte Arzneistoffmenge zum Zeitpunkt t | $A_{\text{abs}}(\infty)$ Maximal resorbierte Arzneistoffmenge bei $t = \infty$ | F Bioverfügbarkeit | D Dosis | $C_{\text{P}}(t)$ Plasmakonzentration zum Zeitpunkt t | k_{e} Eliminationsgeschwindigkeitskonstante | AUC_0^t Fläche unter der Plasmakonzentration-Zeit-Kurve von 0 bis t | AUC_0^∞ Gesamtfläche unter der Plasmakonzentrations-Zeit-Kurve

■ Die halblogarithmische Darstellung von $1 - [A_{\text{abs}}(t)/F \cdot D]$ gegen t unter Verwendung des natürlichen Logarithmus ergibt eine Gerade mit der Steigung $-k_{\text{a}}$

| k_{a} Resorptionsgeschwindigkeitskonstante

Area Under the Curve (AUC)

$$\text{AUC}_0^\infty = \frac{F \cdot D}{k_{\text{e}} \cdot V_{\text{d}}} \qquad \text{häufig angegeben in } \left[\frac{\text{mg} \cdot \text{h}}{\text{l}}\right]$$

| AUC_0^∞ Gesamtfläche unter der Plasmakonzentration-Zeit-Kurve | F Bioverfügbarkeit | D Dosis | k_{e} Eliminationsgeschwindigkeitskonstante | V_{d} Verteilungsvolumen

4.14.7 Extravasale Applikation im Ein-Kompartiment-Modell (Mehrfachgabe,lineare Kinetik)

Plasmaspiegel

$$C_{\text{P}}(t) = \frac{F \cdot D}{V_{\text{d}}} \cdot \frac{k_{\text{a}}}{(k_{\text{a}} - k_{\text{e}})} \cdot \left[\frac{\left(1 - \text{e}^{-n \cdot k_{\text{e}} \cdot \tau}\right)}{\left(1 - \text{e}^{-k_{\text{e}} \cdot \tau}\right)} \cdot \text{e}^{-k_{\text{e}} \cdot t} - \frac{\left(1 - \text{e}^{-n \cdot k_{\text{a}} \cdot \tau}\right)}{\left(1 - \text{e}^{-k_{\text{a}} \cdot \tau}\right)} \cdot \text{e}^{-k_{\text{a}} \cdot t}\right]$$

$$\text{häufig angegeben in } \left[\frac{\text{mg}}{\text{l}}\right]$$

| $C_{\text{P}}(t)$ Plasmakonzentration des Arzneistoffs zum Zeitpunkt t | F Bioverfügbarkeit | D Dosis | V_{d} Verteilungsvolumen | k_{e} Eliminationsgeschwindigkeitskonstante | k_{a} Resorptionsgeschwindigkeitskonstante | n Anzahl der Arzneistoffgaben | τ Dosierungsintervall | t Zeit

Maximaler Plasmaspiegel (Steady State)

$$C_{P(max)}^{SS} = \frac{F \cdot D}{V_d} \cdot \frac{k_a}{(k_a - k_e)} \cdot \left(\frac{e^{-k_e \cdot t_{max}^{SS}}}{1 - e^{-k_e \cdot \tau}} - \frac{e^{-k_a \cdot t_{max}^{SS}}}{1 - e^{-k_a \cdot \tau}} \right)$$

häufig angegeben in $\left[\frac{mg \cdot h}{l}\right]$

| $C_{P(max)}^{SS}$ Maximale Plasmakonzentration des Arzneistoffs im Steady States | F Bioverfügbarkeit | D Dosis | V_d Verteilungsvolumen | k_e Eliminationsgeschwindigkeitskonstante | k_a Resorptionsgeschwindigkeitskonstante | t_{max}^{SS} Zeitpunkt der maximalen Plasmakonzentration des Arzneistoffs im Steady State (►S. 184) | τ Dosierungsintervall

Zeitpunkt der maximalen Plasmakonzentration im Steady State

$$t_{max}^{SS} = \frac{1}{(k_a - k_e)} \cdot \ln \left[\frac{k_a \cdot (1 - e^{-k_e \cdot \tau})}{k_e \cdot (1 - e^{-k_a \cdot \tau})} \right]$$

häufig angegeben in [h]

| t_{max}^{SS} Zeitpunkt der maximalen Plasmakonzentration des Arzneistoffs im Steady State | k_e Eliminationsgeschwindigkeitskonstante | k_a Resorptionsgeschwindigkeitskonstante | τ Dosierungsintervall

Minimaler Plasmaspiegel (Steady State)

$$C_{P(min)}^{SS} = \frac{F \cdot D}{V_d} \cdot \frac{k_a}{(k_a - k_e)} \cdot \left(\frac{e^{-k_e \cdot \tau}}{1 - e^{-k_e \cdot \tau}} - \frac{e^{-k_a \cdot \tau}}{1 - e^{-k_a \cdot \tau}} \right)$$

häufig angegeben in $\left[\frac{mg}{l}\right]$

| $C_{P(min)}^{SS}$ Minimale Plasmakonzentration des Arzneistoffs im Steady State | F Bioverfügbarkeit | D Dosis | V_d Verteilungsvolumen | k_e Eliminationsgeschwindigkeitskonstante | k_a Resorptionsgeschwindigkeitskonstante | τ Dosierungsintervall

Durchschnittlicher Plasmaspiegel (Steady State)

$$C_{P(ave)}^{SS} = \frac{F \cdot D}{k_e \cdot V_d \cdot \tau} = \frac{F \cdot D}{Cl_{tot} \cdot \tau} = \frac{AUC_\tau}{\tau}$$

häufig angegeben in $\left[\frac{mg}{l}\right]$

| $C_{P(ave)}^{SS}$ Durchschnittliche Plasmakonzentration des Arzneistoffs im Steady State | F Bioverfügbarkeit | D Dosis | k_e Eliminationsgeschwindigkeitskonstante | V_d Verteilungsvolumen | τ Dosierungsintervall | Cl_{tot} Gesamtkörperclearance | AUC_τ Fläche unter der Plasmakonzentration-Zeit-Kurve innerhalb eines Dosisintervalls

Kumulationsfaktor

$$R = \frac{C^{SS}_{P(min)}}{C^{1}_{P(min)}} = \frac{1}{\left(1 - e^{-k_e \cdot \tau}\right) \cdot \left(1 - e^{-k_a \cdot \tau}\right)} \quad [-]$$

| R Kumulationsfaktor | $C^{SS}_{P(min)}$ Minimale Plasmakonzentration des Arzneistoffs im Steady State | $C^{1}_{P(min)}$ Minimale Plasmakonzentration des Arzneistoffs am Ende des ersten Dosierungsintervalls | k_e Eliminationsgeschwindigkeitskonstante | k_a Resorptionsgeschwindigkeitskonstante | τ Dosierungsintervall

Erhaltungsdosis

$$D_M = \frac{C^{SS}_{P(ave)} \cdot k_e \cdot V_d \cdot \tau}{F} \qquad \text{häufig angegeben in } [\mathrm{mg}]$$

| D_M Erhaltungsdosis (Maintenance Dose) | $C^{SS}_{P(ave)}$ Angestrebte durchschnittliche Plasmakonzentration des Arzneistoffs im Steady State | k_e Eliminationsgeschwindigkeitskonstante | V_d Verteilungsvolumen | τ Dosierungsintervall | F Bioverfügbarkeit

Initialdosis

$$D_L = \frac{D_M}{\left(1 - e^{-k_e \cdot \tau}\right) \cdot \left(1 - e^{-k_a \cdot \tau}\right)} \qquad \text{häufig angegeben in } [\mathrm{mg}]$$

| D_L Initialdosis (Loading Dose) | D_M Erhaltungsdosis (Maintenance Dose) | k_e Eliminationsgeschwindigkeitskonstante | τ Dosierungsintervall

4.14.8 Extravasale Applikation im Zwei-Kompartiment-Modell (Einmalgabe, lineare Kinetik)

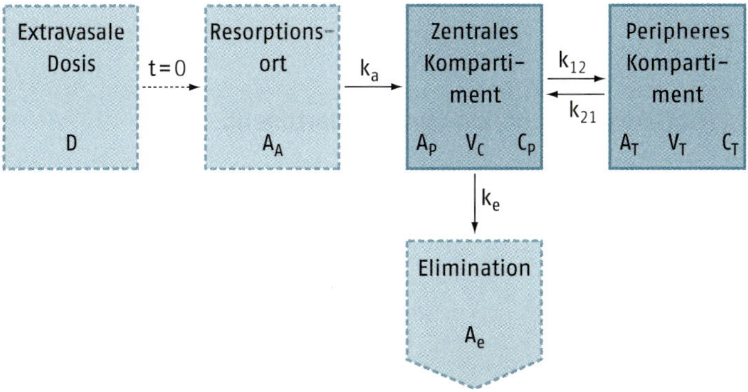

1 2 3 4 5 6 7 8 9 A

Plasmakonzentration bei rechnerischer Betrachtung

$$C_P(t) = a \cdot e^{-\alpha \cdot t} + b \cdot e^{-\beta \cdot t} + c \cdot e^{-k_a \cdot t} \quad \left[\frac{\text{kg}}{\text{m}^3}\right] \text{ oder } \left[\frac{\text{mol}}{\text{m}^3}\right]$$

mit

$$\alpha = 0{,}5 \cdot \left(k_{12} + k_{21} + k_e + \sqrt{(k_{12} + k_{21} + k_e)^2 - 4 \cdot k_{21} \cdot k_e}\right)$$

häufig angegeben in $\left[\frac{1}{\text{h}}\right]$

$$\beta = 0{,}5 \cdot \left(k_{12} + k_{21} + k_e - \sqrt{(k_{12} + k_{21} + k_e)^2 - 4 \cdot k_{21} \cdot k_e}\right)$$

häufig angegeben in $\left[\frac{1}{\text{h}}\right]$

$$a = \frac{F \cdot D \cdot k_a \cdot (k_{21} - \alpha)}{V_c \cdot (k_a - \alpha) \cdot (\beta - \alpha)}$$ häufig angegeben in $\left[\frac{\text{mg}}{\text{l}}\right]$

$$b = \frac{F \cdot D \cdot k_a \cdot (k_{21} - \beta)}{V_c \cdot (k_a - \beta) \cdot (\alpha - \beta)}$$ häufig angegeben in $\left[\frac{\text{mg}}{\text{l}}\right]$

$$c = \frac{F \cdot D \cdot k_a \cdot (k_{21} - k_a)}{V_c \cdot (\alpha - k_a) \cdot (\beta - k_a)}$$ häufig angegeben in $\left[\frac{\text{mg}}{\text{l}}\right]$

daraus ergibt sich:

$$k_{21} = \frac{a \cdot \beta \cdot k_a + b \cdot \alpha \cdot k_a + c \cdot \alpha \cdot \beta}{b \cdot \beta - a \cdot \alpha - c \cdot k_a}$$ häufig angegeben in $\left[\frac{1}{\text{h}}\right]$

$$k_e = \frac{\alpha \cdot \beta}{k_{21}}$$ häufig angegeben in $\left[\frac{1}{\text{h}}\right]$

$$k_{12} = \alpha + \beta - k_{21} - k_e$$ häufig angegeben in $\left[\frac{1}{\text{h}}\right]$

| C_P Plasmakonzentration des Arzneistoffs zum Zeitpunkt t | F Bioverfügbarkeit | D Dosis | V_c Verteilungsvolumen des zentralen Kompartimentes | α, β Dispositionskonstanten | a, b, c Präexponentialfaktoren | k_a Resorptionsgeschwindigkeitskonstante | t Zeit

Arzneistoffmenge im peripheren Kompartiment

$$A_T(t) = \frac{F \cdot D \cdot k_a \cdot k_{12}}{(\alpha - k_a) \cdot (\beta - k_a)} \cdot e^{-k_a \cdot t} + \frac{F \cdot D \cdot k_a \cdot k_{12}}{(k_a - \alpha) \cdot (\beta - \alpha)} \cdot e^{-\alpha \cdot t} + \frac{F \cdot D \cdot k_a \cdot k_{12}}{(k_a - \beta) \cdot (\alpha - \beta)} \cdot e^{-\beta \cdot t}$$

häufig angegeben in [mg]

| A_T Menge des Arzneistoffs im peripheren Kompartiment zum Zeitpunkt t | α, β Dispositionskonstanten (►S. 186) | F Bioverfügbarkeit | D Dosis | k_a Resorptionsgeschwindigkeitskonstante | t Zeit

Verteilungsvolumen des zentralen Kompartiments

$$V_c = \frac{F \cdot D \cdot k_a}{a \cdot (k_a - \alpha) + b \cdot (k_a - \beta)}$$ häufig angegeben in [l]

| V_c Verteilungsvolumen des zentralen Kompartiments | a, b Präexponentialfaktoren (▶S. 186) | α, β Dispositionskonstanten (▶S. 186) | F Bioverfügbarkeit | D Dosis | k_a Resorptionsgeschwindigkeitskonstante

Verteilungsvolumen im Steady State

$$V_d^{SS} = V_c \cdot \left(1 + \frac{k_{12}}{k_{21}}\right)$$ häufig angegeben in [l]

| V_d^{SS} Verteilungsvolumen im Steady State | V_c Verteilungsvolumen des zentralen Kompartiments | k_{12} Geschwindigkeitskonstante der Verteilung von zentralem zu peripherem Kompartiment | k_{21} Geschwindigkeitskonstante der Verteilung von peripherem zu zentralem Kompartiment

Area Under the Curve (AUC)

$$AUC_0^\infty = \frac{a}{\alpha} + \frac{b}{\beta} + \frac{c}{k_a}$$ häufig angegeben in $\left[\frac{\mathrm{mg} \cdot \mathrm{h}}{\mathrm{l}}\right]$

| AUC_0^∞ Gesamtfläche unter der Plasmakonzentration-Zeit-Kurve | a, b, c Präexponentialfaktoren (▶S. 186) | α, β Dispositionskonstanten (▶S. 186) | k_a Resorptionsgeschwindigkeitskonstante

Loo-Riegelmann-Methode

$$f_t = \frac{C_P(t) + k_e \cdot AUC_0^t + \frac{A_T(t)}{V_c}}{k_e \cdot AUC_0^\infty}$$ [–]

| f_t Arzneistofffraktion, die von der resorbierbaren Arzneistoffmenge zum Zeitpunkt t resorbiert ist | $C_P(t)$ Plasmakonzentration zum Zeitpunkt t | k_e Eliminationsgeschwindigkeitskonstante | AUC_0^t Fläche unter der Plasmakonzentration-Zeit-Kurve von 0 bis t | $A_T(t)$ Arzneistoffmenge im peripheren Kompartiment zum Zeitpunkt t | V_c Verteilungsvolumen des zentralen Kompartiments | AUC_0^∞ Gesamtfläche unter der Plasmakonzentrations-Zeit-Kurve

4.15 Statistische Modelle

4.15.1 Mean Residence Time (MRT)

$$MRT = \frac{AUMC}{AUC}$$ häufig angegeben in [h]

| MRT Mittlere Verweildauer | AUMC Gesamtfläche unter der ersten Moment-Kurve (▶S. 168) | AUC Gesamtfläche unter der Plasmakonzentration-Zeit-Kurve (▶S. 167)

4.15.2 Mean Absorption Time (MAT)

$$MAT = MRT_{ex} - MRT_{i.v.}$$ häufig angegeben in [h]

| MAT Mittlere Resorptionszeit | MRT_{ex} Mittlere Verweildauer bei extravasaler (= nicht intravenöser) Applikation | $MRT_{i.v.}$ Mittlere Verweildauer bei intravenöser Applikation

4.15.3 Mean Absorption Time (MAT) bei Resorption 0. Ordnung

$$MAT = \frac{T}{2}$$ häufig angegeben in [h]

| MAT Mittlere Resorptionszeit | T Resorptionszeitraum

4.15.4 Mean Absorption Time (MAT) bei Resorption 1. Ordnung

$$MAT = \frac{1}{k_a}$$ häufig angegeben in [h]

| MAT Mittlere Resorptionszeit | k_a Resorptionsgeschwindigkeitskonstante (1. Ordnung)

4.15.5 Mean Dissolution Time (MDT)

$$MDT = MAT_{Tab} - MAT_{Sol}$$ häufig angegeben in [h]

| MDT Mittlere Auflösungsdauer | MAT_{Tab} Mittlere Resorptionszeit bei Gabe des Arzneistoffs in Form einer Tablette | MAT_{Sol} Mittlere Resorptionszeit bei Gabe des Arzneistoffs in Form einer Lösung

4.15.6 Verteilungsvolumen im Steady State (kompartimentunabhängig)

Bei intravenöser Bolusinjektion

$$V_d^{SS} = Cl_{tot} \cdot MRT_{i.v.} = \frac{D \cdot AUMC}{AUC^2}$$ häufig angegeben in [l]

| V_d^{SS} Verteilungsvolumen im Steady State | Cl_{tot} Gesamtkörperclearance | $MRT_{i.v.}$ Mittlere Verweildauer bei intravenöser Applikation | D Dosis | AUMC Gesamtfläche unter der ersten Moment-Kurve (►S. 168) | AUC Gesamtfläche unter der Plasmakonzentrations-Zeit-Kurve (►S. 167)

Bei Resorption 0. Ordnung

$$V_d^{SS} = Cl_{tot} \cdot (MRT_{ex} - MAT) = Cl_{tot} \cdot \left(MRT_{ex} - \frac{T}{2}\right)$$ häufig angegeben in [l]

| V_d^{SS} Verteilungsvolumen im Steady State | Cl_{tot} Gesamtkörperclearance | MRT_{ex} Mittlere Verweildauer bei extravasaler Applikation | MAT Mittlere Resorptionszeit | T Resorptionszeitraum

Bei Resorption 1. Ordnung

$$V_d^{SS} = Cl_{tot} \cdot (MRT_{ex} - MAT) = Cl_{tot} \cdot \left(MRT_{ex} - \frac{1}{k_a}\right)$$ häufig angegeben in [l]

| V_d^{SS} Verteilungsvolumen im Steady State | Cl_{tot} Gesamtkörperclearance | MRT_{ex} Mittlere Verweildauer bei extravasaler Applikation | MAT Mittlere Resorptionszeit | k_a Resorptionsgeschwindigkeitskonstante (1. Ordnung)

4.16 Bioäquivalenzberechnungen

4.16.1 Geometrisches Mittel der AUC

$$GM = \text{antilog}\left(\frac{1}{n} \cdot \sum_{i=1}^{n} \log AUC_x^i\right)$$

| GM Geometrisches Mittel | n Anzahl der Probanden | x Untersuchte Präparate | AUC_x^i Gesamtfläche unter der Plasmakonzentrations-Zeit-Kurve

4.16.2 Geometrischer Verteilungskoeffizient

$$GVK = \sqrt{(e^{SD_{ln}} - 1)} \cdot 100 \quad [\%]$$

| GVK Geometrischer Verteilungskoeffizient | SD_{ln} Standardabweichung der logarithmierten Werte

4.16.3 Intraindividueller Variationskoeffizient

$$\mathrm{IVK} = \sqrt{\mathrm{MQ}} \cdot 100 \quad [\%]$$

| IVK Intraindividueller Variationskoeffizient | MQ Mittleres Quadrat für den Restfehler

4.16.4 90%-Konfidenzintervall

$$\mathrm{KI}_{90\%} = \mathrm{antilog}\left(\frac{1}{n}\sum_{i=1}^{n}\log\frac{\mathrm{AUC}_B^i}{\mathrm{AUC}_A^i}\right) \pm t \cdot \sqrt{\frac{2 \cdot \mathrm{MQ}}{n}}$$

| $\mathrm{KI}_{90\%}$ 90%-Konfidenzintervall | n Anzahl der Probanden | AUC_A^i Gesamtfläche unter der Plasmakonzentrations-Zeit-Kurve für Präparat A je Proband i | AUC_B^i Gesamtfläche unter der Plasmakonzentrations-Zeit-Kurve für Präparat B je Proband i | t Wert aus der t-Test Statistik (aus Tabelle ablesbar für $n-2$ und 0,9 im Falle eines 90%-Konfidenzintervalls, ►Tab. A.16.3, S. 297) | MQ Mittleres Quadrat für den Restfehler

5 CHEMIE

5.1 Stöchiometrie

5.1.1 Molare Masse

$$M_m = \frac{m}{n} = N_A \cdot m_M \quad \left[\frac{g}{mol}\right]$$

| M_m Molare Masse | m Masse des Stoffs | n Stoffmenge | N_A Avogadro-Konstante ($N_A = 6{,}0221 \cdot 10^{23}\ mol^{-1}$) | m_M Teilchenmasse

5.1.2 Molares Volumen

$$V_m = \frac{V}{n} = \frac{M_m}{\rho} \quad \left[\frac{l}{mol}\right]$$

| V_m Molares Volumen | V Volumen | n Stoffmenge | M_m Molare Masse | ρ Dichte

5.1.3 Stoffmenge, Stoffmengenanteil und Stoffmengenkonzentration

Stoffmenge

$$n = \frac{m}{M_m} \quad [mol]$$

| n Stoffmenge | m Masse des Stoffs | M_m Molare Masse

Stoffmengenanteil (Molenbruch)

$$\chi_B = \frac{n_B}{n_A + n_B + n_C + \ldots} = \frac{n_B}{\sum_i n_i} \quad [-]$$

| χ_B Stoffmengenanteil oder Molenbruch der Substanz B an der Mischung | n_B Stoffmenge der Substanz B in der Mischung | $\sum_i n_i$ Summe der Stoffmengen aller Substanzen in der Mischung

Stoffmengenkonzentration

$$c = \frac{n}{V} \quad \left[\frac{mol}{l}\right]$$

| c Stoffmengenkonzentration | n Stoffmenge der Substanz in der Lösung | V Volumen der Lösung

5.1.4 Massenanteil und Massenkonzentration

Massenanteil (Massenbruch)

$$w_B = \frac{m_B}{m_A + m_B + m_C + \ldots} = \frac{m_B}{\sum_i m_i} \quad [-]$$

| w_B Massenanteil oder Massenbruch der Substanz B an der Mischung | m_B Masse der Substanz B in der Mischung | $\sum_i m_i$ Summe der Massen aller Substanzen in der Mischung

Massenkonzentration

$$\beta = \frac{m}{V} \quad \left[\frac{\text{kg}}{\text{l}}\right]$$

| β Massenkonzentration | m Masse der Substanz in der Lösung | V Volumen der Lösung

5.1.5 Volumenanteil/Volumenkonzentration (Volumenbruch)

$$\phi_B = \frac{V_B}{V_A + V_B + V_C + \ldots} = \frac{V_B}{\sum_i V_i} \quad [-]$$

| ϕ_B Volumenanteil oder Volumenbruch der Substanz B an der Mischung | V_B Volumen der Substanz B in der Mischung | $\sum_i V_i$ Summe der Volumen aller Substanzen in der Mischung

5.1.6 Äquivalentstoffmenge und Äquivalentkonzentration

Äquivalentstoffmenge

Die Äquivalentstoffmenge einer Substanz ist das z-fache der molaren Stoffmenge. Sie ist definiert als der Quotient aus der Masse einer Stoffportion und der molaren Masse des Äquivalents.

$$n_{\text{eq}} = \frac{m}{M_{\text{m}} \cdot \left(\frac{1}{z}\right)} = n \cdot z \quad [\text{mol}]$$

| n_{eq} Äquivalentstoffmenge | m Masse der Substanz | M_{m} Molare Masse | z Äquivalentzahl

■ Die Äquivalentzahl ergibt sich aus der Äquivalenzbeziehung, z. B. aus der Stöchiometrie einer definierten chemischen Reaktion. In der Regel entspricht z bei

- Säure-Base-Reaktionen der Zahl der H^+- oder OH^--Ionen, die das Teilchen aufnehmen oder abgeben kann
- Redoxreaktionen der Zahl der übertragenen Elektronen
- Ionenreaktionen dem Betrag der Ladung des betreffenden Ions

Äquivalentkonzentration

$$c_{eq} = \frac{n_{eq}}{V} = c \cdot z \quad \left[\frac{\text{mol}}{\text{l}}\right]$$

| c_{eq} Äquivalentkonzentration eines gelösten Stoffs | n_{eq} Äquivalentstoffmenge | V Gesamtvolumen | c Konzentration eines gelösten Stoffs | z Äquivalentzahl (►S. 194)

Normierung einer Maßlösung

$$c_{eq} = \frac{z_U \cdot m_U}{M_{m\,(U)} \cdot V} \quad \left[\frac{\text{mol}}{\text{l}}\right]$$

| c_{eq} Äquivalentkonzentration eines gelösten Stoffs | m_U Masse des Urtiters | z_U Äquivalentzahl des Urtiters | $M_{m\,(U)}$ Molare Masse des Urtiters | V Gesamtvolumen

Korrekturfaktor einer Maßlösung

1 N-Maßlösung: $F_{1\,N} = \frac{10^3 \cdot z_U}{M_{m\,(U)}} \cdot \frac{m_U}{a} \quad \left[\frac{\text{mol}}{\text{ml}}\right]$

0,1 N-Maßlösung: $F_{0,1\,N} = \frac{10^4 \cdot z_U}{M_{m\,(U)}} \cdot \frac{m_U}{a} \quad \left[\frac{\text{mol}}{\text{ml}}\right]$

| $F_{1\,N}$ Korrekturfaktor einer 1 N-Maßlösung | $F_{0,1\,N}$ Korrekturfaktor einer 0,1 N-Maßlösung | z_U Äquivalentzahl des Urtiters | m_U Einwaage Urtiter [g] | $M_{m\,(U)}$ Molare Masse des Urtiters | a Verbrauch der Maßlösung [ml]

Normalfaktor

$$F_N = F_S \cdot \frac{a}{b} \quad [-]$$

| F_N Faktor der einzustellenden Maßlösung | F_S Faktor der zur Einstellung verwendeten Maßlösung | a Verbrauch der zur Einstellung verwendeten Maßlösung | b Vorgelegte Menge an einzustellender Maßlösung

5.1.7 Molalität

$$b = \frac{n}{m_S} \quad \left[\frac{\text{mol}}{\text{kg}}\right]$$

| b Molalität | n Stoffmenge | m_S Masse des Lösungsmittels

5.1.8 Verdünnungsgleichung (Mischungskreuz)

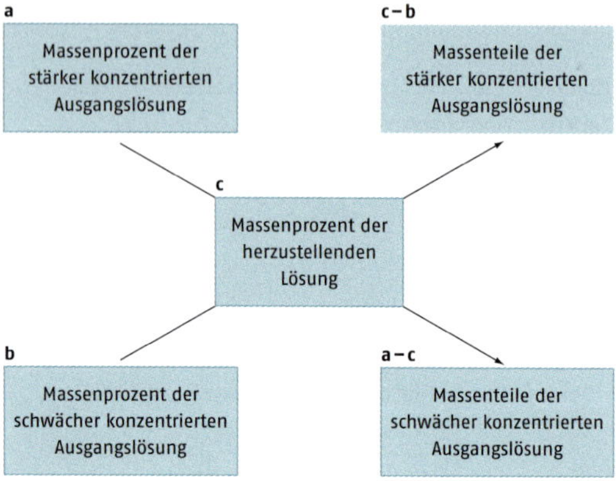

■ Beispiel:

Es soll eine 35-prozentige Säure (a) mit einer 15-prozentigen Säure (b) so gemischt werden, dass sich eine gewünschte Zielkonzentration von 22 % (c) ergibt. Die Berechnung unter Verwendung des Mischungskreuzes ergibt:

- $c - b = 22 - 15 = 7$
  d. h. 7 Teile der 35-prozentigen Säure sind zu verwenden
- $a - c = 35 - 22 = 13$
  d. h. 13 Teile der 15-prozentigen Säure sind zu verwenden.

Die Vereinfachung des Dreisatzes, die in der pharmazeutischen Praxis vielfach angewendet werden kann, wird durch den Merksatz: „Arzt mal Arzt durch Apotheker" ausgedrückt. Damit ist gemeint, dass sich die Menge der Substanz, die der Apotheker einzuwiegen hat, aus dem ergibt, was der Arzt an Konzentration und Menge verschreibt und dem, was der Apotheker als Konzentration vorrätig hat. Die Formel kann konkret ausgedrückt werden als:

$$m_{\text{Arzneizubereitung}} = \frac{m_{\text{vom Arzt verschrieben}} \cdot c_{\text{vom Arzt verschrieben}}}{c_{\text{Arzneizubereitung, beim Apotheker vorrätig}}}$$

Wichtig ist hierbei, dass die Konzentrationsangaben jeweils in Massenprozent oder in Mol pro Liter anzugeben sind, da bei realen Mischungen Volumeneffekte eintreten können.

5.2 Allgemeine Chemie

5.2.1 Chemisches Gleichgewicht

Massenwirkungsgesetz und stöchiometrische Gleichgewichtskonstante

Für die folgende chemische Gleichgewichtsreaktion

$$aA + bB \rightleftharpoons cC + dD$$

ergibt sich das Massenwirkungsgesetz bei konstanter Temperatur zu

$$K_c = \frac{[C]^c \cdot [D]^d}{[A]^a \cdot [B]^b}$$

| K_c Stöchiometrische Gleichgewichtskonstante | a, b, c, d Stöchiometrische Koeffizienten | $[A], [B]$ Konzentration der Edukte A und B | $[C], [D]$ Konzentration der Produkte C und D

Gleichgewichtsexponent

Der Gleichgewichtsexponent ist definiert als der negative dekadische Logarithmus der stöchiometrischen Gleichgewichtskonstante.

$$\mathrm{p}K_c = -\lg K_c \quad [-]$$

| $\mathrm{p}K_c$ Gleichgewichtsexponent | K_c Stöchiometrische Gleichgewichtskonstante

Aktivität

$$a = \gamma \cdot c \quad \left[\frac{\mathrm{mol}}{\mathrm{l}}\right]$$

| a Aktivität (chemisch wirksame Ionenkonzentration) | γ Aktivitätskoeffizient
| c Wahre Ionenkonzentration der Lösung

Massenwirkungsgesetz und thermodynamische Gleichgewichtskonstante

Für den Dissoziationsvorgang

$$AB \rightleftharpoons A^+ + B^-$$

lautet das Massenwirkungsgesetz unter Verwendung der Aktivitäten:

$$K_a = \frac{a_{A^+} \cdot a_{B^-}}{a_{AB}} = \frac{f_{A^+} \cdot f_{B^-}}{f_{AB}} \cdot \frac{[A^-] \cdot [B^+]}{[AB]}$$

| K_a Thermodynamische Gleichgewichtskonstante | a_{A^+}, a_{B^-}, a_{AB} Aktivitäten von A^+, B^- und AB | f_{A^+}, f_{B^-}, f_{AB} Aktivitätskoeffizienten von A^+, B^- und AB
| $[AB]$ Konzentration des Edukts AB | $[A^+]$, $[B^-]$ Konzentrationen der Produkte A^+ und B^-

Ionenstärke

Die Ionenstärke einer Lösung ist ein Maß für die Gesamtkonzetnration der darin gelösten Ionen.

Berechnung aus der Molarität: $I_c = \frac{1}{2} \cdot \sum_{i=1} c_i \cdot z_i^2 \quad \left[\frac{\text{mol}}{\text{l}}\right]$

Berechnung aus der Molalität: $I_b = \frac{1}{2} \cdot \sum_{i=1} b_i \cdot z_i^2 \quad \left[\frac{\text{mol}}{\text{l}}\right]$

| I_c, I_b Ionenstärke der Lösung bezogen auf die Molarität bzw. Molalität | c_i Molare Konzentration der Ionensorte i | b_i Molale Konzentration der Ionensorte i | z_i Ladungszahl der Ionensorte i

Aktivitätskoeffizient von Elektrolyten

Praktischer Aktivitätskoeffizient (Molarität): $\gamma_c = \frac{a_i}{c_i} \quad [-]$

Praktischer Aktivitätskoeffizient (Molalität): $\gamma_b = \frac{a_i}{b_i} \quad [-]$

Rationaler Aktivitätskoeffizient (Molenbruch): $\gamma_\chi = \frac{a_i}{\chi_i} \quad [-]$

| γ_c, γ_b, γ_χ Aktivitätskoeffizient bezogen auf die Molarität, die Molalität oder den Molenbruch | a_i Aktivität der Ionensorte i | c_i Molare Konzentration der Ionensorte i | b_i Molale Konzentration der Ionensorte i | χ_i Molenbruch der Ionensorte i

Debye-Hückel Theorie

$$\lg \gamma_i = -A \cdot z_i^2 \cdot \sqrt{I} \quad [-]$$

| γ_i Aktivitätskoeffizient der Ionensorte i | A Faktor abhängig von der absoluten Temperatur und der Dielektrizitätskonstante (für H_2O gilt bei T = 25 °C: A = 0,509) | z_i Ladungszahl der Ionensorte i | I Ionenstärke

5.2.2 Gravimetrie

Fällungsgrad

$$\alpha = 1 - \frac{c_e \cdot V_e}{c_0 \cdot V_0} \quad [-]$$

| α Fällungsgrad | c_e Endkonzentration der zu bestimmenden Substanz | V_e Endvolumen | c_0 Anfangskonzentration der zu bestimmenden Substanz | V_0 Anfangsvolumen

Löslichkeitsprodukt und pK_L-Wert

Das Löslichkeitsprodukt eines Salzes der allgemeinen Zusammensetzung A_mB_n ergibt sich zu:

$$K_L = [A]^m \cdot [B]^n \quad \text{in der Regel angegeben in} \left[\frac{\text{mol}^{m+n}}{\text{l}^{m+n}}\right]$$

Der negative, dekadische Logarithmus des K_L-Wertes wird als Löslichkeitsexponent oder pK_L-Wert bezeichnet.

$$pK_L = -\lg K_L \quad [-]$$

■ Je kleiner der K_L-Wert bzw. je größer der pK_L-Wert, desto schwerer löslich ist eine Substanz und desto früher setzt ihre Fällung ein.

Molare Löslichkeit, Sättigungskonzentration

$$c_m = \sqrt[m+n]{\frac{K_L}{m^m \cdot n^n}} \quad \text{in der Regel angegeben in} \left[\frac{\text{mol}}{\text{l}}\right]$$

| c_m Molare Löslichkeit (Sättigungskonzentration) eines Salzes der allgemeinen Zusammensetzung A_mB_n | K_L Löslichkeitsprodukt des Salzes | m, n Stöchiometrische Koeffizienten

Gravimetrischer Faktor

$$\lambda = \frac{k \cdot M_S}{M_W} \quad [-]$$

| λ Gravimetrischer Faktor | k Stöchiometrischer Koeffizient | M_S Molekülmasse der gesuchten Substanz | M_W Molekülmasse der Wägeform

5.2.3 Säure-Base-Reaktionen

pH-Wert

Der pH-Wert is definiert als der negative, dekadische Logarithmus der Hydroxonium-Ionenkonzentration:

$$pH = -\lg\left[H_3O^+\right] \quad [-]$$

| pH pH-Wert | $\left[H_3O^+\right]$ Hydroxoniumionen-Konzentration

Säurekonstante und pK_s-Wert

Für die Protolysereaktion einer Säure mit Wasser

$$HA + H_2O \rightleftharpoons A^- + H_3O^+$$

ergibt sich für die Gleichgewichtskonstante (Säuredissoziationskonstante, Säurekonstante):

$$K_s = \frac{[A^-] \cdot [H_3O^+]}{[HA]}$$

Der negative, dekadische Logarithmus der Säurekonstante K_s wird als pK_s-Wert (Säureexponent) bezeichnet:

$$pK_s = -\lg K_s \quad [-]$$

Basenkonstante und pK_b-Wert

Für die Reaktion einer Base mit Wasser

$$B + H_2O \rightleftharpoons BH^+ + OH^-$$

ergibt sich für die Gleichgewichtskonstante (Basenkonstante):

$$K_b = \frac{[BH^+] \cdot [OH^-]}{[B]}$$

Der negative, dekadische Logarithmus der Basenkonstante K_b wird als pK_b-Wert (Basenexponent) bezeichnet:

$$pK_b = -\lg K_b \quad [-]$$

Zusammenhang zwischen pK_s-Wert und pK_b-Wert

$$K_s \cdot K_b = K_w = 10^{-14}$$

$$pK_s + pK_b = pK_w = 14$$

| K_s Säurekonstante | K_b Basenkonstante | K_w Ionenprodukt des Wassers | pK_s pK_s-Wert | pK_b pK_b-Wert | pK_w Negativer dekadischer Logarithmus des Ionenprodukts des Wassers

Henderson-Hasselbalch-Gleichung

$$pH = pK_s + \lg \frac{[A^-]}{[HA]} \quad [-]$$

| pH pH-Wert | pK_s pK_s-Wert | [HA], $[A^-]$ Konzentration der Säure und ihrer korrespondierenden Base

Dissoziationsgrad

Für die Dissoziation einer schwachen Säure bzw. einer schwachen Base in Wasser gemäß den Gleichungen

$$HA + H_2O \rightleftharpoons A^- + H_3O^+ \quad \text{bzw.} \quad B + H_2O \rightleftharpoons BH^+ + OH^-$$

kann der Dissoziationsgrad (teilweise auch als Ionisationsgrad bezeichnet) durch folgende Formeln berechnet werden:

Schwache Säure:

$$\alpha = \frac{[A^-]}{[HA] \cdot [A^-]} = \frac{1}{1 + 10^{pK_S - pH}}$$

Schwache Base:

$$\alpha = \frac{[BH^+]}{[BH^+] \cdot [B]} = \frac{1}{1 + 10^{pH - pK_S}}$$

| α Dissoziationsgrad | pK_s pK_s-Wert der schwachen Säure bzw. schwachen Base | pH pH-Wert

Puffer-Kapazität

Die Pufferkapazität ist definiert als Kehrwert von $d(pH)/dc^*$ (1. Ableitung der Titrationskurve):

Allgemein:

$$\beta = +\frac{dc_b^*}{d(pH)} = -\frac{dc_s^*}{d(pH)} \quad \text{in der Regel angegeben in} \left[\frac{\text{mol}}{\text{l}}\right]$$

Starke Säuren:

$$\beta = 2{,}3 \cdot [H_3O^+] \quad \text{in der Regel angegeben in} \left[\frac{\text{mol}}{\text{l}}\right]$$

Starke Basen:

$$\beta = 2{,}3 \cdot [OH^-] \quad \text{in der Regel angegeben in} \left[\frac{\text{mol}}{\text{l}}\right]$$

Schwache Protolyte:

$$\beta = 2{,}3 \cdot \frac{c_s \cdot c_b}{c_s + c_b} \quad \text{in der Regel angegeben in} \left[\frac{\text{mol}}{\text{l}}\right]$$

| β Pufferkapazität | c_b^* Konzentration an zugesetzter Base | c_s^* Konzentration an zugesetzter Säure | $[H_3O^+]$ Hydroxonium-Ionenkonzentration | $[OH^-]$ Hydroxid-Ionenkonzentration | c_s Momentankonzentration der Säure | c_b Momentankonzentration der Base

1
2
3
4
5
6
7
8
9
A

5.2.4 Komplexometrie

Stabilitätskonstante und Dissoziationskonstante

Für die Komplexbildungsreaktion

$$Me^{x+} + Y^{4-} \rightleftharpoons [Me{-}Y]^{x-4}$$

ergibt sich durch Anwendung des Massenwirkungsgesetzes für die Stabilitätskonstante die folgende Gleichung:

$$K_{Stab} = \frac{[(Me{-}Y)^{x-4}]}{[Me^{x+}] \cdot [Y^{4-}]}$$

Die Stabilitätskonstante kann durch die folgende Beziehung auch direkt aus der Dissoziationskonstante berechnet werden:

$$K_{Stab} = \frac{1}{K_{Diss}}$$

| K_{Stab} Stabilitätskonstante | $[(Me{-}Y)^{x-4}]$ Konzentration des Produkts $(Me{-}Y)^{x-4}$ | $[Me^{x+}]$, $[Y^{4-}]$ Konzentrationen der Edukte Me^{x+} und Y^{4-} | K_{Diss} Dissoziationskonstante

Effektive Stabilität von EDTA-Komplexen

$$pK_{eff} = pK_{Stab} - \lg \alpha \quad [-]$$

| pK_{eff} Negativer dekadischer Logarithmus der effektiven Stabilitätskonstante | pK_{Stab} Negativer dekadischer Logarithmus der Stabilitätskonstante | α pH-abhängiger Wasserstoffkoeffizient

■ Der pH-abhängige Wasserstoffkoeffizient dient zur Beschreibung der zunehmenden Schwächung der Komplexstabilität eines EDTA-Komplexes bei sinkendem pH-Wert, verursacht durch die konkurrierende Bildung der Protonenkomplexe HY^{3-}, H_2Y^{2-} und H_3Y^-.

5.2.5 Kennzahlen zur Gehaltsbestimmung

Säurezahl

Die Säurezahl gibt an, wie viel Milligramm Kaliumhydroxid zur Neutralisation der in 1 g Substanz vorhandenen freien Säuren notwendig sind.

$$SZ = \frac{5{,}610 \cdot n}{m}$$

| SZ Säurezahl | n Verbrauch an Kaliumhydroxid-Lösung ($0{,}1\ mol \cdot l^{-1}$) [ml] | m Einwaage der Substanz [g]

Buchnerzahl

Die Buchnerzahl gibt an, wie viel Milligramm Kaliumhydroxid zur Neutralisation der in 1 g Substanz mit Ethanol bestimmter Konzentration extrahierbaren freien Säuren notwendig ist.

Verseifungszahl

Die Verseifungszahl (VZ) gibt an, wie viel Milligramm Kaliumhydroxid zur Neutralisation der freien Säuren und zur Verseifung der Ester von 1 g Substanz notwendig sind.

$$\mathrm{VZ} = \frac{28{,}05 \cdot (n_2 - n_1)}{m}$$

| VZ Verseifungszahl | n_1 Verbrauch an Salzsäure (0,5 mol · l^{-1}) im Hauptversuch [ml] | n_2 Verbrauch an Salzsäure (0,5 mol · l^{-1}) im Blindversuch [ml] | m Einwaage der Substanz [g]

Esterzahl

Die Esterzahl gibt an, wie viel Milligramm Kaliumhydroxid zur Verseifung der in 1 g Substanz vorhandenen Ester notwendig sind und errechnet sich aus der Differenz zwischen Verseifungszahl und Säurezahl.

$$\mathrm{EZ} = \mathrm{VZ} - \mathrm{SZ}$$

| EZ Esterzahl | VZ Verseifungszahl ►S. 203 | SZ Säurezahl ►S. 202

Hydroxylzahl

Die Hydroxylzahl gibt an, wie viel Milligramm Kaliumhydroxid der von 1 g Substanz bei der Acetylierung gebundenen Essigsäure äquivalent sind.

Methode A:

$$\mathrm{OHZ} = \frac{28{,}05 \cdot (n_2 - n_1)}{m} + \mathrm{SZ}$$

| OHZ Hydroxylzahl | n_1 Verbrauch an ethanolischer Kaliumhydroxid-Lösung (0,5 mol · l^{-1}) im Hauptversuch [ml] | n_2 Verbrauch an ethanolischer Kaliumhydroxid-Lösung (0,5 mol · l^{-1}) im Blindversuch [ml] | SZ Säurezahl | m Einwaage der Substanz [g]

Methode B:

$$\mathrm{OHZ} = \frac{5{,}610 \cdot (n_1 - n_2)}{m}$$

| OHZ Hydroxylzahl | n_1 Verbrauch an Perchlorsäure (0,1 mol · l^{-1}) im Hauptversuch [ml] | n_2 Verbrauch an Perchlorsäure (0,1 mol · l^{-1}) im Blindversuch [ml] | m Einwaage der Substanz [g]

1 2 3 4 5 6 7 8 9 A

Iodzahl

Die Iodzahl gibt an, wie viel Gramm Halogen, berechnet als Iod, von 100 g Substanz unter den beschriebenen Bedingungen gebunden werden.

$$IZ = \frac{1{,}269 \cdot (n_2 - n_1)}{m}$$

| IZ Iodzahl | n_1 Verbrauch an Natriumthiosulfat-Lösung ($0{,}1\ mol \cdot l^{-1}$) im Hauptversuch [ml] | n_2 Verbrauch an Natriumthiosulfat-Lösung ($0{,}1\ mol \cdot l^{-1}$) im Blindversuch [ml] | m Einwaage der Substanz [g]

Peroxidzahl

Die Peroxidzahl gibt die Peroxidmenge in Milliäquivalenten aktivem Sauerstoff an, die in 1000 g Substanz, gemäß den im Europäischen Arzneibuch angegebenen Methoden bestimmt, enthalten ist.

Methode A:

$$POZ = \frac{10 \cdot (n_1 - n_2)}{m}$$

Methode B:

$$POZ = \frac{1000 \cdot (V_1 - V_0) \cdot c}{m}$$

| POZ Peroxidzahl | n_1 Verbrauch an Natriumthiosulfat-Lösung ($0{,}01\ mol \cdot l^{-1}$) im Hauptversuch [ml] | n_2 Verbrauch an Natriumthiosulfat-Lösung ($0{,}01\ mol \cdot l^{-1}$) im Blindversuch [ml] | m Einwaage der Substanz [g] | c Konzentration der Natriumthiosulfat-Lösung $\left[mol \cdot l^{-1}\right]$ | V_1 Volumen an verbrauchter Natriumthiosulfat-Lösung ($0{,}01\ mol \cdot l^{-1}$) im Hauptversuch [ml] | V_0 Volumen an verbrauchter Natriumthiosulfat-Lösung ($0{,}01\ mol \cdot l^{-1}$) im Blindversuch [ml]

5.3 Instrumentelle Analytik

5.3.1 Refraktometrie

Brechungsindex (Absolute Brechzahl, Snellius Gesetz)

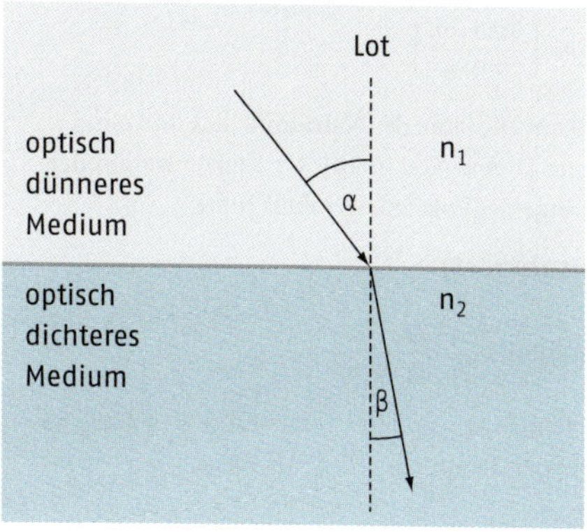

$$n_{\lambda\,(\mathrm{abs})} = \frac{c}{c_{\lambda\,(\mathrm{Substanz})}} = \frac{\sin\alpha}{\sin\beta} = \frac{n_2}{n_1} \quad [-]$$

| n Brechungsindex (Absolute Brechzahl) | c Ausbreitungsgeschwindigkeit des Lichts im Vakuum ($c = 2{,}99792458 \cdot 10^8\ \mathrm{m \cdot s^{-1}}$) | $c_{\lambda\,(\mathrm{Substanz})}$ Ausbreitungsgeschwindigkeit des Lichts mit der Wellenlänge λ in der Substanz

Relative Brechzahl

$$n_{\lambda\,(\mathrm{rel})} = \frac{c_{\lambda\,(\mathrm{Luft})}}{c_{\lambda\,(\mathrm{Substanz})}} \quad [-]$$

| n Relativer Brechungsindex (Relative Brechzahl) | $c_{\lambda\,(\mathrm{Luft})}$ Ausbreitungsgeschwindigkeit des Lichts mit der Wellenlänge λ in Luft | $c_{\lambda\,(\mathrm{Substanz})}$ Ausbreitungsgeschwindigkeit des Lichts mit der Wellenlänge λ in der Substanz

Temperaturabhängigkeit des Brechungsindex (DAC)

Mit steigender Temperatur sinkt der Brechungsindex von Flüssigkeiten und kann wie folgt korrigiert werden:

$$n_{T2\,(\mathrm{korr})} = n_{T1} + (T_1 - T_2) \cdot K_n \quad [-]$$

| $n_{T2\,(\mathrm{korr})}$ Korrigierter Brechungsindex bezogen auf die Solltemperatur T_2 | n_{T1} Gemessener Brechungsindex bei der Temperatur T_1 | T_1 Messtemperatur | T_2 Solltemperatur | K_n Korrekturfaktor (►Tab. A.12, S. 288 ff.)

5.3.2 Polarimetrie

Spezifische Drehung

Die spezifische Drehung $[\alpha]_D^{20}$ ist der Drehwinkel in Grad einer Lösung der optisch aktiven Substanz mit der Konzentration von 1 g · ml^{-1} in einer Schichtdicke von 1 dm bei 20 °C, gemessen mit Natrium-D-Licht von 589,3 nm.

$$[\alpha]_D^{20} = \frac{a}{c \cdot l} \quad \text{in der Regel angegeben in} \left[\frac{\text{Grad} \cdot \text{ml}}{\text{dm} \cdot \text{g}}\right]$$

| $[\alpha]_D^{20}$ Spezifische Drehung bei 583,9 nm (D-Linie des Natriumlichts) und einer Temperatur von 20 °C | α Gemessener Drehwinkel [Grad] | c Konzentration der Lösung [g · ml^{-1}] | l Schichtdicke (Länge des Polarimeterrohrs) [dm]

Molekularrotation (molarer Drehwert)

$$[M]_\lambda^T = \frac{[\alpha]_D^T \cdot M_r}{100} \quad \text{in der Regel angegeben in} \left[\frac{\text{Grad} \cdot \text{ml}}{\text{dm} \cdot \text{mol}}\right]$$

| $[M]_\lambda^T$ Molarer Drehwert bei der Wellenlänge λ und der Temperatur T | $[\alpha]_D^T$ Spezifische Drehung bei 583,9 nm und bei der Temperatur T | M_r Relative Molmasse der Substanz

Gleichung zu Gehaltsbestimmung

$$c = \frac{1000 \cdot \alpha}{[\alpha]_D^{20} \cdot l} \quad \left[\frac{\text{g}}{\text{l}}\right] \qquad \text{oder} \qquad c' = \frac{100 \cdot \alpha}{[\alpha]_D^{20} \cdot l \cdot \rho_{20}} \quad [\% \text{ (m/m)}]$$

| c, c' Konzentration der untersuchten Substanz in [g · l^{-1}] bzw. [%(m/m)] | α Gemessener Drehwinkel [Grad] | $[\alpha]_D^{20}$ Spezifische Drehung bei 583,9 nm (D-Linie des Natriumlichts) und einer Temperatur von 20 °C [Grad · ml · dm^{-1} · g^{-1}] | l Schichtdicke (Länge des Polarimeterrohrs) [dm] | ρ_{20} Dichte der Lösung bei einer Temperatur von 20 °C [g · ml^{-1}]

5.3.3 Zirkulardichroismus

Zirkulardichroistische Absorption

$$\Delta A = A_L - A_R \quad [-]$$

| ΔA Zirkulardichroistische Absorption | A_L Absorption des linkszirkular polarisierten Lichts | A_R Absorption des rechtszirkular polarisierten Lichts

Molarer Zirkulardichroismus

$$\Delta\varepsilon = \varepsilon_L - \varepsilon_R = \frac{\Delta A}{c \cdot l} \quad \text{in der Regel angegeben in} \left[\frac{\text{l}}{\text{mol} \cdot \text{cm}}\right]$$

| $\Delta\varepsilon$ Molarer Zirkulardichroismus (molarer differenzdichroistischer Absorptionskoeffizient) | ε_L Molarer Absorptionskoeffizient des linkszirkular polarisierten Lichts | ε_R Molarer Absorptionskoeffizient des rechtszirkular polarisierten Lichts | ΔA Zirkulardichroistische Absorption | c Konzentration der untersuchten Substanz [mol · l^{-1}] | l Küvettenlänge in [cm]

Dissymmetrie-Faktor

$$g = \frac{\Delta\varepsilon}{\varepsilon} \quad [-]$$

| g Dissymmetrie-Faktor | $\Delta\varepsilon$ Molarer Zirkulardichroismus (molarer differenzdichroistischer Absorptionskoeffizient) | ε Molarer Absorptionskoeffizient

Molare Elliptizität

$$[\Theta] = \frac{\Theta \cdot M_r}{c \cdot l \cdot 10} \quad \text{in der Regel angegeben in} \left[\frac{\text{Grad} \cdot \text{cm}^2}{\text{decimol}}\right]$$

| $[\Theta]$ Molare Elliptizität | Θ Gemessener Elliptizitätswert | M_r Relative Molekülmasse | c Konzentration der untersuchten Substanz $[\text{decimol} \cdot \text{cm}^{-3}]$ | l Küvettenlänge in [cm]

Zusammenhang zwischen molarer Elliptizität und molarem Zirkulardichroismus

Die molare Elliptizität steht mit dem molaren Zirkulardichroismus in direktem Zusammenhang und kann unter Einbeziehung des, die Lichtabsorption der beiden Strahlen (E_L und E_R) beschreibenden Lambert-Beerschen Gesetzes, der Phasendifferenz der beiden Lichtwellen und einiger mathematischer Umwandlungen ausgedrückt werden durch:

$$[\Theta] = \frac{2{,}303}{4} \cdot \frac{180}{\pi} \cdot (\varepsilon_L - \varepsilon_R) \cdot c \cdot l \quad \text{in der Regel angegeben in} \left[\frac{\text{Grad} \cdot \text{cm}^2}{\text{decimol}}\right]$$

Durch Umrechnung auf die für $\Delta\varepsilon (= \varepsilon_L - \varepsilon_R)$ definierte Konzentration $[\text{mol} \cdot \text{l}^{-1}]$ (Faktor 100) erhält man folgende Gleichung, die auch im Arzneibuch zur Beschreibung des Zirkulardichrosimus herangezogen wird:

$$[\Theta] = 2{,}303 \cdot \frac{4500}{\pi} \cdot \Delta\varepsilon \approx 3300 \cdot \Delta\varepsilon \quad \text{in der Regel angegeben in} \left[\frac{\text{Grad} \cdot \text{cm}^2}{\text{decimol}}\right]$$

| $[\Theta]$ Molare Elliptizität | ε_L Molarer Absorptionskoeffizient des linkszirkular polarisierten Lichts | ε_R Molarer Absorptionskoeffizient des rechtszirkular polarisierten Lichts | c Konzentration der untersuchten Substanz [decimol/ml] | l Küvettenlänge [cm] | $\Delta\varepsilon$ Molarer Zirkulardichroismus (molarer differenzdichroistischer Absorptionskoeffizient; $\Delta\varepsilon = \varepsilon_L - \varepsilon_R$)

5.3.4 Spektroskopie

Boltzmann-Gleichung

$$\frac{N^*}{N_0} = g \cdot e^{-\frac{\Delta E}{k \cdot T}} \quad [-]$$

| N^* Zahl der Atome im angeregten Zustand | N_0 Zahl der Atome im Grundzustand | g Statistischer Faktor (Gewichtung des oberen Niveaus) | ΔE Energiedifferenz zwischen angeregtem und Grundzustand | k Boltzmann-Konstante ($k = 1{,}3807 \cdot 10^{-23}\ \text{J} \cdot \text{K}^{-1}$) | T Absolute Temperatur

Transmission

$$T = \frac{I}{I_0} \quad [-]$$

| T Transmission | I_0 In die Probe eingestrahlte Lichtintensität | I Lichtintensität, die die Probe wieder verläßt

Absorption

$$A = \lg \frac{I_0}{I} = \lg \frac{1}{T} \quad [-]$$

| A Absorption | I_0 In die Probe eingestrahlte Lichtintensität | I Lichtintensität, die die Probe wieder verläßt | T Transmission

Lambert-Beersches-Gesetz

$$A = \varepsilon_\lambda \cdot c \cdot b \quad [-]$$

| A Absorption | ε_λ Molarer Absorptionskoeffizient $\left[\mathrm{l \cdot mol^{-1} \cdot cm^{-1}}\right]$ | c Konzentration $\left[\mathrm{mol \cdot l^{-1}}\right]$ | b Schichtdicke $[\mathrm{cm}]$

Molarer Absorptionskoeffizient

$$\varepsilon_\lambda \equiv A_{1\,\mathrm{cm}}^{1\,\mathrm{mol}} = \frac{A}{c \cdot b} \quad \left[\frac{\mathrm{l}}{\mathrm{mol \cdot cm}}\right]$$

| ε_λ Molarer Absorptionskoeffizient | $A_{1\,\mathrm{cm}}^{1\,\mathrm{mol}}$ Absorption einer einmolaren Lösung bei einer Schichtdicke von 1 cm und der Wellenlänge λ | A Absorption | c Konzentration $\left[\mathrm{mol \cdot l^{-1}}\right]$ | b Schichtdicke $[\mathrm{cm}]$

Spezifische Absorption

$$A_{1\,\mathrm{cm}}^{1\%} = \frac{10 \cdot \varepsilon_\lambda}{M_r} \quad [-]$$

| $A_{1\,\mathrm{cm}}^{1\%}$ Spezifische Absorption (Absorption einer 1%-igen Lösung bei einer Schichtdicke von 1 cm) | ε_λ Molarer Absorptionskoeffizient (Absorption einer einmolaren Lösung bei einer Schichtdicke von 1 cm) | M_r Relative Molmasse

Gehaltsbestimmung

Bestimmung einer Komponente

Die gesuchte Konzentration einer zu bestimmenden Substanz kann bei Kenntnis des molaren Absorptionskoeffizientens oder der spezifischen Absorption bestimmt werden durch:

$$c_X = \frac{A_X}{\varepsilon_\lambda \cdot b} \quad \left[\frac{\mathrm{mol}}{\mathrm{l}}\right] \qquad \text{oder} \qquad c_X = \frac{A_X}{A_{1\,\mathrm{cm}}^{1\%} \cdot b} \quad [\%]$$

| c_X Konzentration der zu bestimmenden Substanz X | A_X Absorption der zu bestimmenden Substanz X | ε_λ Molarer Absorptionskoeffizient $\left[\mathrm{l \cdot mol^{-1} \cdot cm^{-1}}\right]$ | $A_{1\,\mathrm{cm}}^{1\%}$ Spezifische Absorption | b Schichtdicke $[\mathrm{cm}]$

Bestimmung von zwei Komponente nebeneinander (Cramer-Regel)

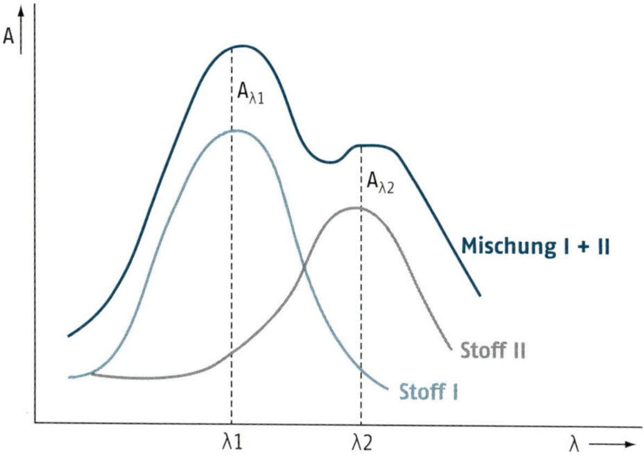

■ Kommt es in einem binären Gemisch zu einer teilweisen Überdeckung der Absorptionskurven, so besteht die Möglichkeit, die Konzentration der Substanzen 1 und 2 mittels einer Zweikomponentenanalyse und eines rechnerischen Verfahrens unter Zuhilfenahme der Cramer-Regel zu bestimmen:

$$A_{\lambda 1}^{\text{ges}} = \left[A_{1\,\text{cm}}^{1\%}\right]_{\lambda 1}^{\text{Sub 1}} \cdot c_{\text{Sub 1}} + \left[A_{1\,\text{cm}}^{1\%}\right]_{\lambda 1}^{\text{Sub 2}} \cdot c_{\text{Sub 2}}$$

$$A_{\lambda 2}^{\text{ges}} = \left[A_{1\,\text{cm}}^{1\%}\right]_{\lambda 2}^{\text{Sub 1}} \cdot c_{\text{Sub 1}} + \left[A_{1\,\text{cm}}^{1\%}\right]_{\lambda 2}^{\text{Sub 2}} \cdot c_{\text{Sub 2}}$$

Durch Auflösen nach $c_{\text{Sub 1}}$ und $c_{\text{Sub 2}}$ erhält man für die beiden Konzentrationen:

$$c_{\text{Sub 1}} = \frac{A_{\lambda 1}^{\text{ges}} \cdot \left[A_{1\,\text{cm}}^{1\%}\right]_{\lambda 2}^{\text{Sub 2}} - A_{\lambda 2}^{\text{ges}} \cdot \left[A_{1\,\text{cm}}^{1\%}\right]_{\lambda 1}^{\text{Sub 2}}}{\left[A_{1\,\text{cm}}^{1\%}\right]_{\lambda 1}^{\text{Sub 1}} \cdot \left[A_{1\,\text{cm}}^{1\%}\right]_{\lambda 2}^{\text{Sub 2}} - \left[A_{1\,\text{cm}}^{1\%}\right]_{\lambda 2}^{\text{Sub 1}} \cdot \left[A_{1\,\text{cm}}^{1\%}\right]_{\lambda 1}^{\text{Sub 2}}}$$

$$c_{\text{Sub 2}} = \frac{A_{\lambda 2}^{\text{ges}} \cdot \left[A_{1\,\text{cm}}^{1\%}\right]_{\lambda 1}^{\text{Sub 1}} - A_{\lambda 1}^{\text{ges}} \cdot \left[A_{1\,\text{cm}}^{1\%}\right]_{\lambda 2}^{\text{Sub 1}}}{\left[A_{1\,\text{cm}}^{1\%}\right]_{\lambda 1}^{\text{Sub 1}} \cdot \left[A_{1\,\text{cm}}^{1\%}\right]_{\lambda 2}^{\text{Sub 2}} - \left[A_{1\,\text{cm}}^{1\%}\right]_{\lambda 2}^{\text{Sub 1}} \cdot \left[A_{1\,\text{cm}}^{1\%}\right]_{\lambda 1}^{\text{Sub 2}}}$$

| $A_{\lambda 1}^{\text{ges}}$ Gemessene Gesamtabsorption bei Wellenlänge $\lambda 1$ | $A_{\lambda 2}^{\text{ges}}$ Gemessene Gesamtabsorption bei Wellenlänge $\lambda 2$ | $\left[A_{1\,\text{cm}}^{1\%}\right]_{\lambda 1}^{\text{Sub 1}}$; $\left[A_{1\,\text{cm}}^{1\%}\right]_{\lambda 2}^{\text{Sub 1}}$ Spezifische Absorption der Substanz 1 bei den Wellenlängen $\lambda 1$ bzw. $\lambda 2$ | $\left[A_{1\,\text{cm}}^{1\%}\right]_{\lambda 1}^{\text{Sub 2}}$; $\left[A_{1\,\text{cm}}^{1\%}\right]_{\lambda 2}^{\text{Sub 2}}$ Spezifische Absorption der Substanz 2 bei den Wellenlängen $\lambda 1$ bzw. $\lambda 2$ | $c_{\text{Sub 1}}$ Konzentration der Substanz 1 | $c_{\text{Sub 2}}$ Konzentration der Substanz 2

Fluoreszenzspektroskopie

Fluoreszenzintensität

$$I_\lambda \sim \varepsilon \cdot I_0 \cdot Q \cdot K$$

| I_λ Fluoreszenzintensität einer Substanzlösung bestimmter Konzentration bei bestimmter Wellenlänge | ε Molarer Absorptionskoeffizient bei der Anregungswellenlänge | I_0 Intensität des Anregungslichts | Q Fluoreszenzquantenausbeute (d. h. der Bruchteil an Anregungslichtenergie, der in Fluoreszenzlicht umgewandelt wird) | K Gerätekonstante

Fluorimetrische Analyse mit Referenzsubstanzen

Besteht Proportionalität zwischen der Konzentration einer Substanz und der Intensität des Fluoreszenslichtes, so kann mittels einer Ein-Punkt-Kalibrierung eine definierte Vergleichslösung zur quantitativen Bestimmung eingesetzt werden.

$$c_X = \frac{c_S \cdot I_X}{I_S} \quad \left[\frac{\text{mol}}{\text{l}}\right] \text{ oder } \left[\frac{\text{g}}{\text{l}}\right]$$

| c_X Unbekannte Konzentration der Probe | c_S Bekannte Konzentration der Vergleichslösung | I_X Fluoreszenzintensität der Probe | I_S Fluoreszenzintensität der Vergleichslösung

IR-Spektroskopie

Harmonischer Oszillator

▶S. 55

Anharmonischer Oszillator / Gekoppelte Oszillatoren

Für die Energiegleichung eines anharmonischen Oszillators (auch molekularer Oszillator genannt) muss die Energiegleichung des harmonischen Oszillators, gegeben durch $E = h \cdot f$, erweitert werden durch die Schwingungsquantenzahl $\upsilon = 0, 1, 2, 3, \ldots$, um auch bestehende Oberschwingungen auszudrücken.

$$E = h \cdot f \cdot \left(\upsilon + \frac{1}{2}\right) \quad \left[\text{J} = \text{N} \cdot \text{m} = \frac{\text{kg} \cdot \text{m}^2}{\text{s}^2}\right]$$

| E Energiebedarf für die Molekülschwingung des anharmonischen Oszillators | h Plancksche Konstante ($h = 6{,}6256 \cdot 10^{-34}$ J · s) | f Frequenz | υ Schwingungsquantenzahl $(0, 1, 2, 3, \ldots)$, hierbei gilt: $\upsilon = 0$ für die Nullpunktenergie des Oszillators, $\upsilon = 1$ für die Grundschwingung, $\upsilon = 2$ für die erste Oberschwingung, usw.

Zahl der Normalschwingungen

Bei gewinkelten Molekülen:

$$Z = 3 \cdot N - 6 \quad [-]$$

Bei gestreckten Molekülen:

$$Z = 3 \cdot N - 5 \quad [-]$$

| Z Anzahl der Normalschwingungen | N Zahl der Atome eines Moleküls

H-NMR-Spektroskopie

Magnetisches Moment

$$\mu = \gamma \cdot P = \gamma \cdot \frac{h}{2\pi} \cdot \sqrt{I \cdot (I+1)} \quad \left[\mathrm{A \cdot m^2}\right]$$

| μ Magnetisches Moment | γ Gyromagnetisches Verhältnis ($\gamma_{\text{Proton}} = 2{,}6752 \cdot 10^8\ \mathrm{s^{-1} \cdot T^{-1}}$, $\gamma_{\text{Elektron}} = 1{,}7609 \cdot 10^{11}\ \mathrm{s^{-1} \cdot T^{-1}}$) | P Kernspin, Drehimpuls | h Plancksche Konstante ($h = 6{,}6256 \cdot 10^{-34}\ \mathrm{J \cdot s}$) | I Kernspinquantenzahl

Energieniveaus der Wasserstoffkerne

$$\Delta E = E_2 - E_1 = \gamma \cdot \frac{h}{2\pi} \cdot B_0 \quad \left[\mathrm{J = N \cdot m = \frac{kg \cdot m^2}{s^2}}\right]$$

| ΔE Energiedifferenz zwischen energieärmerem und energiereicherem Zustand | E_1 Energie des energieärmeren Zustands | E_2 Energie des energiereicheren Zustand | γ Gyromagnetisches Verhältnis ($\gamma_{\text{Proton}} = 2{,}6752 \cdot 10^8 \mathrm{s^{-1} \cdot T^{-1}}$, $\gamma_{\text{Elektron}} = 1{,}7609 \cdot 10^{11} \mathrm{s^{-1} \cdot T^{-1}}$) | h Plancksche Konstante ($h = 6{,}6256 \cdot 10^{-34}\ \mathrm{J \cdot s}$) | B_0 Magnetische Flussdichte des äußeren Magnetfelds

Lamor-Gleichung

$$\omega = 2\pi \cdot f = \gamma \cdot B_0 \quad \left[\mathrm{Hz = \frac{1}{s}}\right]$$

| ω Kreisfrequenz der Präzisionsbewegung des Kernkreisels im Magnetfeld | f Frequenz der Präzisionsbewegung | γ Gyromagnetisches Verhältnis ($\gamma_{\text{Proton}} = 2{,}6752 \cdot 10^8 \mathrm{s^{-1} \cdot T^{-1}}$, $\gamma_{\text{Elektron}} = 1{,}7609 \cdot 10^{11} \mathrm{s^{-1} \cdot T^{-1}}$) | B_0 Magnetische Flussdichte des äußeren Magnetfelds

5.3.5 Chromatographie

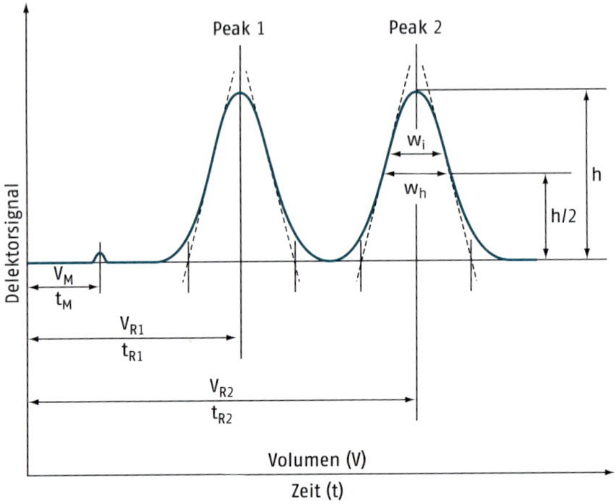

Peak

Der Peak eines Chromatogramms kann durch die Peakfläche, die Peakhöhe h und die Peakbreite bei halber Peakhöhe w_h oder alternativ durch die Peakhöhe h und die Peakbreite an den Wendepunkten w_i definiert werden. Für Peaks, die der Gaußschen Verteilungskurve entsprechen gilt die Beziehung

$$w_h = 1{,}18 \cdot w_i$$

| w_h Peakbreite bei halber Peakhöhe | w_i Peakbreite an den Wendepunkten

Retentionszeit

Gesamtretensionszeit:

$t_R = t_M + t'_R$ in der Regel angegeben in [min]

Reduzierte Retentionszeit:

$t'_R = t_R - t_M$ in der Regel angegeben in [min]

| t_R Gesamtretentionszeit | t_M Totzeit | t'_R Reduzierte Retentionszeit

Retentionsvolumen

Das Retentionsvolumen V_R ist das Volumen der mobilen Phase, welches für die Elution einer Komponente benötigt wird.

$V_R = t_R \cdot F$ in der Regel angegeben in [ml]

| V_R Retentionsvolumen | t_R Retentionszeit [min] | F Durchflussrate [$ml \cdot min^{-1}$]

Totvolumen

Das Totvolumen V_M (Hold-up-Volumen) ist das Volumen der mobilen Phase, welches für die Elution einer nicht zurückgehaltenen Komponente erforderlich ist.

$$V_M = t_M \cdot F \quad \text{in der Regel angegeben in [ml]}$$

| V_M Totvolumen | t_M Totzeit [min] | F Durchflussrate [ml · min^{-1}]

Mobile-Phase-Volumen

In der Ausschlusschromatographie ist das Mobile-Phase-Volumen das Retentionsvolumen einer Komponente, deren Moleküle kleiner sind als die kleinsten Gelporen.

$$V_t = t_t \cdot F \quad \text{[ml]}$$

| V_t Mobile-Phase-Volumen | t_t Mobile-Phase-Zeit (Retentionszeit einer Komponente, deren Moleküle sind kleiner als die kleinsten Gelporen) [min] | F Durchflussrate [ml · min^{-1}]

Retentionsvolumen einer nicht zurückgehaltenen Komponente

In der Ausschlusschromatographie ist dies das Retentionsvolumen einer Komponente, deren Moleküle größer sind als die größten Gelporen.

$$V_0 = t_0 \cdot F \quad \text{in der Regel angegeben in [ml]}$$

| V_0 Retentionsvolumen einer nicht zurückgehaltenen Komponente | t_0 Retentionszeit einer nicht zurückgehaltenen Komponente [min] | F Durchflussrate [ml · min^{-1}]

Relative Retention

Korrigiert:

$$r = \frac{t_{R\,(Substanz)} - t_M}{t_{R\,(Standard)} - t_M} = \frac{t'_{R\,(Substanz)}}{t'_{R\,(Standard)}} \quad [-]$$

Unkorrigiert:

$$r_G = \frac{t_{R\,(Substanz)}}{t_{R\,(Standard)}} \quad [-]$$

| r Relative Retention | $t_{R\,(Substanz)}$ Gesamtretentionszeit der Substanz | $t_{R\,(Standard)}$ Gesamtretentionszeit des Standards | t_M Totzeit | $t'_{R\,(Substanz)}$ Reduzierte Retentionszeit der Substanz | $t'_{R\,(Standard)}$ Reduzierte Retentionszeit des Standards | r_G Unkorrigierte relative Retention

■ Wenn nichts anderes angegeben ist, entspricht der in den Monographien des Europäischen Arzneibuches angegebene Wert der unkorrigierten relativen Retention.

1 2 3 4 5 6 7 8 9 A

Retentionsfaktor (Kapazitätsfaktor)

Relatives Maß für die Zurückhaltung (Retention) einer Substanz auf der Trennsäule

$$k = \frac{\text{Menge der Komponente in der stationären Phase}}{\text{Menge der Komponente in der mobilen Phase}} = K_C \cdot \frac{V_S}{V_M} \quad [-]$$

Der Retentionsfaktor einer Komponente kann aus dem Chromatogramm nach folgender Gleichung bestimmt werden:

$$k = \frac{t_R - t_M}{t_M} = \frac{t'_R}{t_M} \quad [-]$$

| k Retentionsfaktor (Kapazitätsfaktor) | K_C Verteilungskonstante (auch Gleichgewichtsverteilungskoeffizient genannt) | V_S Volumen der stationären Phase | V_M Volumen der mobilen Phase | t_R Gesamtretentionszeit | t_M Totzeit | t'_R Reduzierte Retentionszeit

Verteilungskonstante (Verteilungskoeffizient)

Bei der Ausschlusschromatographie kann das Elutionsverhalten einer Komponente in einer bestimmten Säule durch die Verteilungskonstante K_0 beschrieben werden.

$$K_0 = \frac{t_R - t_0}{t_t - t_0} \quad [-]$$

| t_R Retentionszeit | t_t Mobile-Phase-Zeit (Retentionszeit einer Komponente, deren Moleküle kleiner sind als die kleinsten Gelporen) | t_0 Mobile-Phase-Zeit (Retentionszeit einer Komponente, deren Moleküle größer sind als die größten Gelporen)

Dwell-Volumen

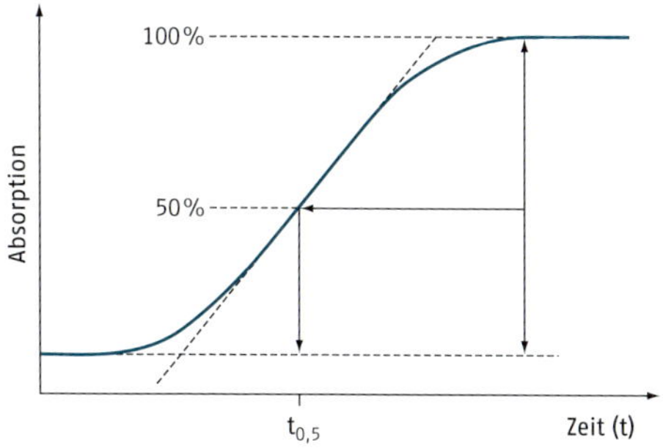

■ Bei der Gradientenelution ist das Dwell-Volumen (= Gradient-Verzögerungsvolumen) das Volumen zwischen dem Punkt, an dem die einzelnen Eluenten aufeinandertreffen, und dem Säulenanfang.

$D = (t_{0,5} - 0{,}5 \cdot t_G) \cdot F$ in der Regel angegeben in [ml]

| D Dwell-Volumen | $t_{0,5}$ Zeit in Minuten, in der die Absorption beim experimentellen Versuch gemäß Europäischem Arzneibuch auf einen Wert von 50 % angestiegen ist | t_G Vorgegebene Gradientenzeit (= 20 min) | F Durchflussrate [ml · min^{-1}]

R_F-Wert

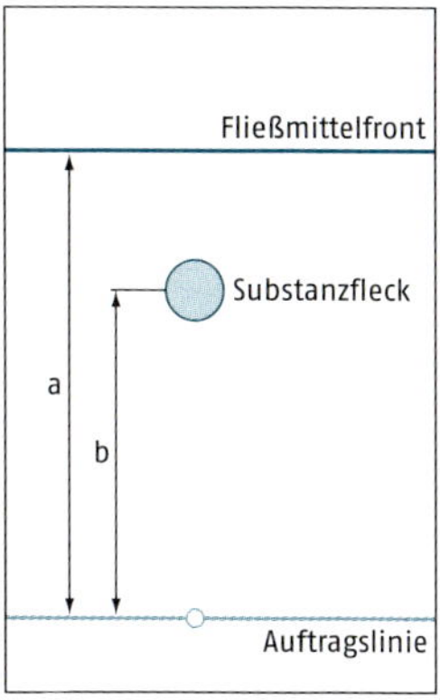

■ Der in der planaren Chromatographie verwendete Retardationsfaktor (auch Retentionsfaktor R_F genannt) ist der Quotient aus der Entfernung zwischen Auftragspunkt und Mittelpunkt der Substanzflecks und der Entfernung zwischen Fließmittelfront und Auftragspunkt.

$$R_F\text{-Wert} = \frac{\text{Entfernung zw. Start und Substanzposition}}{\text{Entfernung zw. Start und Front der mobilen Phase}} = \frac{b}{a} \quad [-]$$

| b Zurückgelegte Strecke der Komponente | a Zurückgelegte Strecke der Fließmittelfront

Trennstufenzahl (Plattenzahl)

$$N = 5{,}54 \cdot \left(\frac{t_R}{w_h}\right)^2 \quad [-]$$

| N Anzahl der theoretischen Trennstufen | t_R Gesamtretentionszeit einer Substanz | w_h Peakbreite bei halber Höhe (Halbwertsbreite)

Trennstufenhöhe (Bodenhöhe)

$$H = \frac{L}{N} \quad \text{in der Regel angegeben in } [\mathrm{mm}]$$

| H Bodenhöhe (hight equivalent to one theoretical plate, HETP) | N Anzahl der theoretischen Trennstufen | L Säulenlänge [mm]

Trennfaktor (Selektivität)

Liegen die Retentionsfaktoren (Kapazitätsfaktoren) zweier Substanzen weit auseinander, so spricht man von einer hohen Selektivität der verwendeten Trennsäule. Die Selektivität wird durch den Trennfaktor α beschrieben.

$$\alpha = \frac{t'_{R(2)}/t_M}{t'_{R(1)}/t_M} = \frac{t'_{R(2)}}{t'_{R(1)}} = \frac{k_{(2)}}{k_{(1)}} \quad \text{mit } t'_{R(2)} > t'_{R(1)} \quad [-]$$

| α Trennfaktor | $t'_{R(1)}$ Reduzierte Retentionszeit der Substanz 1 | $t'_{R(2)}$ Reduzierte Retentionszeit der Substanz 2 | t_M Totzeit | $k_{(1)}$ Retentionsfaktor (Kapazitätsfaktor) der Substanz 1 | $k_{(2)}$ Retentionsfaktor (Kapazitätsfaktor) der Substanz 2

■ Beträgt $\alpha = 1$, so besteht auch bei höchster Bodenzahl keine Möglichkeit, die Substanzen im gewählten System zu trennen.

Chromatographische Auflösung

Die chromatographische Auflösung beschreibt die Güte der Trennung zweier Substanzen, in die sowohl die Trenneffizienz als auch die Selektivität des Chromatographiesystems mit einfließen.

$$R_S = 1{,}18 \cdot \frac{t_{R(2)} - t_{R(1)}}{w_{h(1)} + w_{h(2)}} \quad \text{mit } t_{R(2)} > t_{R(1)} \quad [-]$$

| R_S Chromatographische Auflösung | $t_{R(1)}$ Gesamtretentionszeit der Substanz 1 | $t_{R(2)}$ Gesamtretentionszeit der Substanz 2 | $w_{h(1)}$ Peakbreite bei halber Höhe (Halbwertsbreite) des Peaks der Substanz 1 | $w_{h(2)}$ Peakbreite bei halber Höhe (Halbwertsbreite) des Peaks der Substanz 2

Fundamentalgleichung der Chromatographie

$$R_S = 0{,}25 \cdot \frac{\alpha - 1}{\alpha} \cdot \frac{k}{1 + k} \cdot \sqrt{N} \quad [-]$$

| R_S Chromatographische Auflösung | α Trennfaktor | k Retentionsfaktor (Kapazitätsfaktor) | N Anzahl der theoretischen Trennstufen

■ In der Fundamentalgleichung der Chromatographie repräsentiert $(\alpha - 1)/\alpha$ den Selektivitätsterm, $k/(1 + k)$ den Verzögerungsterm und $\sqrt{N}$ den Dispersionsterm.

Peaksymmetrie

$$A_S = \frac{w_{0,05}}{2d} \quad [-]$$

| A_S Symmetriefaktor (Tailing-Faktor) | $w_{0,05}$ Peakbreite bei einem Zwanzigstel der Peakhöhe | d Entfernung zwischen der durch das Maximum des Peaks gezogenen Senkrechten und dem aufsteigenden Kurvenast bei einem Zwanzigstel der Peakhöhe.

Peak-Tal-Verhältnis

$$p/v = \frac{H_p}{H_v} \quad [-]$$

| p/v Peak-Tal-Verhältnis | H_p Höhe des kleineren Peaks über der extrapolierten Basislinie | H_v Höhe des niedrigsten Punkts der Kurve zwischen dem kleineren und dem größeren Peak über der extrapolierten Basislinie

Signal-Rausch-Verhältnis

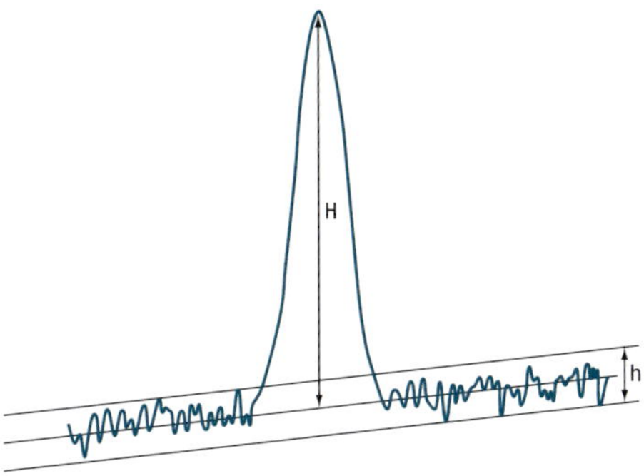

$$S/N = \frac{2H}{h} \quad [-]$$

| S/N Signal-Rausch-Verhältnis (signal to noise ratio) | H Höhe des Signals der Substanz im Chromatogramm der vorgeschriebenen Referenzlösung | h Absoluter Wert der größten Rauschschwankung von der Basislinie einer Blindlösung, beobachtet über die 5-fache Halbwertsbreite der Substanzsignals der Referenzlösung.

1
2
3
4
5
6
7
8
9
A

Retentionsindex

Zur Bestimmung des Retentionsindex einer Substanz X werden zwei aufeinander folgende, homologe Kohlenwasserstoffe (bestehend aus Z bzw. $Z + 1$ Kohlenstoffatomen) so ausgewählt, dass die Retentionszeit der zu bestimmenden Substanz zwischen den Retentionszeiten der Standardsubstanzen liegt. Der Index wird durch logarithmische Interpolation ermittelt:

$$I = 100 \cdot Z + 100 \cdot \frac{\lg t'_{R(X)} - \lg t'_{R(Z)}}{\lg t'_{R(Z+1)} - \lg t'_{R(Z)}} \quad [-]$$

| I Retentionsindex | Z Anzahl der C-Atome des kürzerkettigen n-Kohlenwasserstoffs | $\lg t'_{R(X)}$ Reduzierte Retentionszeit der zu bestimmenden Komponente X | $\lg t'_{R(Z)}$ Reduzierte Retentionszeit des kürzerkettigen n-Kohlenwasserstoffs | $\lg t'_{R(Z+1)}$ Reduzierte Retentionszeit des längerkettigen n-Kohlenwasserstoffs

■ Bei isothermer Arbeitsweise mit n-Alkanen als Standardsubstanzen wird der ermittelte Retentionsindex auch als Kováts-Index bezeichnet.

Linearer Retentionsindex

$$I^T = 100 \cdot Z + 100 \cdot \frac{t_{R(X)} - t_{R(Z)}}{t_{R(Z+1)} - t_{R(Z)}} \quad [-]$$

| I^T Linearer Retentionsindex | Z Anzahl der C-Atome des kürzerkettigen n-Kohlenwasserstoffs | $t_{R(X)}$ Gesamtretentionszeit der zu bestimmenden Komponente X | $t_{R(Z)}$ Gesamtretentionszeit des kürzerkettigen n-Kohlenwasserstoffs | $t_{R(Z+1)}$ Gesamtretentionszeit des längerkettigen n-Kohlenwasserstoffs

■ Bei temperaturprogrammierter Arbeitsweise kann der lineare Retentionsindex durch direktes Einsetzen der Gesamtretentionszeit (nicht deren Logarithmus) berechnet wird.

Gehaltsberechnung in chromatographischen Analysen

$$m_i = \frac{m_{IS} \cdot F_i \cdot f}{F_{IS}} = \frac{m_{IS} \cdot F_i \cdot \left(\frac{f_{IS}}{f_i}\right)}{F_{IS}} \quad \text{in der Regel angegeben in } [\mathrm{mg}]$$

| m_i Masse der zu bestimmenden Substanz | m_{IS} Einwaage des internen Standards | F_i Peakfläche der zu bestimmenden Substanz | f Kombinierter Korrekturfaktor | F_{IS} Peakfläche des internen Standards | f_i Responsefaktor (Korrekturfaktor) der zu bestimmenden Substanz | f_{IS} Responsefaktor (Korrekturfaktor) des internen Standards

Anpassung der Durchflussrate in der Flüssigchromatographie

Wenn Säulendimensionen bei der Flüssigchromatographie geändert werden, kann die Anpassung der Durchflussrate auf die folgende Weise berechnet werden:

$$F_2 = F_1 \cdot \frac{l_2 \cdot d_2^2}{l_1 \cdot d_1^2} \quad \text{in der Regel angegeben in } [\mathrm{ml/min}]$$

| F_2 Angepasste Durchflussrate | F_1 In der Monographie angegeben Durchflussrate [ml/min] | l_2 Länge der verwendeten Säule [mm] | l_1 In der Monographie angegebene Säulenlänge [mm] | d_2 Innerer Durchmesser der venwendeten Säule [mm] | d_1 In der Monographie angegebener innerer Säulendurchmesser [mm]

Wiederholungspräzision

Die Wiederholungspräzision eines Signals wird durch die berechnete prozentuale relative Standardabweichung einer durch mindestens 3 aufeinanderfolgende Einspritzungen oder Auftragungen einer Referenzlösung erhaltenen Messreihe ausgedrückt und nach folgender Gleichung berechnet:

$$s_r = \frac{100}{\overline{y}} \sqrt{\frac{\sum (y_i - \overline{y})^2}{n-1}} \quad [\%]$$

| s_r Relative Standardabweichung | y_i Einzelwerte ausgedrückt als Peakfläche, Peakhöhe oder das Verhältnis von Flächen bei der Interner-Standard-Methode gemäß Europäischem Arzneibuch | $\overline{y}$ Mittelwert der Einzelwerte | n Anzahl der Einzelwerte

Systemeignung (Eignungsprüfung)

Für die Gehaltsbestimmung einer wirksamen Substanz mit einem Wert von 100 % für die Reinsubstanz wird die maximal zulässige relative Standardabweichung, bezogen auf definierte Grenzwerte, für eine Serie von Einspritzungen der Referenzlösung nach folgender Gleichung berechnet:

$$s_{r\,(\max)} = \frac{K \cdot B \cdot \sqrt{n}}{t_{90\%,\,n-1}} \quad [\%]$$

| $s_{r\,(\max)}$ Maximal zulässige Standardabweichung | K Konstante mit dem Zahlenwert 0,349 | B Der in der Einzelmonographie im Europäischen Arzneibuch unter „Definition" angegebene obere Grenzwert für den Gehalt minus 100 % | n Anzahl der Einspritzungen der Referenzlösung ($3 \le n \le 6$) | $t_{90\%,\,n-1}$ t-Wert nach der Student-Verteilung, bei 90-prozentiger Wahrscheinlichkeit (doppelseitig), mit $n-1$ Freiheitgraden

■ Die maximal zulässige relative Standardabweichung darf die in der Tabelle angegebenen Werte nicht überschreiten, falls nichts anderes vorgeschrieben ist.

	Anzahl der Einspritzungen			
	3	4	5	6
B [%]	Maximal zulässige relative Standardabweichung			
2,0	0,41	0,59	0,73	0,85
2,5	0,52	0,74	0,92	1,06
3,0	0,62	0,89	1,10	1,27

5.3.6 Elektrochemie

Nernstsche Gleichung

Elektrochemische Gleichgewichtsreaktion

Betrachtet man den allgemeinen Fall einer elektrochemischen Gleichgewichtsreaktion

$$dD + eE + \dots + ze^- \rightarrow pP + qQ + \dots$$

so lautet die Nernstsche Gleichung:

$$E = E^0 + \frac{R \cdot T}{F \cdot z} \cdot \ln \frac{a^d(D) \cdot a^e(E) \cdot \dots}{a^p(P) \cdot a^q(Q) \cdot \dots} \quad \left[\mathrm{V} = \frac{\mathrm{kg \cdot m^2}}{\mathrm{A \cdot s^3}}\right]$$

| E Elektrodenpotential im Gleichgewicht | E^0 Standardpotential | R Allgemeine Gaskonstante ($R = 8{,}314\,\mathrm{J \cdot mol^{-1} \cdot K^{-1}}$) | T Absolute Temperatur | F Faraday-Konstante ($F = 96\,485{,}3365\,\mathrm{C \cdot mol^{-1}}$) | z Zahl der übertragenen Elektronen | $a(X)$ Aktivität des Redoxteilnehmers X

Gaselektroden (Normalwasserstoffelektrode)

Für die Wasserstoffelektrode, eine der wichtigsten Gaselektroden, gilt das folgende elektrochemische Gleichgewicht:

$$2\,H^+ + 2\,e^- \rightleftharpoons 2\,H \rightleftharpoons H_2$$

Die Nernstsche Gleichung für die Wasserstoffelektrode bei 25 °C lautet dementsprechend:

$$E = E^0 + \frac{0{,}059}{2} \cdot \lg \frac{a^2\,(H^+)}{p\,(H_2)} \quad \left[V = \frac{kg \cdot m^2}{A \cdot s^3}\right]$$

| E Elektrodenpotential im Gleichgewicht | E^0 Standardpotential | $a\left(H^+\right)$ Aktivität der H^+-Ionen | $p\,(H_2)$ Wasserstoffdruck

Metallelektroden (Kalomelelektrode)

Der Potentialbildung an der Kalomelelektrode (Kurzbezeichnung für die Bezugselektrode mit metallischem Quecksilber als Elektrodenmetall das mit Quecksilber(I)-chlorid bedeckt ist) liegt folgender Redoxvorgang zugrunde:

$$HgCl_2 + 2\,e^- \rightleftharpoons 2\,Hg + 2\,Cl$$

Das Potential dieser Elektrode bei 25 °C ergibt sich zu:

$$E = E^0 + \frac{0{,}059}{2} \cdot \lg a\left(Hg_2^{2+}\right) = E^0 + \frac{0{,}059}{2} \cdot \lg K_L - 0{,}059 \cdot \lg a^2\left(Cl^-\right) \quad \left[V = \frac{kg \cdot m^2}{A \cdot s^3}\right]$$

mit

$$K_L = a\left(Hg_2^{2+}\right) \cdot a^2\left(Cl^-\right)$$

| E Elektrodenpotential im Gleichgewicht | E^0 Standardpotential (Hg/Hg_2^{2+}) | $a\left(Hg_2^{2+}\right)$ Aktivität der Hg_2^{2+}-Ionen | $a\left(Cl^-\right)$ Aktivität der Cl^--Ionen | K_L Löslichkeitsprodukt von Hg_2Cl_2

Redoxelektroden

Einem wichtigen Beispiel für eine Redoxelektrode liegt folgender Redoxvorgang zugrunde:

$$MnO_4^- + 8\,H^+ + 5\,e^- \rightleftharpoons Mn^{2+} + 4\,H_2O$$

An einem Platinblech das in eine MnO_4^-/Mn^{2+}-Lösung eintaucht, bildet sich im Gleichgewicht bei 25 °C folgendes Redoxpotential aus:

$$E = E^0 + \frac{0{,}059}{5} \cdot \lg \frac{a\left(MnO_4^-\right) \cdot a^8\left(H^+\right)}{a\left(Mn^{2+}\right)} \quad \left[V = \frac{kg \cdot m^2}{A \cdot s^3}\right]$$

| E Elektrodenpotential im Gleichgewicht | E^0 Standardpotential (MnO_4^-/Mn^{2+}) | $a\left(MnO_4^-\right)$ Aktivität der MnO_4^--Ionen | $a\left(H^+\right)$ Aktivität der H^+-Ionen | $a\left(Mn^{2+}\right)$ Aktivität der Mn^{2+}-Ionen

Widerstand, Leitwert und Leitfähigkeit

Für den elektrischen Widerstand ►S. 68, für den Leitwert ►S. 69 und für die Leitfähigkeit ►S. 69

Molare Leitfähigkeit

$$\Lambda = \frac{\kappa \cdot 1000}{c} \quad \left[\frac{\mathrm{S \cdot cm^2}}{\mathrm{mol}}\right]$$

| Λ Molare Leitfähigkeit | κ Elektrische Leitfähigkeit $[\mathrm{S \cdot cm^{-1}}]$ | c Konzentration des Elektrolyten $[\mathrm{mol \cdot l^{-1}}]$

- Die Maßeinheit des elektrischen Leitwertes im SI ist Siemens $[\mathrm{S}]$.
- Es gilt: $[\mathrm{S} = 1/\Omega = \mathrm{s^3 \cdot A^2 \cdot kg^{-1} \cdot m^{-2}}]$.

Äquivalentleitfähigkeit

$$\Lambda^* = \frac{\kappa \cdot 1000}{c \cdot z \cdot v} \quad \left[\frac{\mathrm{S \cdot cm^2}}{\mathrm{mol}}\right]$$

| Λ^* Äquivalentleitfähigkeit | κ Elektrische Leitfähigkeit $[\mathrm{S \cdot cm^{-1}}]$ | c Konzentration des Elektrolyten $[\mathrm{mol \cdot l^{-1}}]$ | z Zahl der Elementarladungen pro Teilchen | v Stöchiometrischer Koeffizient der Kationen bzw. Anionen im Elektrolytmolekül

- Die Maßeinheit des elektrischen Leitwertes im SI ist Siemens $[\mathrm{S}]$.
- Es gilt: $[\mathrm{S} = 1/\Omega = \mathrm{s^3 \cdot A^2 \cdot kg^{-1} \cdot m^{-2}}]$

Kohlrauschsches Quadratwurzelgesetz

Das Kohlrauschsche Quadratwurzelgesetz beschreibt die Konzentrationsabhängigkeit der molaren Leitfähigkeit für niedrige Konzentrationen starker Elektrolyte.

$$\Lambda = \Lambda_\infty - k \cdot \sqrt{c} \quad \left[\frac{\mathrm{S \cdot cm^2}}{\mathrm{mol}}\right]$$

| Λ Molare Leitfähigkeit | Λ_∞ Molare Leitfähigkeit bei unendlicher Verdünnung (Grenzleitfähigkeit) | k Proporationalitätsfaktor | c Konzentration des Elektrolyten $[\mathrm{mol \cdot l^{-1}}]$

- Die Maßeinheit des elektrischen Leitwertes im SI ist Siemens $[\mathrm{S}]$.
- Es gilt: $[\mathrm{S} = 1/\Omega = \mathrm{s^3 \cdot A^2 \cdot kg^{-1} \cdot m^{-2}}]$.

Konduktometrische Bestimmung des Dissoziationsgrads (Ostwaldsches Verdünnungsgesetz)

$$\alpha = \frac{\Lambda^*}{\Lambda_\infty} \quad [-]$$

| α Dissoziationsgrad (▶S. 201) | Λ^* Äquivalentleitfähigkeit bei der Substanzkonzentration c (Maß für die Zahl der gelösten Teilchen, die als Ionen vorliegen) | Λ_∞ Grenzleitfähigkeit bei unendlicher Verdünnung (Maß für die vollständige Dissoziation der gelösten Substanz in Ionen)

Molare Ionenleitfähigkeit

$$\lambda = u \cdot z \cdot F = \frac{v}{E} \cdot z \cdot F \quad \left[\frac{\mathrm{m^2 \cdot S}}{\mathrm{mol}} = \frac{\mathrm{m^2 \cdot A}}{\mathrm{mol \cdot V}} = \frac{\mathrm{A^2 \cdot s^3}}{\mathrm{mol \cdot kg}}\right]$$

| λ Molare Ionenleitfähigkeit | u Ionenbeweglichkeit $\left[\mathrm{cm^2 \cdot V^{-1} \cdot s^{-1}}\right]$ | z Zahl der Elementarladungen pro Teilchen | F Faraday-Konstante ($F = 96\,485{,}3365\,\mathrm{C \cdot mol^{-1}}$) | v Ionenwanderungsgeschwindigkeit $\left[\mathrm{cm \cdot s^{-1}}\right]$ | E Feldstärke $\left[\mathrm{V \cdot cm^{-1}}\right]$

Faradaysches Gesetz

$$m = \frac{M_\mathrm{m}}{z \cdot F} \cdot I \cdot t = \frac{M_\mathrm{m}}{z \cdot F} \cdot Q \quad [\mathrm{kg}]$$

| m Masse der umgesetzten Substanz | M_m Molare Masse | z Zahl der Elementarladungen pro Teilchen | F Faraday-Konstante ($F = 96\,485{,}3365\,\mathrm{C \cdot mol^{-1}}$) | I Stromstärke | t Zeit | Q Transportierte elektrische Ladung

Ilkovič-Gleichung

$$I_\mathrm{D} = 607 \cdot z \cdot D^{1/2} \cdot m^{2/3} \cdot t^{1/6} \cdot c \quad \text{in der Regel angegeben in } [\mu\mathrm{A}]$$

| I_D Mittlere Diffusionsgrenzstromstärke | z Zahl der Elementarladungen pro Teilchen | D Diffusionskoeffizient $\left[\mathrm{cm^2 \cdot s^{-1}}\right]$ | m Ausflussgeschwindigkeit des Quecksibers $\left[\mathrm{mg \cdot s^{-1}}\right]$ | t Tropfzeit [s] | c Konzentration $\left[\mathrm{mmol \cdot l^{-1}}\right]$

Randles-Ševčik-Gleichung (Spitzenstromstärke)

Der Wert der Stromspitze der in ruhender Lösung and einer stationären Elektrode gemessenen Strom-Spannungs-Kurve kann mit Hilfe der Randles-Ševčik-Gleichung berechnet werden:

$$I_\mathrm{Sp} = k \cdot z^{3/2} \cdot D^{1/2} \cdot A \cdot v^{1/2} \cdot c \quad [\mathrm{A}]$$

| I_Sp Spitzenstromstärke | k Proportionalitätsfaktor | z Zahl der Elementarladungen pro Teilchen | D Diffusionskoeffizient | A Elektrodenoberfläche | v Spannungsvorschubgeschwindigkeit, z. B. in $[\mathrm{mV \cdot s^{-1}}]$ | c Depolarisatorkonzentration

Spitzenpotential und Halbstufenpotential

$$U_{Sp} = U_{1/2} - \frac{0{,}028}{z} \quad \text{in der Regel angegeben in [mV]}$$

| U_{Sp} Spitzenpotential | $U_{1/2}$ Halbstufenpotential | z Zahl der pro Teilchen umgesetzten Ladungen

■ Gemäß der obigen Gleichung liegt das Potential der kathodischen Stromspitze um $28/z$ mV negativer als das dazugehörige polarographische Halbstufenpotential. Bei anodischen Stromspitzen ist das Spitzenpotential entsprechend um $28/z$ mV positiver.

Ionenbeweglichkeit und Wanderungsgeschwindigkeit bei der Elektrophorese

Wanderungsgeschwindigkeit:

$$v = \frac{E \cdot z \cdot e}{6\pi \cdot r \cdot \eta} \quad \left[\frac{\mathrm{m}}{\mathrm{s}}\right]$$

Ionenbeweglichkeit:

$$u = \frac{v}{E} = \frac{z \cdot e}{6\pi \cdot r \cdot \eta} \quad \left[\frac{\mathrm{m}^2}{\mathrm{V \cdot s}} = \frac{\mathrm{A \cdot s}^2}{\mathrm{kg}}\right]$$

| v Wanderungsgeschwindigkeit der Ionen | E Elektrische Feldstärke | z Zahl der Elementarladungen pro Teilchen | e Elementarladung ($e = 1{,}6022 \cdot 10^{-19}$ C) | r Radius des Teilchens | η Dynamische Viskosität des Mediums | u Ionenbeweglichkeit

5.4 Reaktionskinetik

5.4.1 Reaktionskinetik 0. Ordnung

Von einer Reaktion 0. Ordnung spricht man, wenn die Reaktionsgeschwindigkeit von der Konzentration der Reaktanten unabhängig, das heißt konstant ist.

Geschwindigkeitsgesetz: $-\frac{dA}{dt} = k_0$

Integrierte Form: $A = A_0 - k_0 \cdot t$

Halbwertszeit: $t_{1/2} = \frac{A_0}{2 \cdot k_0}$

| A Substanzmenge oder Susbtanzkonzentration zum Zeitpunkt t | A_0 Anfangsmenge oder Anfangskonzentration zum Zeitpunkt $t = 0$ | k_0 Reaktionsgeschwindigkeitskonstante 0. Ordnung | t Zeit | $t_{1/2}$ Halbwertszeit

5.4.2 Reaktionskinetik 1. Ordnung

Bei der allgemeinen monomolekularen Reaktion

$\mathrm{A} \longrightarrow \mathrm{P}$

spricht man von einer Reaktion 1. Ordnung, wenn die Reaktionsgeschwindigkeit zur Konzentration des Reaktanten proportional ist.

Geschwindigkeitsgesetz: $-\frac{\mathrm{d}A}{\mathrm{d}t} = k_1 \cdot A$

Integrierte Form: $A = A_0 \cdot \mathrm{e}^{-k_1 \cdot t}$

Linearisierte Form: $\ln A = \ln A_0 - k_1 \cdot t$ oder $\lg A = \lg A_0 - \frac{k_1 \cdot t}{2{,}303}$

Halbwertszeit: $t_{1/2} = \frac{\ln 2}{k_1}$

| A Substanzmenge oder Susbtanzkonzentration zum Zeitpunkt t | A_0 Anfangsmenge oder Anfangskonzentration zum Zeitpunkt $t = 0$ | k_1 Reaktionsgeschwindigkeitskonstante 1. Ordnung | t Zeit | $t_{1/2}$ Halbwertszeit

5.4.3 Reaktionskinetik 2. Ordnung (allgemein)

Im allgemeinen Fall einer Reaktion zwischen den Reaktanten A und B

$\mathrm{A} + \mathrm{B} \longrightarrow \mathrm{P}$

spricht man von einer Reaktion 2. Ordnung, wenn die Reaktionsgeschwindigkeit zum Produkt der Konzentrationen beider Reaktanten proportional ist.

Geschwindigkeitsgesetz: $-\frac{\mathrm{d}A}{\mathrm{d}t} = -\frac{\mathrm{d}B}{\mathrm{d}t} = k_2 \cdot A \cdot B$

Integrierte Form: $\ln \frac{B}{B_0} - \ln \frac{A}{A_0} = (A_0 - B_0) \cdot k_2 \cdot t$

| A Substanzmenge oder Susbtanzkonzentration des Stoffs A zum Zeitpunkt t
| A_0 Anfangsmenge oder Anfangskonzentration des Stoffs A zum Zeitpunkt $t = 0$
| B Substanzmenge oder Susbtanzkonzentration des Stoffs B zum Zeitpunkt t
| B_0 Anfangsmenge oder Anfangskonzentration des Stoffs B zum Zeitpunkt $t = 0$
| k_2 Reaktionsgeschwindigkeitskonstante 2. Ordnung | t Zeit

5.4.4 Reaktionskinetik 2. Ordnung (Sonderfall)

Für den Sonderfall, dass zu Beginn einer Reaktion 2. Ordnung

$$\mathrm{A + B \longrightarrow P}$$

die Reaktanten A und B in der gleicher Konzentration voliegen, ist die Reaktiongeschwindigkeitskonstante proportional zum Quadrat der Konzentration eines Reaktanten.

Geschwindigkeitsgesetz: $-\frac{\mathrm{d}A}{\mathrm{d}t} = k_2 \cdot A^2$

Integrierte Form: $\frac{1}{A} = \frac{1}{A_0} + k_2 \cdot t$

Halbwertszeit: $t_{1/2} = \frac{1}{A_0 \cdot k_2}$

| A Substanzmenge oder Susbtanzkonzentration zum Zeitpunkt t | A_0 Anfangsmenge oder Anfangskonzentration zum Zeitpunkt $t = 0$ | k_2 Reaktionsgeschwindigkeitskonstante 2. Ordnung | t Zeit | $t_{1/2}$ Halbwertszeit

5.4.5 Ermittlung der Reaktionsgeschwindigkeitskonstanten (isotherme Bedingungen)

Unter isothermen Bedingungen kann die Geschwindigkeitskonstante k einer Reaktion bei linearisierter Darstellung der integrierten Form der Geschwindigkeitsgleichung aus der Steigung der Regressionsgeraden für die entsprechende Reaktionsordnung bestimmt werden.

Ordnung	Linearisierte Form (Geradengleichung)	Steigung der Geraden
0	$A = A_0 - k \cdot t$	$-k$
1	$\ln A = \ln A_0 - k \cdot t$	$-k$
	$\lg A = \lg A_0 - \frac{k}{2{,}303} \cdot t$	$-k/2{,}303$
2 (allgemein $A \neq B$)	$\ln \frac{A}{B} = \ln \frac{A_0}{B_0} + k \cdot t \cdot (A_0 - B_0)$	$k(A_0 - B_0)$
	$\lg \frac{A}{B} = \lg \frac{A_0}{B_0} + \frac{k}{2{,}303} \cdot t \cdot (A_0 - B_0)$	$\frac{k(A_0 - B_0)}{2{,}303}$
2 (Spezialfall $A = B$)	$\frac{1}{A} = \frac{1}{A_0} + k \cdot t$	k

5.4.6 Stabilitätsprüfung

Bei einer Zersetzungsreaktion 1. Ordnung kann die Zeit, in der ein Rückgang des Arzneistoffs auf 90 % der Ausgangsmenge oder Ausgangskonzentration stattfindet, berechnet werden durch:

$$t_{90\%} = \frac{\ln 1{,}11}{k_1} = \frac{0{,}105}{k_1}$$

| $t_{90\%}$ Zeit bis zum Rückgang des Arzneistoffs auf 90 % | k_1 Reaktionsgeschwindigkeitskonstante 1. Ordnung

5.4.7 Arrhenius-Gleichung

$$k = A \cdot e^{-\frac{E_A}{R \cdot T}}$$

| k Reaktionsgeschwindigkeitskonstante | A Stoßkonstante | E_A Aktivierungsenergie | R Allgemeine Gaskonstante | T Absolute Temperatur

■ Die Stoßkonstante, auch als Häufigkeitsfaktor bezeichnet, entspricht formal der Reaktionsgeschwindigkeitskonstanten bei unendlich hoher Temperatur.

5.4.8 Arrhenius-Plot

Als Arrhenius-Plot wird die halblogarithmische Darstellung der Reaktionsgeschwindigkeitskonstanten ($\ln k$) gegen der Kehrwert der Temperatur ($1/T$) bezeichnet. Hit Hilfe des Arrhenius-Plot kann aus der Regressionsgeraden durch experimentelle Messwerte die Reaktionsgeschwindigkeitskonstante bei unbekannter Temperatur ermittelt werden.

Natürlicher Logarithmus: $\ln k = \ln A - \frac{E_A}{R} \cdot \frac{1}{T}$

Dekadischer Logarithmus: $\lg k = \lg A - \frac{E_A}{2{,}303 \cdot R} \cdot \frac{1}{T}$

| k Reaktionsgeschwindigkeitskonstante | A Stoßkonstante | E_A Aktivierungsenergie | R Allgemeine Gaskonstante | T Absolute Temperatur

5.4.9 Nichtlineare Kinetiken

Michaelis-Menten-Kinetik

Bei der Herleitung der Michaelis-Menten-Kinetik zur Beschreibung von Enzymreaktionen (sowie allgemein sättigbaren Reaktionen) wird von der folgenden Reaktion des Enzyms E mit dem Substrat S über den Substrat-Enzym-Komplex ES zum Produkt P ausgegangen:

$$\mathrm{E} + \mathrm{S} \underset{k_{-1}}{\overset{k_1}{\rightleftharpoons}} \mathrm{ES} \overset{k_2}{\longrightarrow} \mathrm{E} + \mathrm{P}$$

Unter der Annahme, dass keine Rückreaktion des Produkts P stattfindet, ein Fließgleichgewicht zwischen Bildung und Zerfall des Enzym-Substrat-Komplexes ES besteht sowie, dass die eingesetzte Enzymkonzentration sich aus freiem Enzym E und Enzym-Substrat-Komplex ES zusammensetzt, kann die initiale Geschwindigkeit der Reaktion berechnet werden durch:

$$v_0 = \frac{\mathrm{d}[P]}{\mathrm{d}t} = \frac{v_{\mathrm{max}} \cdot [S]}{K_{\mathrm{m}} + [S]}$$

| v_0 Initiale Reaktionsgeschwindigkeit (Umsetzungsgeschwindigkeit bei Enzymreaktionen) | $[P]$ Konzentration des Produkts P | t Zeit | v_{max} Maximale Reaktionsgeschwindigkeit | $[S]$ Konzentration der Substanz S (Substratkonzentration bei Enzymreaktionen) | K_{m} Michaelis-Menten-Konstante (Konzentration bei Halbsättigung der Reaktion)

Enzym-Kooperativität (Hill-Gleichung)

Allgemein:

$$v_0 = \frac{v_{\mathrm{max}} \cdot [S]^n}{K_{\mathrm{m}}^n + [S]^n}$$

Linearisiert:

$$\ln\left(\frac{v}{v_{\mathrm{max}} - v}\right) = n \cdot \ln[S] - n \cdot \ln K_{\mathrm{m}}$$

| v_0 Initiale Reaktionsgeschwindigkeit (Umsetzungsgeschwindigkeit bei Enzymreaktionen) | v_{max} Maximale Reaktionsgeschwindigkeit | $[S]$ Konzentration der Substanz S (Substratkonzentration bei Enzymreaktionen) | K_{m} Michaelis-Menten-Konstante (Konzentration bei Halbsättigung der Reaktion) | n Hill-Exponent

Kompetitive Hemmung

$$\begin{array}{ccccc} E + S & \rightleftharpoons & ES & \longrightarrow & E + P \\ + & & & & \\ I & & & & \\ \updownarrow K_I & & & & \\ EI & & & & \end{array}$$

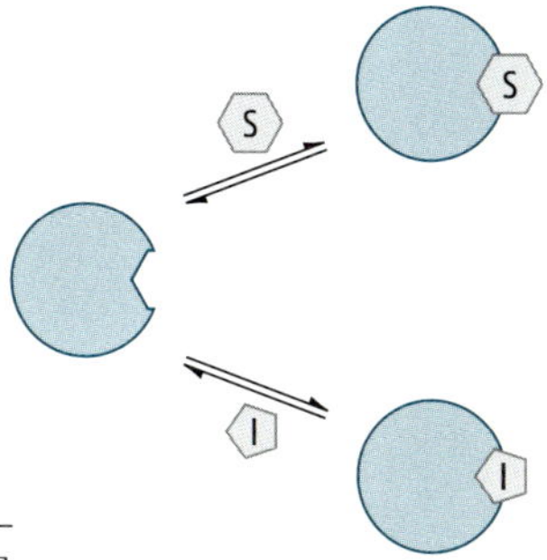

$$v_0 = \frac{v_{max} \cdot [S]}{\left(1 + \frac{[I]}{K_I}\right) \cdot K_m + [S]}$$

| v_0 Initiale Reaktionsgeschwindigkeit (Umsetzungsgeschwindigkeit bei Enzymreaktionen) | v_{max} Maximale Reaktionsgeschwindigkeit | $[S]$ Konzentration der Substanz S (Substratkonzentration bei Enzymreaktionen) | $[I]$ Konzentration des Inhibitors I | K_I Gleichgewichtskonstante der kompetitiven Inhibtionsreaktion | K_m Michaelis-Menten-Konstante (Konzentration bei Halbsättigung der Reaktion)

Unkompetitive Hemmung

$$\begin{array}{ccccc} E + S & \rightleftharpoons & ES & \longrightarrow & E + P \\ & & + & & \\ & & I & & \\ & & \updownarrow K_I' & & \\ & & ESI & & \end{array}$$

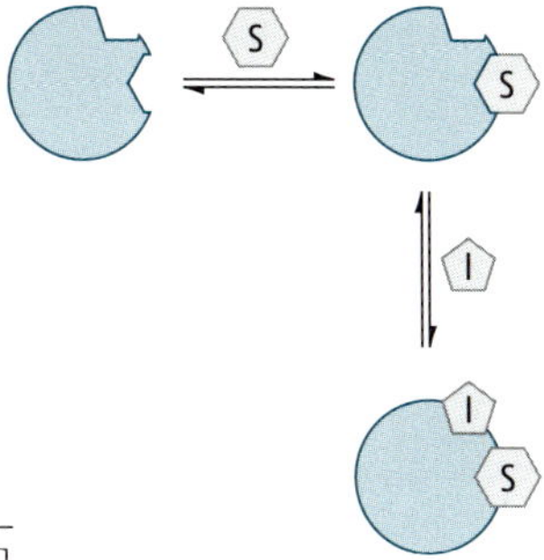

$$v_0 = \frac{v_{max} \cdot [S]}{K_m + \left(1 + \frac{[I]}{K_I'}\right) \cdot [S]}$$

| v_0 Initiale Reaktionsgeschwindigkeit (Umsetzungsgeschwindigkeit bei Enzymreaktionen) | v_{max} Maximale Reaktionsgeschwindigkeit | $[S]$ Konzentration der Substanz S (Substratkonzentration bei Enzymreaktionen) | K_m Michaelis-Menten-Konstante (Konzentration bei Halbsättigung der Reaktion) | $[I]$ Konzentration des Inhibitors I | K_I' Gleichgewichtskonstante der unkompetitiven Inhibtionsreaktion

Nicht-kompetitive Hemmung (Gemischte Hemmung)

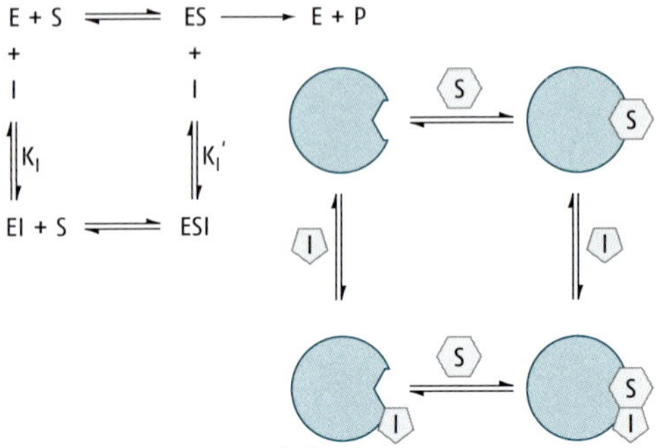

$$v_0 = \frac{v_{max} \cdot [S]}{\left(1 + \frac{[I]}{K_I}\right) \cdot K_m + \left(1 + \frac{[I]}{K_I'}\right) \cdot [S]}$$

| v_0 Initiale Reaktionsgeschwindigkeit (Umsetzungsgeschwindigkeit bei Enzymreaktionen) | v_{max} Maximale Reaktionsgeschwindigkeit | $[S]$ Konzentration der Substanz S (Substratkonzentration bei Enzymreaktionen) | $[I]$ Konzentration des Inhibitors I | K_I, K_I' Gleichgewichtskonstanten der allosterischen Inhibtionsreaktion | K_m Michaelis-Menten-Konstante (Konzentration bei Halbsättigung der Reaktion)

Lineweaver-Burk-Gleichung

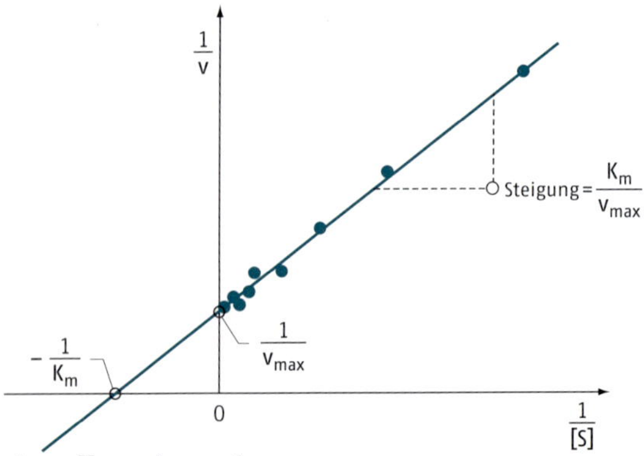

$$\frac{1}{v_0} = \frac{K_m}{v_{max}} \cdot \frac{1}{[S]} + \frac{1}{v_{max}}$$

| v_0 Initiale Reaktionsgeschwindigkeit (Umsetzungsgeschwindigkeit bei Enzymreaktionen) | v_{max} Maximale Reaktionsgeschwindigkeit | K_m Michaelis-Menten-Konstante (Konzentration bei Halbsättigung der Reaktion) | $[S]$ Konzentration der Substanz S (Substratkonzentration bei Enzymreaktionen)

Doppelt-reziproker Plot bei Hemmung von Enzymreaktionen

Kompetitive Hemmung:

$$\frac{1}{v_0} = \frac{K_m}{v_{max}} \cdot \left(1 + \frac{[I]}{K_I}\right) \cdot \frac{1}{[S]} + \frac{1}{v_{max}}$$

Unkompetitive Hemmung:

$$\frac{1}{v_0} = \frac{K_m}{v_{max}} \cdot \frac{1}{[S]} + \frac{1}{v_{max}} \cdot \left(1 + \frac{[I]}{K_I'}\right)$$

Nicht-kompetitive Hemmung:

$$\frac{1}{v_0} = \frac{K_m}{v_{max}} \cdot \left(1 + \frac{[I]}{K_I}\right) \cdot \frac{1}{[S]} + \frac{1}{v_{max}} \cdot \left(1 + \frac{[I]}{K_I'}\right)$$

| v_0 Initiale Reaktionsgeschwindigkeit (Umsetzungsgeschwindigkeit bei Enzymreaktionen) | K_m Michaelis-Menten-Konstante (Konzentration bei Halbsättigung der Reaktion) | v_{max} Maximale Reaktionsgeschwindigkeit | $[S]$ Konzentration der Substanz S (Substratkonzentration bei Enzymreaktionen) | $[I]$ Konzentration des Inhibitors I | K_I, K_I' Gleichgewichtskonstanten der entsprechenden Inhibtionsreaktionen (Kompetitive Hemmung ►S. 229, Unkompetitive Hemmung ►S. 229 und Nicht-kompetitive Hemmung (Gemischte Hemmung) ►S. 230)

Hanes-Gleichung

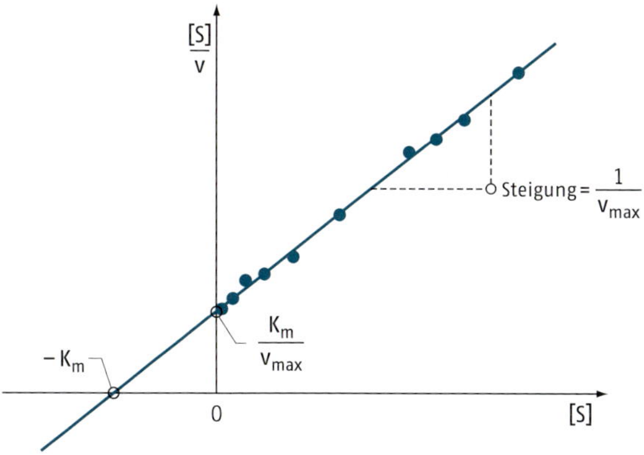

$$\frac{[S]}{v_0} = \frac{1}{v_{max}} \cdot [S] + \frac{K_m}{v_{max}}$$

| v_0 Initiale Reaktionsgeschwindigkeit (Umsetzungsgeschwindigkeit bei Enzymreaktionen) | v_{max} Maximale Reaktionsgeschwindigkeit | K_m Michaelis-Menten Konstante (Konzentration bei Halbsättigung der Reaktion) | $[S]$ Konzentration der Substanz S (Substratkonzentration bei Enzymreaktionen)

1 2 3 4 5 6 7 8 9 A

Eadie-Hofstee-Gleichung

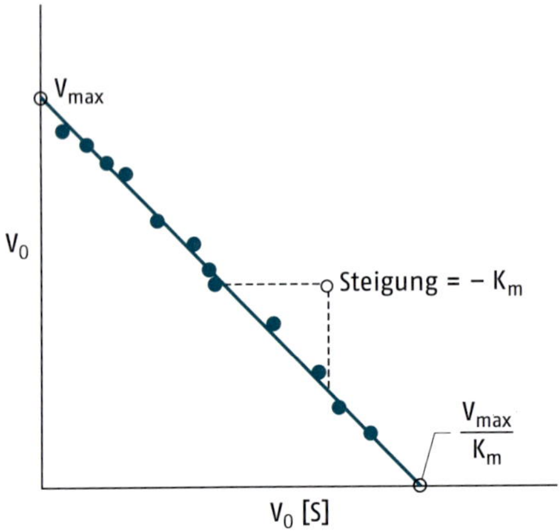

$$v_0 = v_{max} - K_m \cdot \frac{v_0}{[S]}$$

| v_0 Initiale Reaktionsgeschwindigkeit (Umsetzungsgeschwindigkeit bei Enzymreaktionen) | v_{max} Maximale Reaktionsgeschwindigkeit | K_m Michaelis-Menten Konstante (Konzentration bei Halbsättigung der Reaktion) | $[S]$ Konzentration der Substanz S (Substratkonzentration bei Enzymreaktionen)

5.5 Methodenvalidierung und -kalibrierung

5.5.1 Qualitätsmerkmale für Analysenverfahren

Merkmal	Beschreibung	Erfassung
Präzision (Precision)	Grad der Reproduzierbarkeit der Analysenergebnisse bei wiederholter Durchführung einer Methode unter genau gleichen Bedingungen (≙ Streuung von Analysenergebnissen)	Absolute Standardabweichung Relative Standardabweichung Varianz ►S. 32 Vergleich der Standardabweichungen mittels F-Test ►S. 36
Richtigkeit (Accuracy)	Übereinstimmung zwischen dem ermittelten und einem definitionsgemäß richtigen Wert (z. B. Referenzmaterial mit definiertem Gehalt). Die Ursachen für etwaige Abweichungen könnten als systematische Fehler einer Methode beschrieben werden.	Relative Abweichung = $\frac{\bar{x}-\mu}{\mu}\cdot 100$ Wiederfindung = $\frac{\bar{x}\cdot 100}{\mu}$ $\bar{x}$ Mittelwert der Bestimmung an einer Modellmischung μ Richtiger Wert (zugesetzte Substanzmenge zur Modellmischung)
Nachweisgrenze (Limit of detection)	Kleinste nachweisbare Menge oder Konzentration bei qualitativen Analysen	►S. 235
Bestimmungsgrenze (Limit of quantification)	Kleinste quantifizierbare Menge oder Konzentration bei quantitativen Analysen	►S. 235
Selektivität/ Spezifität (Specifity)	Fähigkeit eines Verfahrens für eine bestimmte Substanz in Gegenwart anderer Substanzen (z. B. chemisch ähnlicher Stoffe, Verunreinigungen, Abbauprodukte, etc.) präzise und richtige Werte zu liefern.	Vergleich der Ergebnisse der Referenzanalyse (ohne Begleitstoffe) und Vergleichsanalyse (mit Begleitstoffen) eventuell mittels F- und t-Test ►S. 37 ff.

►

Merkmal	Beschreibung	Erfassung
Linearität (Linearity)	Fähigkeit einer quantitativen Analysenmethode innerhalb eines gegebenen Konzentrationsbereichs Ergebnisse zu liefern, die der Konzentration des Analyten direkt proportional sind. Die Proportionalität kann entweder direkt oder erst nach mathematischer Umformung der Meßwerte sichtbar gemacht werden.	Bei direkter Proportionalität erhält man eine Kalibriergerade mittels linearer Regression (►S. 35); bei Kalibrierkurven sollte versucht werden durch mathematische Transformation eine Gerade zu erhalten.
Empfindlichkeit (Sensitivity)	Ausmaß der Veränderung eines Messergebnisses bei Konzentrationsänderungen. Die Empfindlichkeit ist demnach die Differenz der Probenkonzentration, die der kleinsten noch detektierbaren Signaldifferenz entspricht.	Ergibt sich aus der Änderung der Meßwerte bei Änderung der Konzentration oder Masse der zu bestimmenden Substanz: $\text{Empfindlichkeit} = \frac{\Delta M}{\Delta c}$ ΔM Änderung der Messwerte Δc Änderung der Konzentration (bzw. der Masse)
Messbereich (Range)	Massen- oder Konzentrationsbereich in dem die zu bestimmende Substanz mit der angegebenen Präzision und Richtigkeit bestimmt werden kann. Wird ermittelt aus der linearen Kalibrierfunktion und ist der Bereich, für den diese Gültigkeit besitzt.	Ergibt sich aus dem Verlauf der Kalibriergerade oder dem (annähernd) linearen Bereich der Kalibrierkurve. In beiden Fällen ist keine Extrapolation über den letzten Meßwert der Kalibrierfunktion hinaus zulässig.
Robustheit (Robustness)	Widerstandsfähigkeit einer Analysenmethode gegenüber Abänderungen der Analysenbedingungen und/oder Störeffekten.	

5.5.2 Analytische Empfindlichkeit von Messgeräten

Die analytische Empfindlichkeit von Messgeräten bezieht die Präzision, d. h. die Systemstandardabweichung (Gerätestandardabweichung) mit ein:

$$\gamma = \frac{b}{s}$$

| γ Analytische Empfindlichkeit | b Kalibrierempfindlichkeit | s Systemstandardabweichung

5.5.3 Nachweisgrenze von Messgeräten

Damit eine Substanz in einem analytischen Messverfahren noch eindeutig nachgewiesen werden kann, muss das Messsignal der Substanz S_m erkennbar größer sein als der Mittelwert der Rausch-Signale $\overline{S}_r$.

Charakterisierung mittels der absoluten Signalhöhe:

$$S_m = S/N \cdot \overline{S}_r$$

Charakterisierung mittels der Standardabweichung der Rauschsignale:

$$S_m = \overline{S}_r + k \cdot s_r \quad \text{mit} \quad k \geq 3$$

Bestimmung der Grenzkonzentration:

$$c_m = \frac{S_m - \overline{S}_r}{b}$$

| S_m Nachweisgrenze (minimal gefordertes Messsignal) | $\overline{S}_r$ Mittelwert der Rauschsignale (Blindwert) | S/N Signal-Rausch-Verhältnis | s_r Standardabweichung des Blindwertes | b Steigung der Kalibiergeraden (Größe des Messsignals pro Konzentrationseinheit)

■ Als Nachweisgrenze wird im Allgemeinen ein Signal-Rausch-Verhältnis $S/N = S_m : \overline{S}_r = 2 : 1$ bis $3 : 1$ angesehen, d. h. nur Signale, die mindestens doppelt oder dreimal so intensiv sind wie der Mittelwert der Rausch-Signale gelten als eindeutig positiv.

5.5.4 Bestimmungsgrenze von Messgeräten

Die Bestimmungsgrenze für quantitative Bestimmungen mittels analytischer Messverfahren erfolgt wie die Bestimmung der Nachweisgrenze (►S. 235), allerdings mit $k = 10$. Dies bedeutet, dass das Messsignal den Mittelwert der Blindwert-Rausch-Signale um die 10-fache Standardabweichung der Blindwerte s_r übertreffen soll.

$$S_m = \overline{S}_r + 10 \cdot s_r$$

| S_m Bestimmungsgrenze (Höhe des minimal geforderten Messsignals) | $\overline{S}_r$ Mittelwert der Höhe der Rauschsignale (Blindwert) | s_r Standardabweichung des Blindwertes

5.5.5 Fehler und Fehlerfortpflanzungsgesetz

Absolute Messunsicherheit:

$\overline{x} \pm \Delta x$ mit dem absoluten Fehler Δx [Einheit des Analysenergebnisses]

Relative Messunsicherheit:

$\overline{x} \pm \frac{\Delta x \cdot 100}{\overline{x}}$ mit dem relativen Fehler $\frac{\Delta x \cdot 100}{x}$ [%]

Fehlerfortpflanzungsgesetz:

$$F_{\text{ges}} = \sqrt{\sum_{i=1}^{n} (f_i)^2}$$

| $\overline{x}$ Arithmetischer Mittelwert einer Messung | Δx Fehler (Unsicherheit) einer Messung (Abweichung vom wahren Messwert) | F_{ges} Relativer bzw. absoluter Gesamtfehler | f_i Relativer bzw. absoluter Fehler des jeweiligen Teilschritts

- Bei Addition oder Subtraktion von Messergebnissen werden die Quadrate der *absoluten* Fehler der Einzelschritte f_i addiert und aus der Summe die Wurzel gezogen.
- Bei Multiplikation oder Division von Meßergebnissen werden die Quadrate der *relativen* Fehler der Teilschritte f_i addiert und aus der Summe die Wurzel gezogen.

6 BIOLOGIE

6.1 Pharmakognostische Kennzahlen

6.1.1 Spaltöffnungsindex

$$\text{Spaltöffnungsindex} = \frac{100 \cdot S}{E + S} \quad [-]$$

| S Anzahl der Spaltöffnungen einer bestimmten Blattoberfläche | E Anzahl der Epidermiszellen (einschließlich Haare) für dieselbe Blattoberfläche

■ Für jede Droge wird der Mittelwert aus mindestens 10 Bestimmungen berechnet.

6.1.2 Quellungszahl

Die Quellungszahl gibt das Volumen in Millilitern an, das 1 g Droge einschließlich des anhaftenden Schleims nach dem Quellen in einer wasserhaltigen Flüssigkeit nach 4 h einnimmt. Die Quellungszahl wird als Mittelwert aus 3 Parallelversuchen berechnet.

6.1.3 Bitterwert

Definition

Als Bitterwert wird der reziproke Wert jener Verdünnung einer Verbindung, einer Flüssigkeit oder eines Extrakts verstanden, die eben noch bitter schmeckt. Zum Vergleich dient Chininhydrochlorid, dessen Bitterwert mit 200.000 festgesetzt wird.

Bestimmung des Korrekturfaktors

0,100 g Chininhydrochlorid werden in Wasser zu 100,0 ml gelöst. 1,0 ml Lösung wird mit Wasser zu 100,0 ml verdünnt. Diese Stammlösung wird beginnend mit 3,6 ml Stammlösung in Abstufungen von 0,2 ml bis zu 5,8 ml Stammlösung jeweils mit Wasser zu 10,0 ml verdünnt. Dann wird die Verdünnung mit der niedrigsten Konzentration ermittelt, die eben noch bitter schmeckt.

Der Korrekturfaktor k wird für jeden Prüfer nach folgender Formel berechnet:

$$k = \frac{n}{5{,}00} \quad [-]$$

| n Anzahl Milliliter Stammlösung in der Verdünnung mit der niedrigsten Konzentration, die eben noch als bitter empfunden wird

Bestimmung des Bitterwerts

Zur Bestimmung des Bitterwerts werden folgende Prüflösungen hergestellt:

Herstellung der Prüflösung	Stamm-lösung*	10 ml C-1 ad 100 ml	10 ml C-2 ad 100 ml	20 ml C-3 ad 100 ml	10 ml C-3 ad 100 ml
Bezeichnung der Lösung	C-1	C-2	C-3	C-3A	C-4
Verdünnungsfaktor	100	1.000	10.000	50.000	100.000

*1 g Droge mit 100 ml siedendem Wasser 30 Minuten lang extrahiert oder 1 ml Flüssigkeit mit Wasser zu 100 ml verdünnt

■ Beginnend mit Verdünnung C-4 ermittelt jeder Prüfer die gerade noch bitter schmeckende Verdünnung. Diese Lösung wird als Lösung D bezeichnet. Der Verdünnungsfaktor der Lösung D wird mit Y bezeichnet. Ausgehend von Lösung D wird nun folgende Verdünnungsreihe hergestellt:

Lösung D [ml]	1,2	1,5	2,0	3,0	6,0	8,0
Wasser [ml]	8,8	8,5	8,0	7,0	4,0	2,0

$$\text{Bitterwert} = \frac{Y \cdot k}{X \cdot 0{,}1} \quad [-]$$

| Y Verdünnungsfaktor der Lösung D | k Korrekturfaktor | X Anzahl der Milliliter der Lösung D, welche, mit Wasser zu 10,0 ml verdünnt, gerade noch bitter schmeckt

■ Der aus den Ergebnissen von sechs Prüfern errechnete Mittelwert gilt als Bitterwert des Untersuchungsmusters.

6.2 Droge-Extrakt-Verhältnis

$$\text{DEV} = \frac{\text{Masse der eingesetzten Droge}}{\text{Masse des erhaltenen Extrakts}} \quad [-]$$

| DEV Droge-Extrakt-Verhältnis

1 2 3 4 5 6 7 8 9 A

7 PHARMAKOLOGIE

1
2
3
4
5
6
7
8
9
A

7.1 Dosis-Wirkungsbeziehungen

7.1.1 Begriffsdefinitionen

Akronym		Definition
ED_{50}	Mittlere effektive Dosis	Dosis, bei der 50 % des Maximaleffekts erreicht werden bzw. bei der 50 % der Versuchsobjekte die erwartete Wirkung zeigen
LD_{50}	Mittlere Letaldosis	Dosis, bei der 50 % der Versuchstiere sterben
NOAEL	No Observed Adverse Effect Level	Höchste Dosis (Expositionskonzentration), bei der keine erkenn- oder messbaren schädlichen (toxischen) Befunde beobachtet wurden
NOEL	No Observed Effect Level	Höchste Dosis (Expositionskonzentration), bei der keine erkenn- oder messbaren Effekte beobachtet wurden
LOAEL	Lowest Observed Adverse Effect Level	Niedrigste Dosis (Expositionskonzentration), bei der schädliche (toxische) Befunde beobachtet wurden
LOEL	Lowest Observed Effect Level	Niedrigste Dosis (Expositionskonzentration), bei der signifikante Effekte beobachtet wurden

7.1.2 pD_2-Wert

Kenngröße für die Wirkstärke eines Agonisten. Der pD_2-Wert ist definiert als negativer dekadischer Logarithmus der Agonisten-Konzentration, mit der der halbe Maximaleffekt erreicht wird.

$$\mathrm{p}D_2 = -\lg[\mathrm{EC}_{50}]$$

| pD_2 pD_2-Wert | EC_{50} Effektkonzentration 50 (Konzentration, bei der die Hälfte (50 %) des Maximaleffekts erreicht wird

7.1.3 pA_2-Wert

Kenngröße für die Affinität eines kompetitiven Antagonisten. Der pA_2-Wert ist definiert als negativer dekadischer Logarithmus der Konzentration eines Antagonisten, bei der die Konzentration eines Agonisten verdoppelt werden müsste, um den gleichen Effekt zu erzielen, wie bei Abwesenheit des Antagonisten.

$$\mathrm{p}A_2 = -\lg[\text{Antagonist}] + \lg(r-1)$$

$$r = \frac{\mathrm{EC}_{50}(\text{bei Anwesenheit des Antagonisten})}{\mathrm{EC}_{50}(\text{bei Abwesenheit des Antagonisten})}$$

| pA_2 pA_2-Wert | r Konzentrationsverhältnis | EC_{50} Effektkonzentration 50 (Konzentration, bei der die Hälfte (50 %) des Maximaleffekts erreicht wird)

7.1.4 Therapeutischer Quotient (Therapeutische Breite)

$$\text{Therapeutischer Quotient} = \frac{\mathrm{LD}_{50}}{\mathrm{ED}_{50}}$$

| LD_{50} Letaldosis 50 (Dosis, bei der 50 % der Versuchstiere sterben) | ED_{50} Effektdosis 50 (Dosis, bei der 50 % des Maximaleffekts erreicht werden bzw. bei der 50 % der Versuchsobjekte die erwartete Wirkung zeigen)

7.1.5 Therapeutischer Index

$$\text{Therapeutischer Index} = \frac{\mathrm{LD}_{5}}{\mathrm{ED}_{95}}$$

| LD_{50} Letaldosis 5 (Dosis, bei der 5 % der Versuchstiere sterben) | ED_{95} Effektdosis 95 (Dosis, bei der die 95 % des Maximaleffekts erreicht werden bzw. bei der 95 % der Versuchsobjekte die erwartete Wirkung zeigen)

■ Der therapeutische Index ist ein Maß für die Sicherheit eines Medikaments.

7.1.6 Habersche Regel

$$E_{\text{tox}} = c \cdot t = \text{const.}$$

| E_{tox} Toxischer Effekt | c Stoffkonzentration | t Einwirkungszeit

■ Die Habersche Regel gilt nur bei irreversiblen Wirkungen von Summationsgiften wie beispielsweise Blei, Quecksilber und allen krebserregenden Stoffen. Bei sehr langen Einwirkungszeiten und sehr geringen Konzentrationen kann ein wirkungsfreies Intervall entstehen. Bei Konzentrationsgiften, wie beispielsweise Kohlendioxid, ist die Habersche Regel nicht anwendbar, da die Substanz möglicherweise durch Stoffwechselvorgänge oder Ausatmen, wieder vollständig – ohne die Rezeptoren geschädigt zu haben – abgebaut werden kann.

7.1.7 Relative intrinsische Aktivität

Die Fähigkeit eines Agonisten nach Bindung an einen Rezeptor eine Wirkung auszulösen bezeichnet man als intrinsische Aktivität.

$$\alpha \sim \frac{E_{\text{A}}}{E_{\text{max}}}$$

| α Relative intrinsische Aktivität | E_{A} Vom Agonisten ausgelöster Effekt | E_{max} Maximal möglicher Effekt

■ Die maximale relative intrinsische Aktivität ergibt sich aus $\frac{E_{\text{A}}}{E_{\text{max}}} = 1$.

7.1.8 Affinitätskonstante (Dissoziationskonstante)

$$[\text{R}] + [\text{L}] \underset{k_{-1}}{\overset{k_{+1}}{\rightleftharpoons}} [\text{RL}]$$

$$K_D = \frac{[R] \cdot [L]}{[RL]} = \frac{k_{-1}}{k_{+1}}$$

| K_D Gleichgewichtsdissoziationskonstante für die Bindung des Liganden an den Rezeptor (Affinitätskonstante) | $[R]$ Konzentration des freien Rezeptors | $[L]$ Konzentration des freien Liganden | $[RL]$ Konzentration des Ligand-Rezeptor-Komplexes | k_{+1}, k_{-1} Geschwindigkeitskonstanten für die Assoziatons- (Hin-) und Dissoziationsreaktion (Rückreaktion)

7.1.9 Mittlere inhibitorische Konzentration IC_{50} (Cheng-Prusoff-Gleichung)

$$IC_{50} = \left(1 + \frac{[L]}{K_D}\right) \cdot K_i \quad \text{häufig angegeben in} \left[\frac{\text{mol}}{\text{l}}\right]$$

| IC_{50} Mittlere inhibitorische Konzentration (Konzentration eines Inhibitors, bei der eine halbmaximale Inhibition beobachtet wird) | $[L]$ Konzentration des freien Liganden | K_D Gleichgewichtsdissoziationskonstante für die Bindung des Liganden an den Rezeptor | K_i Inhibitionskonstante (Gleichgewichtsdissoziationskonstante für die Bindung des Inhibitors an den Rezeptor)

7.2 Pharmakodynamische Modelle

7.2.1 Lineares Modell

$$E_{PD} = E_0 + a \cdot c$$

| E_{PD} Pharmakodynamischer Effekt | E_0 y-Achsenabschnitt | a Steigung der Regressionsgeraden | c Konzentration

■ In diesem Modell ist kein Maximaleffekt definiert und die Beschreibung der Konzentrations-Wirkungsbeziehung gilt nur in den Bereichen, in denen die lineare Beziehung experimentell nachgewiesen ist.

7.2.2 Log-Lineares Modell

$$E_{PD} = E_0 + a \cdot \ln c$$

| E_{PD} Pharmakodynamischer Effekt | E_0 y-Achsenabschnitt | a Steigung der Regressionsgeraden | c Konzentration

■ Das log-lineare Modell beschreibt den Effekt in Abhängigkeit vom Logarithmus der Konzentration. Es ist als Sonderfall des E_{max}-Modells anzusehen.

7.2.3 E_{max}-Modell

$$E_{PD} = \frac{E_{max} \cdot c}{EC_{50} + c}$$

| E_{PD} Pharmakodynamischer Effekt | E_{max} Erreichbarer Maximaleffekt | c Konzentration | E_{50} Konzentration, die 50 % des Maximaleffektes E_{max} hervorruft

■ Der rezeptorvermittelte Effekt eines Arzneistoffs lässt sich mit dem sog. E_{max}-Modell beschreiben, das einen Maximaleffekt voraussagt und davon ausgeht, dass bei $c = 0$ kein Effekt auftritt. Das E_{max}-Modell beschreibt die Wirkung eines Arzneistoffs über die Dissoziation des Arzneistoff-Rezeptor-Komplexes und lässt sich daher aus der Michaelis-Menten-Kinetik ableiten.

7.2.4 Sigmoides E_{max}-Modell (Hill-Gleichung)

$$E_{PD} = \frac{E_{max} \cdot c^n}{EC_{50}^n + c^n}$$

| E_{PD} Pharmakodynamischer Effekt | E_{max} Erreichbarer Maximaleffekt | c Konzentration | n Hill-Koeffizient, der Steigung und Form der Kurve beeinflusst | E_{50} Konzentration, die 50 % des Maximaleffektes E_{max} hervorruft

■ Das sigmoide E_{max}-Modell stellt eine Variation des E_{max}-Modells dar, wobei allosterische Effekte über den Hill-Koeffizienten berücksichtigt werden. Der Hill-Koeffizient beeinflusst Steigung und Form der Konzentrations-Wirkungskurve und ermöglicht so eine bessere Kurvenanpassung an experimentelle Messpunkte.

7.3 PK/PD-Modeling

Pharmakokinetische-pharmakodynamische Modelle verknüpfen Pharmakokinetik und Pharmakodynamik, um den zeitlichen Verlauf der Arzneimittelwirkung zu beschreiben.

■ Neben der Wahl des pharmakokinetischen und pharmakodynamischen Modells kommt es beim PK/PD-Modeling auch auf die Verknüpfung zwischen beiden Modellen an. Eine direkte Verknüpfung (direct-link-Modell) kann gewählt werden, wenn die Konzentration am Wirkort und die Plasmakonzentrationen direkt proportional sind.

■ Wenn die Konzentrationen am Wirkort und im Plasma nicht direkt proportional sind, ist eine indirekte Verknüpfung (indirect-link-Modell) zu wählen. In diesem Fall fügt man in das Modell ein hypothetisches Effekt-Kompartiment ein, das die Konzentrationsverhältnisse am Wirkort repräsentiert.

Direct-Link-Modell:

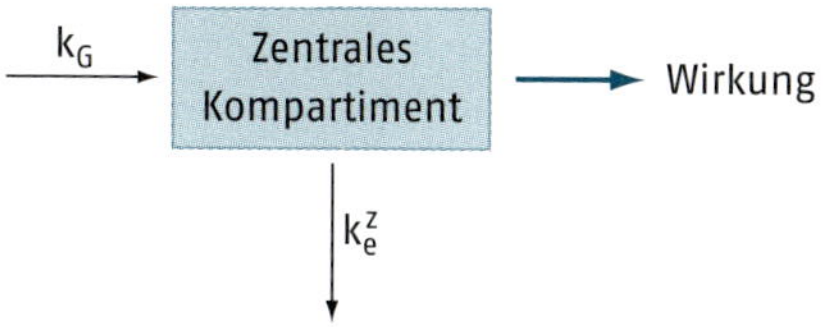

$$E_{PD} = \frac{E_{max} \cdot c}{EC_{50} + c}$$

Indirect-Link-Modell:

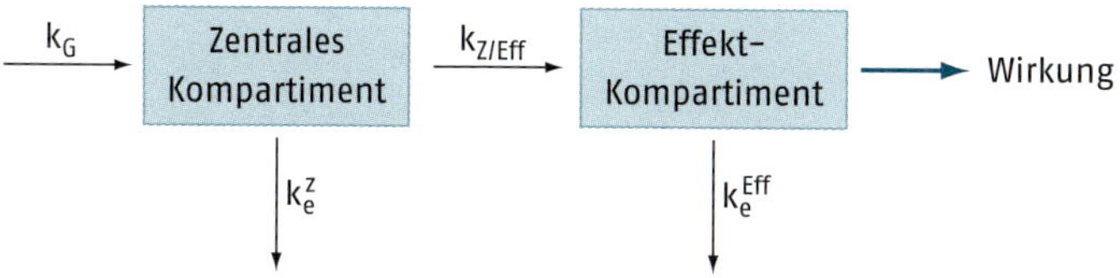

$$E_{PD} = \frac{E_{max} \cdot c_E}{EC_{50} + c_E}$$

| E_{PD} Pharmakodynamischer Effekt | E_{max} Erreichbarer Maximaleffekt | c Konzentration im zentralen Kompartiment | c_E Konzentration im Effekt-Kompartiment | EC_{50} Konzentration, die 50 % des Maximaleffektes E_{max} hervorruft

■ Wenn ein hypothetisches Effekt-Kompartiment angenommen werden muss, berechnet sich bei Gabe eines i.v.-Bolus und bei Anwendung eines offenen Ein-Kompartiment-Modells die Konzentration im Effekt-Kompartiment wie folgt:

$$c_E = \frac{D_{i.v.} \cdot k_e^{Eff}}{V_{Eff}} \left[\frac{e^{-k_e^z \cdot t}}{(k_e^{Eff} - k_e^z)} + \frac{e^{-k_e^{Eff} \cdot t}}{(k_e^z - k_e^{Eff})} \right] \quad \text{häufig angegeben in } \left[\frac{mg}{ml}\right]$$

| c_E Konzentration im Effekt-Kompartiment | $D_{i.v.}$ Intravenös verabreichte Dosis | V_{Eff} Scheinbares Verteilungsvolumen des Effekt-Kompartiments | k_e^{Eff} Eliminationskonstante aus dem Effektkompartiment | k_e^z Eliminationskonstante aus dem zentralen Kompartiment | t Zeit

8 KLINISCHE PHARMAZIE

1 2 3 4 5 6 7 8 9 A

8.1 Epidemiologie

8.1.1 Prävalenz

$$P = \frac{\text{Anzahl der bestehenden Krankheitsfälle}}{\text{Anzahl der betrachteten Individuen}} \quad [-]$$

■ Wird nur von der Prävalenz gesprochen, ist meist die Punktprävalenz gemeint. Sie entspricht der Prävalenz zu einem genau definierten Zeitpunkt und kann auch als Momentaufnahme der Bevölkerung aufgefasst werden. Für die Punktprävalenz gilt näherungsweise auch:

$$P = \text{Inzidenz} \cdot \text{durchschnittliche Krankheitsdauer} \quad [-]$$

■ Die Periodenprävalenz gibt die Prävalenz (bestehende Fälle und Neuerkrankungen) in einem bestimmten Zeitraum (z. B. ein Jahr) oder als Lebenszeitprävalenz bezogen auf die gesamte Lebenszeit an.

8.1.2 Inzidenz (kumulative Inzidenz / absolutes Risiko)

$$I = \frac{\text{Anzahl der Neuerkrankungen}}{\text{Anzahl der betrachteten Individuen}} \quad [-]$$

■ Die Inzidenz bezieht sich in der Regel auf einen definierten Zeitraum (z. B. Studiendauer).

8.1.3 Inzidenzrate (Inzidenzdichte)

$$\text{ID} = \frac{\text{Anzahl der Neuerkrankungen}}{\text{Anzahl der betrachteten Individuen} \cdot \text{betrachtete Zeitspanne}} \quad \left[\frac{1}{\text{Personenjahre}}\right]$$

■ Wird der Bruch im Nenner auf 100 Personenjahre erweitert oder gekürzt kann das Ergebnis auch in [%] angegeben werden.

8.1.4 Personenzeit

$$\text{PZ} = \text{Anzahl der betrachteten Individuen} \cdot \text{betrachtete Zeitspanne} \quad [\text{Personenjahre}]$$

8.1.5 Mortalität (Mortalitätsrate)

$$M = \frac{\text{Anzahl der Todesfälle}}{\text{Anzahl der betrachteten Individuen}} \quad [-]$$

■ Die Mortalität M ist die Anzahl der Todesfälle in einem bestimmten Zeitraum bezogen auf eine Population (üblicherweise die Gesamtpopulation). Als Zeitraum wird in der Regel ein Jahr definiert.

8.1.6 Letalität (Letalitätsrate)

$$L = \frac{\text{Anzahl der Todesfälle}}{\text{Anzahl der erkrankten Personen}} \quad [-]$$

■ Die Letalitätsrate bezeichnet den Anteil der Personen, die an einer bestimmten Erkrankung in einem bestimmten Zeitraum versterben. Als Zeitraum wird in der Regel ein Jahr definiert. Bei gleichbleibender Erkankungshäufikeit gilt:

$$L = \frac{M}{I}$$

| L Letalität | M Mortalität | I Inzidenz

8.1.7 Vergleichende epidemiologische Maßzahlen

Anzahl der Personen...	... mit Risikofaktor ... in der Verumgruppe	... ohne Risikofaktor ... in der Placebogruppe
... die erkrankt sind ... die Effekt zeigen	a	b
... die nicht erkrankt sind ... die keinen Effekt zeigen	c	d

Experimental Event Rate (Ereignisrate)

$$\text{EER} = \frac{a}{a + c}$$

| EER Experimental Event Rate (Ereignisrate) | a, c Beziehen sich auf die Tabelle ▶S. 251

■ Die Experimental Event Rate gibt die Rate erwünschter oder unerwünschter Ereignisse in der Prüfgruppe (z. B. Verumgruppe) an.

Control Event Rate (Ereignisrate in der Kontrollgruppe)

$$\text{CER} = \frac{b}{b+d}$$

| CER Control Event Rate | b, d Beziehen sich auf die Tabelle ►S. 251

■ Die Control Event Rate gibt die Rate erwünschter oder unerwünschter Ereignisse in der Kontrollgruppe (z. B. Placebogruppe) an.

Relatives Risiko

$$\text{RR} = \frac{\text{EER}}{\text{CER}} = \frac{\frac{a}{a+c}}{\frac{b}{b+d}}$$

| RR Relatives Risiko | EER Experimental Event Rate | CER Control Event Rate | a, b, c, d Beziehen sich auf die Tabelle ►S. 251

■ Das relative Risiko gibt an, um wieviel höher die Wahrscheinlichkeit für den Eintritt eines Ereignisses (z. B. Erkrankung) in einer exponierten Gruppe (z. B. Risikogruppe) im Vergleich zu einer nicht exponierten Gruppe (z. B. ohne diesen Risikofaktor) ist.

Odds-Ratio

$$\text{OR} = \frac{\frac{a}{c}}{\frac{b}{d}} = \frac{a \cdot d}{b \cdot c}$$

| OR Odds-Ratio | a, b, c, d Beziehen sich auf die Tabelle ►S. 251

■ Die Odds-Ratio gibt an, um wieviel mal häufiger ein Ereignis (z. B. Erkrankung) in einer exponierten Gruppe (z. B. Risikogruppe), im Vergleich zu einer nicht exponierten Gruppe (z. B. ohne diesen Risikofaktor) auftritt. Die Odds-Ratio dient häufig als Schätzung für das relative Risiko, ist mit diesem jedoch nicht identisch. Anders als das relative Risiko bezieht sich die Odds-Ratio auf Quoten und nicht auf Wahrscheinlichkeiten. Für seltene Ereignisse gilt: OR ≈ RR

Risiko-Differenz (Absolute Risikoreduktion/-steigerung, Absolutes attributables Risiko)

$$ARR = CER - EER = \frac{b}{b+d} - \frac{a}{a+c}$$

$$ARI = EER - CER = \frac{a}{a+c} - \frac{b}{b+d}$$

bei $CER - EER < 0$ spricht man von absoluter Risikoreduktion ARR (absolute risk reduction)
bei $CER - EER > 0$ spricht man von absoluter Risikosteigerung ARI (absolute risk increase)

| CER Control Event Rate | EER Experimental Event Rate | a, b, c, d Beziehen sich auf die Tabelle ►S. 251

■ Die absolute Risikoreduktion/-steigerung beschreibt die absolute Differenz (Abnahme/Zunahme) der Rate an ungünstigen Ereignissen zwischen Prüf- und Kontrollgruppe.

■ Im Falle eines präventiven Effekts wird die Risikodifferenz als absolute Risikoreduktion (ARR) bezeichnet, bei der Untersuchung von schädlichen Einflussfaktoren auch als (absolutes) Exzess-Risiko oder absolutes attributales Risiko (AAR).

Relative Risikoreduktion/-steigerung

$$RRR = \frac{CER - EER}{CER} = \frac{\frac{b}{b+d} - \frac{a}{a+c}}{\frac{b}{b+d}}$$

$$RRI = \frac{EER - CER}{CER} = \frac{\frac{a}{a+c} - \frac{b}{b+d}}{\frac{b}{b+d}}$$

bei $CER - EER < 0$ spricht man von relativer Risikoreduktion *RRR* (relative risk reduction)
bei $CER - EER > 0$ spricht man von relativer Risikosteigerung RRI (relative risk increase)

| CER Control Event Rate | EER Experimental Event Rate | a, b, c, d Beziehen sich auf die Tabelle ►S. 251

■ Die relative Risikoreduktion/-steigerung bezeichnet die relative Abnahme/Zunahme der Rate an ungünstigen Ereignissen in der Prüfgruppe im Vergleich zur Kontrollgruppe.

Number needed to treat/to harm

$$NNT = \frac{1}{ARR} \qquad NNH = \frac{1}{ARI}$$

| NNT Number needed to treat | NNH Number needed to harm | ARR Absolute Risikoreduktion | ARI Absolute Risikosteigerung

■ Die Number needed to treat (NNT) bezeichnet die Anzahl von Patienten, die mit einer bestimmten Methode behandelt werden müssen, damit der therapeutische Effekt des Therapieverfahrens ein einziges Mal nachgewiesen werden kann.

■ Die Number needed to harm (NNH) bezeichnet die Anzahl von Patienten, bei deren Behandlung mit einem zusätzlichen Fall unerwünschter Ereignisse gerechnet werden muss.

8.2 Dosisanpassung

8.2.1 Dosisanpassungen im Kinder- und Säuglingsalter

$$ND_{Kind} = ND_{Erw} \cdot \frac{S_{Kind}}{1{,}73}$$

| ND_{Kind} Normdosis Kind | ND_{Erw} Normdosis Erwachsener | S_{Kind} Körperoberfläche des Kindes [m^2]

8.2.2 Formeln zur Berechnung der Körperoberfläche

Mosteller-Formel

$$S = \sqrt{\frac{h \cdot m}{3600}} \quad [m^2]$$

| S Körperoberfläche | h Körpergröße [cm] | m Körpermasse [kg]

Gehan-George-Formel

$$S = 0{,}0235 \cdot h^{0{,}42246} \cdot m^{0{,}51456} \quad [m^2]$$

| S Körperoberfläche | h Körpergröße [cm] | m Körpermasse [kg]

Haycock-Formel

$$S = 0{,}024265 \cdot h^{0{,}3964} \cdot m^{0{,}5378} \quad [\mathrm{m}^2]$$

| S Körperoberfläche | h Körpergröße [cm] | m Körpermasse [kg]

Dubois-Formel

$$S = 0{,}007184 \cdot h^{0{,}725} \cdot m^{0{,}425} \quad [\mathrm{m}^2]$$

| S Körperoberfläche | h Körpergröße [cm] | m Körpermasse [kg]

Boyd-Formel

$$S = 0{,}033207 \cdot h^{0{,}3} \cdot m^{0{,}7285-0{,}0188 \cdot \lg m} \quad [\mathrm{m}^2]$$

| S Körperoberfläche | h Körpergröße [cm] | m Körpermasse [g]

Schlich-Formel

Frauen:

$$S = 0{,}000975482 \cdot h^{1{,}08} \cdot m^{0{,}46} \quad [\mathrm{m}^2]$$

Männer:

$$S = 0{,}000579479 \cdot h^{1{,}24} \cdot m^{0{,}38} \quad [\mathrm{m}^2]$$

| S Körperoberfläche | h Körpergröße [cm] | m Körpermasse [kg]

Fujimoto-Formel

$$S = 0{,}008883 \cdot h^{0{,}663} \cdot m^{0{,}444} \quad [\mathrm{m}^2]$$

| S Körperoberfläche | h Körpergröße [cm] | m Körpermasse [kg]

Takahira-Formel

$$S = 0{,}007241 \cdot h^{0{,}725} \cdot m^{0{,}425} \quad [\mathrm{m}^2]$$

| S Körperoberfläche | h Körpergröße [cm] | m Körpermasse [kg]

8.2.3 Dosisanpassungen bei Niereninsuffizienz

Individuelle Eliminationskapazität nach Dettli

$$Q' = Q_0 + (1 - Q_0) \frac{Cl_{\mathrm{Krea}}}{100\,\mathrm{ml/min}}$$

| Q' Individuelle Eliminationskapazität nach Dettli | Q_0 Extrarenale Eliminationsfraktion | Cl_{Krea} Kreatinin-Clearance des Patienten (die Cl_{Krea} eines Gesunden beträgt etwa $100\,\mathrm{ml} \cdot \mathrm{min}^{-1}$)

1 2 3 4 5 6 7 8 9 A

Dettli-Regeln zur Dosisanpassung bei Niereninsuffizienz

Unter Kenntnis der individuellen Eliminationskapazität nach Dettli Q' (▶ S. 255) bezüglich eines bestimmten Arzneistoffs kann die Dosisanpassung nach den sogenannten Dettli-Regeln vorgenommen werden. Hierbei gilt bei Niereninsuffizienz (NI) gegenüber einer normalen Nierenfunktion (N):

$$\frac{D_{M(\mathrm{NI})}}{\tau_{\mathrm{NI}}} = Q' \cdot \frac{D_{M(\mathrm{NG})}}{\tau_{\mathrm{NG}}}$$

| $D_{M(\mathrm{NI})}$ Erhaltungsdosis bei Niereninsuffizienten | $D_{M(\mathrm{NG})}$ Erhaltungsdosis bei Nierengesunden | τ_{NI} Dosierungsintervall bei Niereninsuffizienten | τ_{NG} Dosierungsintervall bei Nierengesunden | Q' Individuelle Eliminationsfraktion nach Dettli

Erste Anpassungsregel nach Dettli:
Erniedrigung der Erhaltungsdosis $D_{M(\mathrm{NI})}$ bei gleichbleibendem Dosierungsintervall τ_{NI}. Es gilt:

$$D_{M(\mathrm{NI})} = D_{M(\mathrm{NG})} \cdot Q' \quad \text{und} \quad \tau_{\mathrm{NI}} = \tau_{\mathrm{NG}}$$

Zweite Anpassungsregel nach Dettli:
Verlängerung des Dosierungsintervalls τ_{NI} bei gleichbleibender Erhaltungsdosis $D_{M(\mathrm{NI})}$. Es gilt:

$$\tau_{\mathrm{NI}} = \frac{\tau_{\mathrm{NG}}}{Q'} \quad \text{und} \quad D_{M(\mathrm{NI})} = D_{M(\mathrm{NG})}$$

8.2.4 Abschätzung der Nierenfunktion

Bestimmung der endogenen Kreatinin-Clearance aus Sammelurin

$$Cl_{\mathrm{Krea}} = \frac{U_{\mathrm{Krea}} \cdot V_{\mathrm{Urin}}}{c_{\mathrm{Krea}} \cdot t} \quad \left[\frac{\mathrm{ml}}{\mathrm{min}}\right]$$

■ Die so errechnete Clearance bezieht sich also auf eine Körperoberfläche von 1,73 m^2 und muss individuell korrigiert werden:

$$Cl_{\mathrm{Krea}}^{\mathrm{korr}} = \frac{Cl_{\mathrm{Krea}} \cdot 1{,}73}{S} \quad \left[\frac{\mathrm{ml}}{\mathrm{min} \cdot 1{,}73\,\mathrm{m}^2}\right]$$

| Cl_{Krea} Endogene Kreatinin-Clearance $[\mathrm{ml} \cdot \mathrm{min}^{-1}]$ | U_{Krea} Kreatininkonzentration im Urin $[\mathrm{mg} \cdot \mathrm{dl}^{-1}]$ | V_{Urin} Urinsammelvolumen [ml] | c_{Krea} Serumkreatininspiegel $[\mathrm{mg} \cdot \mathrm{dl}^{-1}]$ | t Sammelzeit [min] (in der Regel erfolgt die Urinsammlung über 24 Stunden bzw. 1440 Minuten) | $Cl_{\mathrm{Krea}}^{\mathrm{korr}}$ Korrigierte Kreatinin-Clearance $[\mathrm{ml} \cdot \mathrm{min}^{-1}]$ | S Körperoberfläche $[\mathrm{m}^2]$

Cockcroft-Gault-Formel

$$Cl_{\text{Krea}} = \frac{(140 - \text{Lebensalter}) \cdot KG}{c_{\text{Krea}} \cdot 72} \cdot k \quad \left[\frac{\text{ml}}{\text{min}}\right]$$

| Cl_{Krea} Endogene Kreatinin-Clearance $[\text{ml} \cdot \text{min}^{-1}]$ | KG Körpergewicht [kg] | c_{Krea} Serumkreatininspiegel $[\text{mg} \cdot \text{dl}^{-1}]$ | k Korrekturfaktor (1,0 bei Männern; 0,85 bei Frauen)

Modifizierte Cockcroft-Gault-Formel nach Dettli

$$Cl_{\text{Krea}} = \frac{(150 - \text{Lebensalter}) \cdot KG}{c_{\text{Krea}}} \cdot k \quad \left[\frac{\text{ml}}{\text{min}}\right]$$

| Cl_{Krea} Kreatinin-Clearance $[\text{ml} \cdot \text{min}^{-1}]$ | KG Körpergewicht [kg] | c_{Krea} Serumkreatininspiegel $[\mu\text{mol} \cdot \text{l}^{-1}]$ | k Korrekturfaktor (1,0 bei Männern; 0,9 bei Frauen)

Jelliffe Formel

$$\text{GFR} = \frac{98 - 0{,}8 \cdot (\text{Lebensalter} - 20) \cdot S}{1{,}73 \cdot c_{\text{Krea}}} \cdot k \quad \left[\frac{\text{ml}}{\text{min}}\right]$$

| GFR Glomeruläre Filtrationsrate | S Körperoberfläche $[\text{m}^2]$ | k Korrekturfaktor (1,0 bei Männern; 0,9 bei Frauen) | c_{Krea} Serumkreatininspiegel $[\text{mg} \cdot \text{dl}^{-1}]$

■ Die so errechnete Glomeruläre Filtrationsrate bezieht sich auf eine normierte Körperoberfläche von $1{,}73\ \text{m}^2$.

Chatelut-Formel

$$\text{GFR} = 0{,}134 \cdot KG + k \cdot \frac{218 \cdot KG \cdot (1 - 0{,}00457 \cdot \text{Lebensalter})}{c_{\text{Krea}} \cdot 88{,}4} \quad \left[\frac{\text{ml}}{\text{min}}\right]$$

| GFR Glomeruläre Filtrationsrate | KG Körpergewicht [kg] | k Korrekturfaktor (1,0 bei Männern; 0,686 bei Frauen) | c_{Krea} Serumkreatininspiegel $[\text{mg} \cdot \text{dl}^{-1}]$

MDRD-Formel nach der Modification of Diet in Renal Disease-Studie (gebräuchliche Kurzform)

$$\text{eGRF} = 186 \cdot c_{\text{Krea}}^{-1{,}154} \cdot \text{Lebensalter}^{-0{,}203} \cdot k \quad \left[\frac{\text{ml}}{\text{min} \cdot 1{,}73\ \text{m}^2}\right]$$

| eGRF Geschätzte glomeruläre Filtrations-Rate (estimated Glomerular Filtration Rate) normalisiert auf $1{,}73\ \text{m}^2$ Körperoberfläche | c_{Krea} Serumkreatininspiegel $[\text{mg} \cdot \text{dl}^{-1}]$ | k Korrekturfaktor (1,0 bei Männern; 0,742 bei Frauen; zusätzlich 1,21 bei Menschen mit dunkler Hautfarbe)

8.3 Zahl der theoretischen Interaktionsmöglichkeiten

$$N = \frac{Z \cdot (Z - 1)}{2} \quad [-]$$

| N Anzahl der theoretischen Interaktionsmöglichkeiten | Z Anzahl der eingenommenen Arzneimittel

8.4 Körpergewicht

8.4.1 Body-Mass-Index (BMI)

$$\text{BMI} = \frac{\text{Körpergwicht [kg]}}{(\text{Körpergröße [m]})^2} \quad \left[\frac{\text{kg}}{\text{m}^2}\right]$$

Gewichtsklassifikation nach WHO	BMI (kg/m^2)	
Starkes Untergewicht	< 16,0	
Mäßiges Untergewicht	16,0 – 17,0	Untergewicht
Leichtes Untergewicht	17,0 – 18,5	
Normalgewicht	18,5 – 25,0	Normalgewicht
Präadipositas	25,0 – 30,0	Übergewicht
Adipositas Grad I	30,0 – 35,0	
Adipositas Grad II	35,0 – 40,0	Adipositas
Adipositas Grad III	> 40,0	

8.4.2 Idealkörpergewicht (nach Devine)

$$\text{IKG}_{\text{Frauen}} = 45{,}5\,\text{kg} + 0{,}91\,\frac{\text{kg}}{\text{cm}} \cdot (h - 152\,\text{cm}) \quad [\text{kg}]$$

$$\text{IKG}_{\text{Männer}} = 50{,}0\,\text{kg} + 0{,}91\,\frac{\text{kg}}{\text{cm}} \cdot (h - 152\,\text{cm}) \quad [\text{kg}]$$

| IKG Idealkörpergewicht [kg] | h Körpergröße [cm]

8.5 Ruheenergieumsatz

8.5.1 Ruheenergieumsatz (nach Harris und Benedict)

Frauen:

$$\text{REE} = 655 + (9{,}6 \cdot KG) + (1{,}8 \cdot h) - (4{,}7 \cdot \text{Alter}) \quad \left[\frac{\text{kcal}}{\text{Tag}}\right]$$

Männer:

$$\text{REE} = 66{,}5 + (13{,}8 \cdot KG) + (5{,}0 \cdot h) - (6{,}8 \cdot \text{Alter}) \quad \left[\frac{\text{kcal}}{\text{Tag}}\right]$$

| REE Ruheenergieumsatz (Resting Energy Expenditure) | *KG* Körpergewicht [kg]
| *h* Körpergröße [cm]

8.5.2 Ruheenergieumsatz (nach WHO)

Frauen 30–60 Jahre:

$$\text{REE} = (8{,}7 \cdot KG) - (25 \cdot h) + 865 \quad \left[\frac{\text{kcal}}{\text{Tag}}\right] \quad \left(\text{Streubreite: } 108\,\frac{\text{kcal}}{\text{Tag}}\right)$$

Frauen > 60 Jahre:

$$\text{REE} = (9{,}2 \cdot KG) + (637 \cdot h) - 302 \quad \left[\frac{\text{kcal}}{\text{Tag}}\right] \quad \left(\text{Streubreite: } 94\,\frac{\text{kcal}}{\text{Tag}}\right)$$

Männer 30–60 Jahre:

$$\text{REE} = (11{,}3 \cdot KG) + (16 \cdot h) + 901 \quad \left[\frac{\text{kcal}}{\text{Tag}}\right] \quad \left(\text{Streubreite: } 164\,\frac{\text{kcal}}{\text{Tag}}\right)$$

Männer > 60 Jahre:

$$\text{REE} = (8{,}8 \cdot KG) + (1128 \cdot h) - 1071 \quad \left[\frac{\text{kcal}}{\text{Tag}}\right] \quad \left(\text{Streubreite: } 132\,\frac{\text{kcal}}{\text{Tag}}\right)$$

| REE Ruheenergieumsatz (Resting Energy Expenditure) | *KG* Körpergewicht [kg]
| *h* Körpergröße [cm]

9 PHYSIOLOGIE

9.1 Zelluläre Physiologie

9.1.1 Membranpotential

Nernstsche Gleichung

$$E_m = \frac{R \cdot T}{z \cdot F} \cdot \ln\left(\frac{C_a(X)}{C_i(X)}\right) \quad \left[V = \frac{kg \cdot m^2}{A \cdot s^3}\right]$$

| E_m Ruhemembranpotential | R Allgemeine Gaskonstante ($R = 8{,}3145\,J \cdot K^{-1} \cdot mol^{-1}$) | T Absolute Temperatur | z Wertigkeit des Ions | F Faraday-Konstante ($F = 9{,}6485 \cdot 10^4\,C \cdot mol^{-1}$) | $C_a(X)$ Konzentration des Ions X außerhalb der Zelle (Zellmembran) | $C_i(X)$ Konzentration des Ions X innerhalb der Zelle (Zellmembran)

Goldman-Hodgkin-Katz Gleichung

Die Goldman-Hodgkin-Katz-Gleichung (kurz: GHK-Gleichung) erlaubt die Berechnung eines Membranpotentials für eine Membran, die für verschiedene Ionen, wie zum Beispiel Natrium-, Kalium- und Chlorid-Ionen durchlässig ist.

$$E_m = \frac{R \cdot T}{F} \cdot \ln \frac{p_{K^+} \cdot [K^+]_a + p_{Na^+} \cdot [Na^+]_a + p_{Cl^-} \cdot [Cl^-]_i}{p_{K^+} \cdot [K^+]_i + p_{Na^+} \cdot [Na^+]_i + p_{Cl^-} \cdot [Cl^-]_a} \quad \left[V = \frac{kg \cdot m^2}{A \cdot s^3}\right]$$

| E_m Membranpotential | R Allgemeine Gaskonstante ($R = 8{,}3145\,J \cdot K^{-1} \cdot mol^{-1}$) | T Absolute Temperatur | F Faraday-Konstante ($F = 9{,}6485 \cdot 10^4\,C \cdot mol^{-1}$) | $p_{K^+}, p_{Na^+}, p_{Cl^-}$ Permeabilität der Zellmembran für Kalium-, Natrium- und Chloridionen | $[K^+]_a, [Na^+]_a, [Cl^-]_a$ Konzentration von Kalium-, Natrium- und Chloridionen auf der Außenseite der Zellmembran | $[K^+]_i, [Na^+]_i, [Cl^-]_i$ Konzentration von Kalium-, Natrium- und Chloridionen auf der Innenseite der Zellmembran

Gibbs-Donnan Gleichgewicht

Das Gibbs-Donnan-Gleichgewicht beschreibt die ungleiche Verteilung von Ionen, die sich einstellt, wenn eine semipermeable Membran für das Lösungsmittel und einige, nicht aber alle in der Lösung vorhandenen Ionen durchlässig ist. Die passierenden Ionen verteilen sich auf beiden Seiten der Membran in unterschiedlicher Konzentration woraus eine Potentialdifferenz sowie eine Differenz des osmotischen Drucks resultiert. Das Ausmaß der Abweichung wird durch den Donnan-Koeffizient angegeben.

$$r_D = \frac{[K^+]_a}{[K^+]_i} = \frac{[Cl^-]_i}{[Cl^-]_a} \quad [-]$$

| r_D Donnan-Koeffizient | $[K^+]_a, [Cl^-]_a$ Konzentration von Kalium- und Chloridionen auf der Außenseite der Zellmembran | $[K^+]_i, [Cl^-]_i$ Konzentration von Kalium- und Chloridionen auf der Innenseite der Zellmembran

9.1.2 Osmotischer Druck

►S. 160

9.2 Blut und zelluläre Blutbestandteile

9.2.1 Bestimmung des Plasmavolumens mittels Indikatorverdünnungsverfahren

$$V_P = \frac{V_i \cdot C_i}{C_P}$$ in der Regel angegeben in [l]

| V_P Plasmavolumen, in dem der Farbstoff gelöst ist | V_i Lösungsvolumen des injizierten Farbstoffs | C_i Konzentration des injizierten Farbstoffs im Lösungsvolumen | C_P Konzentration des Farbstoffs im Plasma

9.2.2 Bestimmung des Blutvolumens

$$V_B = \frac{V_P}{1 - \text{Hämatokrit}}$$ in der Regel angegeben in [l]

| V_B Blutvolumen | V_P Plasmavolumen

9.2.3 Hämoglobinmenge eines einzelnen Erythrozyten (Mean Corpuscular Hemoglobin)

$$\text{MCH} = \frac{\text{Hämoglobinkonzentration}}{\text{Erythrozytenzahl}}$$ in der Regel angegeben in [pg]

| MCH Mean Corpuscular Hemoglobin

9.2.4 Mittlere Hämoglobinkonzentration der Erythrozyten (Mean Corpuscular Hemoglobin Concentration)

$$\text{MCHC} = \frac{\text{Hämoglobinkonzentration}}{\text{Hämatokrit}}$$ in der Regel angegeben in $\left[\frac{g}{dl}\right]$

| MCHC Mean Corpuscular Hemoglobin Concentration

9.2.5 Mittleres Volumen eines Erythrozyten (Mean Corpuscular Volume)

$$\text{MCV} = \frac{\text{Hämatokrit}}{\text{Erythrozytenzahl pro Volumen}}$$ in der Regel angegeben in [fl]

| MCV Mean Corpuscular Volume

9.3 Kardiovaskuläres System

9.3.1 Herzminutenvolumen (HMV)/ Herzzeitvolumen (HZV)

Bestimmung aus dem Schlagvolumen

$$HMV = SV \cdot HF \quad \text{in der Regel angegeben in } \left[\frac{\text{l}}{\text{min}}\right]$$

| HMV Herzminutenvolumen | SV Schlagvolumen | HF Herzfrequenz

Bestimmung mittels dem Fickschen Prinzip

$$HMV = \frac{V_{O_2}}{C_{O_2\,(\text{art})} - C_{O_2\,(\text{ven})}} \quad \text{in der Regel angegeben in } \left[\frac{\text{l}}{\text{min}}\right]$$

| HMV Herzminutenvolumen | V_{O_2} Sauerstoff-Aufnahme über die Lunge pro Minute (spirometrisch bestimmt) | $C_{O_2\,(\text{art})}$ Sauerstoff-Gehalt des arteriellen Blutes | $C_{O_2\,(\text{ven})}$ Sauerstoff-Gehalt des gemischt-venösen Blutes

■ Die Differenz $C_{O_2\,(\text{art})} - C_{O_2\,(\text{ven})}$ wird auch als arteriovenöse O_2-Differenz bezeichnet.

9.3.2 Ohmsches Gesetz (bezogen auf das kardiovaskuläre System)

$$\dot{V} = \frac{V}{t} = \frac{\Delta p}{R} \quad \left[\frac{\text{m}^3}{\text{s}}\right]$$

| $\dot{V}$ Stromstärke des Blutes (Volumenfluss pro Zeit) | V Blutvolumen | t Zeit | Δp Druckdifferenz (= mittlerer arterieller Blutdruck – zentralvaskulärer Blutdruck) | R Strömungswiderstand

9.3.3 Hagen-Poiseuillesches Gesetz

►S. 60

9.3.4 Ohmscher Strömungswiderstand

►S. 61

9.3.5 Wandspannung der Gefäße (Mikrozirkulation)

$$T = \frac{r \cdot P}{2h} \quad \left[\text{Pa} = \frac{\text{N}}{\text{m}^2} \cdot \frac{\text{kg}}{\text{m} \cdot \text{s}^2}\right]$$

| T Wandspannung der Gefäße | r Gefäßradius | P Transmuraler Druck (Druckdifferenz zwischen intra- und extravasalem Raum) | h Dicke der Gefäßwand

9.3.6 Reibung an Gefäßwänden

$$\tau = \frac{4 \cdot \eta \cdot \dot{V}}{\pi \cdot r^3} \quad \left[\mathrm{Pa} = \frac{\mathrm{N}}{\mathrm{m}^2} \cdot \frac{\mathrm{kg}}{\mathrm{m} \cdot \mathrm{s}^2}\right]$$

| τ Gefäßwandreibung | η Dynamische Viskosität | $\dot{V}$ Volumenfluss des Blutes pro Zeit | r Luminaler Gefäßradius

9.3.7 Reynoldszahl

►S. 60

9.3.8 Mittlerer arterieller Druck

$$\mathrm{MAD} = p_{\mathrm{diast}} + \tfrac{1}{3} \cdot (p_{\mathrm{syst}} - p_{\mathrm{diast}}) \quad \text{in der Regel angegeben in } [\mathrm{mm\,Hg}]$$

| MAD Mittlerer arterieller Druck | P_{diast} Diastolischer Blutdruck | P_{syst} Systolischer Blutdruck

9.3.9 Starling-Gleichung

$$Q_{\mathrm{f}} = K_{\mathrm{f}} \cdot [(p_{\mathrm{Kap}} - p_{\mathrm{i}}) - \sigma\,(\Pi_{\mathrm{Kap}} - \Pi_{\mathrm{i}})] \quad \text{in der Regel angegeben in } \left[\frac{\mathrm{ml}}{\mathrm{min}}\right]$$

| Q_{f} Transvaskulärer Volumenfluss pro Zeit | K_{f} Filtrationskoeffizient (beschreibt die Membranpermeabilität) | p_{Kap} Hydrostatischer Druck in den Blutkapillaren | p_{i} Hydrostatischer Druck im Interstitium | σ Reflexionskoeffizient (beschreibt die Permeabilität der Membran für Proteine) | Π_{Kap} Kolloidosmotischer Druck in den Kapillaren | Π_{i} Kolloidosmotischer Druck im Interstitium

9.4 Respiratorisches System

9.4.1 Funktionelle Residualkapazität (bestimmt mit der Heliumverdünnungsmethode)

$$C_1 \cdot V_1 = C_2 \cdot (V_1 + V_2) \quad [\mathrm{l}]$$

| C_1 Heliumkonzentration im bekannten Volumen des Testgerätes zu Beginn des Tests | V_1 Bekanntes Volumen des Testgerätes | C_2 Heliumkonzentration im bekannten Volumen des Testgerätes am Ende des Tests | V_2 Unbekanntes Volumen (Lungenvolumen, funktionelle Residualkapazität)

9.4.2 Atemminutenvolumen

$$\mathrm{AMV} = \mathrm{AZV} \cdot \mathrm{AF} \quad \text{in der Regel angegeben in } \left[\frac{\mathrm{l}}{\mathrm{min}}\right]$$

| AMV Atemminutenvolumen | AZV Atemzugvolumen | AF Atemfrequenz

9.4.3 Alveoläre Ventilation

$$AV = (AZV - TRV) \cdot AF$$ in der Regel angegeben in $\left[\frac{\text{l}}{\text{min}}\right]$

| AV Alveoläre Ventilation | AZV Atemzugvolumen | TRV Totraumvolumen | AF Atemfrequenz

9.4.4 Totraumvolumen (Bohrsche Formel)

$$TRV = \frac{AZV \cdot \left(p_{CO_2}^{Alv.} - p_{CO_2}^{Exsp.}\right)}{p_{CO_2}^{Alv.}}$$ in der Regel angegeben in [ml]

| *TRV* Totraumvolumen | *AZV* Atemzugvolumen | $p_{CO_2}^{Alv.}$ Kohlendioxidpartialdruck in der Alveolarluft | $p_{CO_2}^{Exsp.}$ Kohlendioxidpartialdruck in der Exspirationsluft

9.4.5 Pulmonalvaskulärer Widerstand

$$PVR = \frac{p_{PA} - p_{LA}}{HMV}$$ in der Regel angegeben in $\left[\frac{\text{mm Hg} \cdot \text{min}}{\text{l}}\right]$

| PVR Pulmonalvaskulärer Widerstand (engl.: **P**ulmonary **V**ascular **R**esistance) | p_{PA} Mittlerer Druck in der Pulmonalarterie [mm Hg] | p_{LA} Mittlerer Druck im linken Atrium [mm Hg] | HMV Herzminutenvolumen [l/min]

9.4.6 Gasdiffusion in der Lunge (Ficksches Diffusionsgesetz)

$$\frac{\Delta V_{Gas}}{\Delta t} = D \cdot A \cdot \frac{p_1 - p_2}{\Delta x}$$ in der Regel angegeben in $\left[\frac{\text{ml}}{\text{min}}\right]$

| ΔV_{Gas} Diffundiertes Gasvolumen | Δt Zeitintervall | *D* Diffusionskoeffizient des betrachteten Gases | *A* Zur Diffusion zur Verfügung stehende Fläche | p_1 Endexpiratorischer Partialdruck | p_2 Mittlerer kapillärer Partialdruck | Δx Dicke des Gewebes, durch das die Diffusion des Gases betrachtet wird

9.4.7 Diffusionskapazität der Lunge (Kohlenmonoxid-Transferfaktor)

$$D_{L(CO)} = \frac{\dot{V}_{CO}}{\Delta p_{A(CO)}}$$ in der Regel angegeben in $\left[\frac{\text{ml}}{\text{min} \cdot \text{mm Hg}}\right]$

| $D_{L(CO)}$ Diffusionskapazität der Lunge, gemessen mit Kohlenmonoxid | $\dot{V}_{CO}$ Diffundierte Menge Kohlenmonoxid pro Zeiteinheit | $\Delta p_{A(CO)}$ Partialdruckdifferenz von Kohlenmonoxid zwischen Alveolarluft und pulmonalem Kapillarblut

9.4.8 Säure-Base Gleichgewicht im Körper (Henderson-Hasselbalch Gleichung)

$$\mathrm{pH} = \mathrm{p}K' + \frac{\lg[\mathrm{HCO_3^-}]}{\alpha \cdot p_{\mathrm{CO_2}}} \quad [-]$$

| pH pH-Wert | pK' Negativer dekadischer Logarithmus der Dissoziationskonstante von Hydrogencarbonat/Kohlensäure (bei 37 °C: pK' = 6,1) | $[HCO_3^-]$ Konzentration an HCO_3^--Ionen | α Löslichkeit von CO_2 (bei 37 °C in Blutplasma ist α = 0,03) | p_{CO_2} Partialdruck von CO_2 [mm Hg]

9.5 Renales System

9.5.1 Glomeruläre Filtrationsrate

Cockcroft-Gault-Formel

► S. 257

Jeliffe-Formel

► S. 257

Chatelut-Formel

► S. 257

9.5.2 Renaler Blutfluss

$$\mathrm{RBF} = \frac{p_{\mathrm{A}} - p_{\mathrm{V}}}{R} \quad \text{in der Regel angegeben in} \left[\frac{\mathrm{ml}}{\mathrm{min}}\right]$$

| RBF Renaler Blutfluss | p_A Druck in der Nierenarterie | p_V Druck in der Nierenvene | R Renaler Gefäßwiderstand

9.5.3 Renale Clearance

► S. 171

9.5.4 Osmolare Clearance

$$Cl_{\mathrm{osm}} = \frac{U_{\mathrm{osm}} \cdot \dot{V}}{P_{\mathrm{osm}}} \quad \text{in der Regel angegeben in} \left[\frac{\mathrm{ml}}{\mathrm{min}}\right]$$

| Cl_{osm} Osmolare Clearance | U_{osm} Osmolarität des Urins | $\dot{V}$ Urinvolumen pro Zeit | P_{osm} Osmolarität des Plasmas

A ANHANG

A.1 Griechisches Alphabet

Klein-buchstabe	Groß-buchstabe		Klein-buchstabe	Groß-buchstabe	
α	Α	Alpha	ν	Ν	Ny
β	Β	Beta	ξ	Ξ	Xi
γ	Γ	Gamma	ο	Ο	Omikron
δ	Δ	Delta	π	Π	Pi
ε	Ε	Epsilon	ρ	Ρ	Rho
ζ	Ζ	Zeta	σ	Σ	Sigma
η	Η	Eta	τ	Τ	Tau
θ (ϑ)	Θ	Theta	υ	Υ	Ypsilon
ι	Ι	Iota	φ (ϕ)	Φ	Phi
κ	Κ	Kappa	χ	Χ	Chi
λ	Λ	Lambda	ψ	Ψ	Psi
μ	Μ	My	ω	Ω	Omega

A.2 Einheiten

A.2.1 SI-Basiseinheiten

Größe		Einheit	
Name	**Symbol**	**Name**	**Zeichen**
Länge	l	Meter	[m]
Masse	m	Kilogramm	[kg]
Zeit	t	Sekunde	[s]
elektrische Stromstärke	I	Ampere	[A]
thermodynamische Temperatur	T	Kelvin	[K]
Stoffmenge	n	Mol	[mol]
Lichtstärke	I_v	Candela	[cd]

A.2.2 Abgeleitete SI-Einheiten

Größe	SI-Einheit	Zeichen	Zusammenhang mit den SI-Basiseinheiten
Kraft	Newton	[N]	$N = kg \cdot m \cdot s^{-2}$
Druck	Pascal	[Pa]	$Pa = N \cdot m^{-2} = kg \cdot m^{-1} \cdot s^{-2}$
Arbeit, Energie	Joule	[J]	$J = N \cdot m = kg \cdot m^2 \cdot s^{-2}$
elektrische Ladung	Coulomb	[C]	$C = A \cdot s$
elektrische Spannung	Volt	[V]	$V = J \cdot A^{-1} \cdot s^{-1} = kg \cdot m^2 \cdot A^{-1} \cdot s^{-3}$

A.2.3 Vorsätze zur Bezeichnung der Zehnerpotenzen von Einheiten

Vorsatzzeichen	Vorsatzsilbe	Potenz	Dezimalzahl
y	Yocto-	10^{-24}	0,000 000 000 000 000 000 000 001
z	Zepto-	10^{-21}	0,000 000 000 000 000 000 001
a	Atto-	10^{-18}	0,000 000 000 000 000 001
f	Femto-	10^{-15}	0,000 000 000 000 001
p	Pico-	10^{-12}	0,000 000 000 001
n	Nano-	10^{-9}	0,000 000 001
µ	Mikro-	10^{-6}	0,000 001
m	Milli-	10^{-3}	0,001
c	Zenti-	10^{-2}	0,01
d	Dezi-	10^{-1}	0,1
da	Deka-	10^{1}	10
h	Hekto-	10^{2}	100
k	Kilo-	10^{3}	1 000
M	Mega-	10^{6}	1 000 000
G	Giga-	10^{9}	1 000 000 000
T	Tera-	10^{12}	1 000 000 000 000
P	Peta-	10^{15}	1 000 000 000 000 000
E	Exa-	10^{18}	1 000 000 000 000 000 000
Z	Zetta-	10^{21}	1 000 000 000 000 000 000 000
Y	Yotta-	10^{24}	1 000 000 000 000 000 000 000 000

A.2.4 Umrechnung von Einheiten einiger wichtiger Größen

Länge

Einheit	Zeichen	Umrechnung in [m]
Meter (SI-Basiseinheit)	[m]	–
Ångström	[Å]	1 Å = 10^{-10} m
X-Einheit	[XE]	1 XE = $1{,}00206 \cdot 10^{-13}$ m
Astronomische Einheit	[AU]	1 AU = $1{,}49 \cdot 10^{11}$ m
Lichtjahr	[ly]	1 ly = $9{,}46 \cdot 10^{15}$ m
Parsec	[pc]	1 pc = $3{,}09 \cdot 10^{16}$ m

Masse

Einheit	Zeichen	Faktor zur Umrechnung in	
		[kg]	[u]
Kilogramm (SI-Basiseinheit)	[kg]	1	$6{,}022043 \cdot 10^{26}$
Atomare Masseneinheit	[u]	$1{,}660566 \cdot 10^{-27}$	1

Zeit

Einheit	Zeichen	Faktor zur Umrechnung in				
		[s]	[min]	[h]	[d]	[a]
Sekunde (SI-Basiseinheit)	[s]	1	$\frac{1}{60}$	$\frac{1}{3.600}$	$\frac{1}{86.400}$	$\frac{1}{31.536.000}$
Minute	[min]	60	1	$\frac{1}{60}$	$\frac{1}{1.440}$	$\frac{1}{525.600}$
Stunde	[h]	3.600	60	1	$\frac{1}{24}$	$\frac{1}{8.760}$
Tag	[d]	86.400	1440	24	1	$\frac{1}{365}$
Jahr	[a]	31.536.000	525.600	8.760	365	1

Druck

Einheit	Zeichen	Faktor zur Umrechnung in			
		[Pa]	[MPa]	[bar]	[mbar = hPa]
Pascal (SI-Basiseinheit)	[Pa]	1	10^{-6}	10^{-5}	10^{-2}
Megapascal	[MPa]	10^{6}	1	10	10^{4}
Bar	[bar]	10^{5}	10^{-1}	1	10^{3}
Millibar = Hektopascal	[mbar = hPa]	10^{2}	10^{-4}	10^{-3}	1

Arbeit und Energie

Einheit	Zeichen	Faktor zur Umrechnung in		
		[J]	[kWh]	[eV]
Joule (SI-Basiseinheit)	[J]	1	$2{,}78 \cdot 10^{-7}$	$6{,}24 \cdot 10^{18}$
Kilowattstunde	[kWh]	$3{,}60 \cdot 10^{6}$	1	$2{,}25 \cdot 10^{25}$
Elektronenvolt	[eV]	$1{,}60 \cdot 10^{-19}$	$4{,}45 \cdot 10^{-26}$	1

Masse und Energie

$$1\,\mathrm{u} \cdot c^2 = 931{,}50\,\mathrm{MeV}$$

$$1\,\mathrm{kg} \cdot c^2 = 5{,}6096 \cdot 10^{29}\,\mathrm{MeV}$$

A.3 Wichtige Konstanten der Physik

Lichtgeschwindigkeit	c	$c = 2{,}99792458 \cdot 10^{8}\ \mathrm{m \cdot s^{-1}}$
Absoluter Nullpunkt	T_0	$T_0 = -273{,}15 = 0\ \mathrm{K}$
Avogadro-Konstante	N_A	$N_A = 6{,}022 \cdot 10^{23}\ \mathrm{mol^{-1}}$
Gravitationskonstante	G	$G = 6{,}6726 \cdot 10^{-11}\ \mathrm{m^3 \cdot kg^{-1} \cdot s^{-2}}$
Mittlere Erdbeschleunigung	g	$g = 9{,}80665\ \mathrm{m \cdot s^{-2}}$
Allgemeine Gaskonstante	R	$R = 8{,}3145\ \mathrm{J \cdot K^{-1} \cdot mol^{-1}}$
Molares Gasvolumen	V	$V_m = 22{,}414 \cdot 10^{-3}\ \mathrm{m^3 \cdot mol^{-1}}$ (bei 273,15 K und 1013,25 hPa)
Physikalischer Normdruck	p_n	$p_n = 1013{,}25\ \mathrm{hPa}$
Atomare Masseneinheit	u	$\mathrm{u} = 1{,}660538782 \cdot 10^{-27}\ \mathrm{kg}$
Proton (Ruhemasse)	m_p	$m_p = 1{,}6726171 \cdot 10^{-24}\ \mathrm{g}$
Neutron (Ruhemasse)	m_n	$m_n = 1{,}6749543 \cdot 10^{-24}\ \mathrm{g}$
Elektron (Ruhemasse)	m_e	$m_e = 9{,}1093826 \cdot 10^{-28}\ \mathrm{g}$
Elementarladung	e	$e = 1{,}6022 \cdot 10^{-19}\ \mathrm{C}$
Plancksches Wirkungsquantum	h	$h = 6{,}6261 \cdot 10^{-34}\ \mathrm{J \cdot s}$ $= 4{,}1357 \cdot 10^{-15}\ \mathrm{eV \cdot s}$
Elektrische Feldkonstante (Permittivität des Vakuums)	ε_0	$\varepsilon_0 = 8{,}85418782 \cdot 10^{-12}\ \mathrm{A \cdot s \cdot V^{-1} \cdot m^{-1}}$
Magnetische Feldkonstante (Induktionskonstante im Vakuum)	μ_0	$\mu_0 = 4\pi \cdot 10^{-7}\ \mathrm{H \cdot m^{-1}}$ $= 1{,}25663706 \cdot 10^{-6}\ \mathrm{V \cdot s \cdot A^{-1} \cdot m^{-1}}$
Faraday-Konstante	F	$F = e \cdot N_A = 9{,}6485 \cdot 10^{4}\ \mathrm{C \cdot mol^{-1}}$
Boltzmann-Konstante	k	$k = 1{,}3807 \cdot 10^{-23}\ \mathrm{J \cdot K^{-1}}$
Radius der Bohrschen Grundbahn	a_0	$a_0 = 5{,}2918 \cdot 10^{-11}\ \mathrm{m}$
Rydberg-Konstante für Wasserstoff	R_H	$R_H = 1{,}0967758 \cdot 10^{7}\ \mathrm{m^{-1}}$
Kreiszahl	π	$\pi = 3{,}14159265 \ldots$

A.4 Zerfallsreihen radioaktiver Elemente

Thorium-Reihe			Uran-Radium-Reihe			Uran-Actinium-Reihe		
Nuklid		Halbwertszeit	Nuklid		Halbwertszeit	Nuklid		Halbwertszeit
Th 232	α	$1{,}405 \cdot 10^{10}$ a	U 238	α	$4{,}468 \cdot 10^{9}$ a	U 235	α	$7{,}037 \cdot 10^{8}$ a
Ra 228	β^-	5,75 a	Th 234	β	24,1 d	Th 231	β^-	25,52 h
Ac 228	β^-	6,13 h	Pa 234 m	β, γ	1,17 min	Pa 231	α	32760 a
Th 228	α	1,913 a	Pa 234	β	6,70 h	Ac 227	α, β^-	21,77 a
Ra 224	α	3,66 d	U 234	α	$2{,}45 \cdot 10^{5}$ a	Th 227	α	18,72 d
Rn 220	α	55,6 s	Th 230	α	75400 a	Fr 223	α, β^-	21,8 min
Po 216	α	0,15 s	Ra 226	α	1600 a	Ra 223	α	11,43 d
Pb 212	β^-	10,64 h	Rn 222	α	3,83 d	At 219	α, β^-	54 s
Bi 212	α, β^-	60,55 min	Po 218	α, β	3,11 min	Rn 219	α	3,96 s
Po 212	α	0,298 µs	Pb 214	β	26,8 min	Bi 215	β^-	7 min
Ti 208	β^-	3,07 min	At 218	α	1,6 s	Po 215	α, β^-	$1{,}78 \cdot 10^{-3}$ s
Pb 208	–	stabil	Bi 214	α, β	19,8 min	Pb 211	β^-	36,1 min
			Po 214	α	$1{,}64 \cdot 10^{-7}$ s	At 215	α	10^{-4} s
			Tl 210	β	1,32 min	Bi 211	α, β^-	2,14 min
			Pb 210	α, β	22,3 a	Po 211	α	0,516 s
			Hg 206	β	8,15 min	Tl 207	β^-	4,77 min
			Bi 210	α, β	5,012 d	Pb 207	–	stabil
			Tl 206	β	4,2 min			
			Po 210	α	138,38 d			
			Pb 206	–	stabil			

A.5 Natriumchlorid-Äquivalente und Gefrierpunktserniedrigungen einiger wichtiger Arznei- und Hilfsstoffe

Wirkstoff	1 g Wirkstoff entsprechende Menge NaCl [g] (NaCl-Äquivalent)	Gefrierpunkterniedrigung $\Delta T_f^{AS_{1\%}}$ [K]
Adrenalinbitartrat	0,18	0,11
Antazolin-Hydrochlorid	0,19	0,11
Ascorbinsäure	0,18	0,10
Atropinsulfat	0,13	0,07
Bacitracin	0,05	0,03
Benzalkoniumchlorid	0,16	
Benzylpenicillin-Natrium	0,18	0,10
Borax-Decahydrat	0,42	0,24
Borsäure	0,50	0,28
Calciumchlorid-Dihydrat	0,68	0,30
Calciumchlorid-Hexahydrat	0,35	0,20
Carbachol	0,36	0,20
Chloramphenicol	0,10	0,05
Chloramphenicol-Hydrogensuccinat-Natrium	0,14	0,08
Chlortetracyclin-Hydrochlorid	0,09	0,06
Cocain Hydrochlorid	0,16	0,09
Dexamethason Natriumphosphat-Hydrochlorid	0,17	0,10
Diphenhydramin	0,28	0,12
Ephedrin-Hydrochlorid	0,28	0,16
Ethylmorphin-Hydrochlorid	0,16	0,09
Glucose	0,16	0,10
Homatropini-Hydrobromid	0,17	0,10
Hydrocortison-Hydrogensuccinat-Natrium	0,15	0,09

►

Wirkstoff	1 g Wirkstoff entsprechende Menge NaCl [g] (NaCl-Äquivalent)	Gefrierpunkterniedrigung $\Delta T_f^{AS_{1\%}}$ [K]
Kaliumchlorid	0,75	0,43
Kaliumiodid	0,35	0,20
Kaliumnitrat	0,56	0,32
Mannitol	0,17	0,10
Naphazolin-Hydrochlorid	0,24	0,14
Naphazolinnitrat	0,21	0,12
Natriumchlorid	1,00	0,58
Natriumdisulfit	0,61	0,27
Natriumhydrogencarbonat	0,65	0,38
Natriumthiosulfat-Pentahydrat	0,31	0,17
Natriumiodid	0,38	0,22
Natriumnitrat	0,67	0,40
Natriumhydrogenphosphat-Dihydrat	0,41	0,24
Neomycinsulfat	0,11	0,06
Neostigmin-Hydrobromid	0,18	0,12
Phenylephrin-Hydrochlorid	0,32	0,19
Physostigminium-salicylat	0,16	0,09
Pilocarpin-Hydrochlorid	0,22	0,14
Prednisolonsulfat	0,15	0,09
Procain-Hydrochlorid	0,21	0,12
Scopolamin-Hydrobromid	0,12	0,07
Silbernitrat	0,33	0,19
Silberweiß-acetyltannat	0,18	0,10
Silberweiß	0,05	0,04
Tetracain-Hydrochlorid	0,19	0,11
Thiomersal	0,09	
Tolazolin-Hydrochlorid	0,29	0,19
Zinksulfat-Heptahydrat	0,15	0,09

A.6 Tropfentabelle

Substanz	1 g ≙ x Tropfen	1 Tropfen ≙ x mg
Aceton	65	15
Aluminiumacetat-tatrat-Lösung	23	43
Ammoniak-Lösung 10 %	22	45
Ammoniak-Lösung, Konzentrierte	25	40
Anisöl	43	23
Arnikatinktur	56	18
Baldriantinktur	56	18
Benzalkoniumchlorid-Lösung	49	20
Benzylbenzoat	36	28
Benzylnicotinat	33	30
Cayennepfeffertinktur	61	16
Chinatinktur, Zusammengesetzte	56	18
Chlorhexidindigluconat-Lösung	27	37
Cineol	56	18
Citronellöl	55	18
Citronenöl	53	19
Erdnussöl	45	22
Ethanol 96 % (V/V)	66	15
Ethanol 90 % (V/V)	63	16
Ethanol 80 % (V/V)	59	17
Ethanol 70 % (V/V)	56	18
Ethanol 45 % (V/V)	49	20
Ether	91	11
Ethylacetat	65	15
Eucalyptusöl	54	19
Eugenol	40	25

▶

Substanz	1 g ≙ *x* Tropfen	1 Tropfen ≙ *x* mg
Fichtennadelöl	53	19
Formaldehyd-Lösung 35 %	31	32
Glycerol	23	43
Glycerol 85 %	24	42
Grundlösung, Viskose	25	41
Hydroxyethylsalicylat	32	31
Iod-Lösung, Ethanolhaltige	54	19
Isopropanol	71	14
Isopropylmyristat	53	19
Isopropylpalmitat	50	20
Johanniskrautöl	48	21
Kamillenfluidextrakt	52	19
Kiefernnadelöl	55	18
Kümmelöl	50	20
Latschenkiefernöl	54	19
Lavendelöl	54	19
Leinöl, Natives	44	23
Macrogol 300	33	30
Macrogol 400	32	31
Maisöl	45	22
Mandelöl	44	23
Methylsalicylat	37	27
Myrrhentinktur	61	16
Nachtkerzenöl	45	22
Ölsäure	45	22
Olivenöl	45	22
Paraffin, Dickfüssiges	46	22
Paraffin, Dünnflüssiges	49	20

Substanz	1 g ≙ *x* Tropfen	1 Tropfen ≙ *x* mg
Pfefferminzöl	53	19
Pfefferminztinktur	61	16
Phenol, Verflüssigtes	37	27
Polysorbat 20	40	25
Polysorbat 80	40	25
1-Propanol	65	15
Propylenglycol	40	25
Rapsöl, Raffiniertes	46	22
Ratanhiatinktur	55	18
Rizinusöl	41	24
Rosmarinöl	52	19
Salbeitinktur	55	18
Salzsäure 10 %	21	48
Sesamöl	44	23
Sojaöl	44	23
Sorbitol-Lösung 70 %	19	53
Steinkohlenteerlösung	55	18
Teebaumöl	55	18
Terpentinöl, Gereinigtes	57	18
Thymianöl	51	20
α-Tocopherolacetat	47	21
Triglyceride, Mittelkettige	50	20
Wacholderöl	53	19
Wasser	20	50
Wasserstoffperoxid-Lösung 30 %	19	53
Wasserstoffperoxid-Lösung 3 %	20	50
Weizenkeimöl, Raffiniertes	44	23

A.7 pK_s-/pK_b-Werte einiger Säuren und Basen bei Standardbedingungen

Säurestärke	pK_s	Säure	$\rightleftharpoons$	Proton	+	Base	pK_b	Basenstärke
sehr stark	≈ −10	$HClO_4$	$\rightleftharpoons$	H^+	+	ClO_4^-	≈ 24	sehr schwach
	≈ −10	HI	$\rightleftharpoons$	H^+	+	I^-	≈ 24	
	≈ −9	HBr	$\rightleftharpoons$	H^+	+	Br^-	≈ 23	
	≈ −6	HCl	$\rightleftharpoons$	H^+	+	Cl^-	≈ 20	
	≈ −3	H_2SO_4	$\rightleftharpoons$	H^+	+	HSO_4^-	≈ 17	
	−1,74	H_3O^+	$\rightleftharpoons$	H^+	+	H_2O	15,74	
	−1,32	HNO_3	$\rightleftharpoons$	H^+	+	NO_3^-	15,32	
stark	0,17	$CH(NO_3)_3$	$\rightleftharpoons$	H^+	+	$[C(NO_3)_3]^-$	13,83	schwach
	1,92	HSO_4^-	$\rightleftharpoons$	H^+	+	SO_4^{2-}	12,08	
	1,96	H_3PO_4	$\rightleftharpoons$	H^+	+	$H_2PO_4^-$	12,04	
	2,22	$[Fe(H_2O)_6]^{3+}$	$\rightleftharpoons$	H^+	+	$[F(H_2O)_5OH]^{2+}$	11,78	
	3,14	HF	$\rightleftharpoons$	H^+	+	F^-	10,86	
mittel	4,76	CH_3COOH	$\rightleftharpoons$	H^+	+	CH_3COO^-	9,24	mittel
	4,85	$[Al(H_2O)_6]^{3+}$	$\rightleftharpoons$	H^+	+	$[Al(H_2O)_5OH]^{2+}$	9,15	
	6,52	H_2CO_3	$\rightleftharpoons$	H^+	+	HCO_3^-	7,48	
	6,92	H_2S	$\rightleftharpoons$	H^+	+	HS^-	7,08	
	7,12	$H_2PO_4^-$	$\rightleftharpoons$	H^+	+	HPO_4^{2-}	6,88	
schwach	9,21	NH_4^+	$\rightleftharpoons$	H^+	+	NH_3	4,79	stark
	9,40	HCN	$\rightleftharpoons$	H^+	+	CN^-	4,60	
	9,98	C_6H_5OH	$\rightleftharpoons$	H^+	+	$[C_6H_5O]^-$	4,02	
	10,21	$CH_3{-}NO_2$	$\rightleftharpoons$	H^+	+	$[CH_2{-}NO_2]^-$	3,79	
	10,4	HCO_3^-	$\rightleftharpoons$	H^+	+	CO_3^{2-}	3,6	
	12,32	HPO_4^{2-}	$\rightleftharpoons$	H^+	+	PO_4^{3-}	1,68	
sehr schwach	15,74	H_2O	$\rightleftharpoons$	H^+	+	OH^-	−1,74	sehr stark
	16	C_2H_5OH	$\rightleftharpoons$	H^+	+	$[C_2H_5O]^-$	−2	
	≈ 20	PH_3	$\rightleftharpoons$	H^+	+	PH_2^-	≈ −6	
	≈ 23	NH_3	$\rightleftharpoons$	H^+	+	NH_2^-	≈ −9	
	26	HCCH	$\rightleftharpoons$	H^+	+	$[HCC]^-$	−12	
	≈ 24	OH^-	$\rightleftharpoons$	H^+	+	O^{2-}	≈ −10	
	38,6	H_2	$\rightleftharpoons$	H^+	+	H^-	−24,6	

A.8 Mollier-Diagramm (h, x-Diagramm)

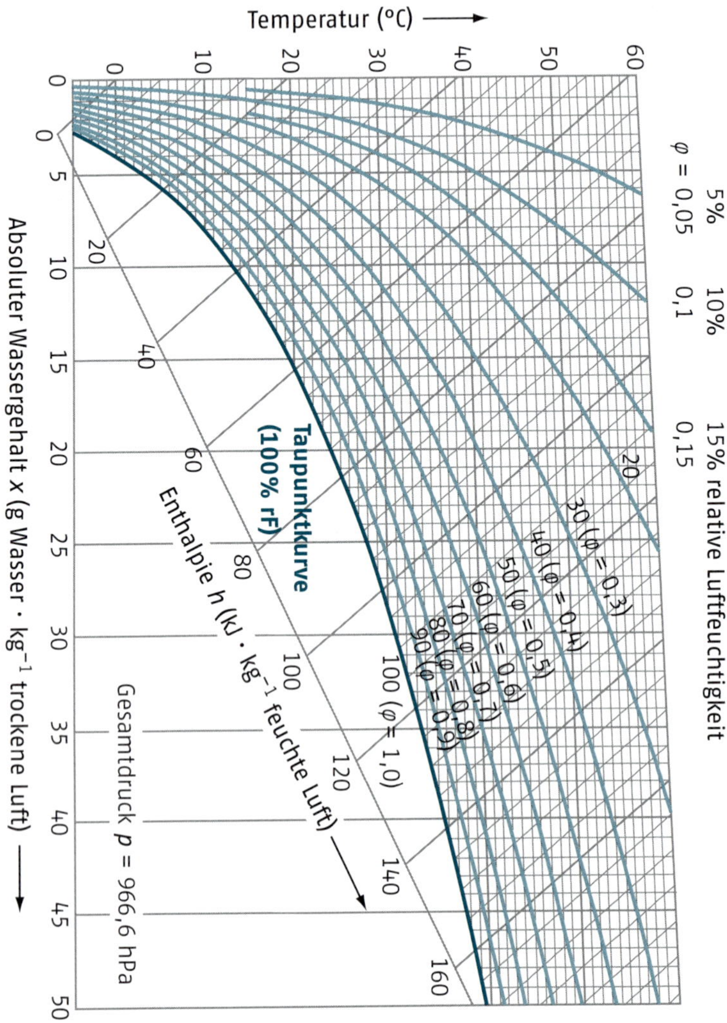

A.9 Gleichförmigkeit einzeldosierter Arzneiformen

Anwendung der Prüfungen Gleichförmigkeit des Gehalts (Content Uniformity, CU) und Gleichförmigkeit der Masse (Mass Variation, MV) auf Darreichungsformen

Darreichungsform	Typ	Sub-Typ	Dosis und Wirkstoffanteil	
			≥ 25 mg und ≥ 25 Prozent	< 25 mg und < 25 Prozent
Tabletten	nicht überzogen		MV	CU
	überzogen	Filmtabletten	MV	CU
		andere	CU	CU
Kapseln	hart		MV	CU
	weich	Suspensionen, Emulsionen, Gele	CU	CU
		Lösungen	MV	MV
Feste Zubereitungen in Einzeldosisbehältnissen	mit einem einzelnen Bestandteil		MV	MV
	mit mehreren Bestandteilen	im Endbehältnis gefriergetrocknete Lösungen	MV	MV
		andere	CU	CU
Lösungen in Einzeldosisbehältnissen			MV	MV
andere			CU	CU

Variable	Definition	Bedingung	Wert
$\overline{X}$	Mittelwert der Einzelgehalte ($x_1, x_2, \ldots, x_n$), ausgedrückt als Prozentsatz des in der Beschriftung angegebenen Wertes		
$x_1, x_2, \ldots, x_n$	Einzelgehalte der geprüften Darreichungsformen, ausgedrückt als Prozentsatz des in der Beschriftung angegebenen Wertes		
n	Stichprobenumfang (Anzahl der Einheiten in einer Probe)		
k	Akzeptanzkonstante	Für $n = 10$ beträgt sie	2,4
		Für $n = 30$ beträgt sie	2,0
s	Standardabweichung der Probe		$\left[\frac{\sum_{i=1}^{n}(x_i - \overline{X})^2}{n-1}\right]^{1/2}$
RSD	relative Standardabweichung		$100s/\overline{X}$
M (Fall 1) anzuwenden für $T \leq 101{,}5$	Referenzwert	Für 98,5 Prozent $\leq \overline{X} \leq$ 101,5 Prozent gilt	$M = \overline{X}$ (AV = ks)
		Für $\overline{X} <$ 98,5 Prozent gilt	M = 98,5 Prozent (AV = $98{,}5 - \overline{X} + ks$)
		Für $\overline{X} >$ 101,5 Prozent gilt	M = 101,5 Prozent (AV = $\overline{X} - 101{,}5 + ks$)
M (Fall 2) anzuwenden für $T > 101{,}5$	Referenzwert	Für 98,5 Prozent $\leq \overline{X} \leq T$ gilt	$M = \overline{X}$ (AV = ks)
		Für $\overline{X} <$ 98,5 Prozent gilt	M = 98,5 Prozent (AV = $98{,}5 - \overline{X} + ks$)
		Für $\overline{X} > T$ gilt	$M = T$ Prozent (AV = $\overline{X} - T + ks$)

Variable	Definition	Bedingung	Wert
Akzeptanzwert AV			Allgemeine Formel: $\lvert M - \overline{X} \rvert + ks$ Berechnungen für die unterschiedlichen Fälle sind vorstehend angegeben
$L1$	größter zulässiger Akzeptanzwert		$L1 = 15{,}0$, falls nichts anderes angegeben ist
$L2$	größter zulässiger Bereich der Abweichung jeder geprüften Einheit vom berechneten Wert M	an der unteren Grenze darf kein Ergebnis der Dosiseinheit kleiner als 0,75 M sein, während an der oberen Grenze kein Ergebnis der Dosiseinheit größer sein darf als 1,25 M (basierend auf einem $L2$-Wert von 25,0)	$L2 = 25{,}0$, falls nichts anderes angegeben ist
T	festgelegter Gehalt je Dosiseinheit zum Zeitpunkt der Herstellung, ausgedrückt als Prozentsatz des in der Beschriftung angegebenen Wertes; falls kein Wirkstoffzuschlag aus Gründen der Stabilität zugelassen wurde, gilt $T = 100$ Prozent; im Falle eines zugelassenen Wirkstoffzuschlages gilt $T > 100$ Prozent		

A.10 Ausgewählte Verdrängungsfaktoren der Anlage F des DAC

Suppositoriengrundlage: Hartfett

Arzneistoff	Verdräng-ungsfaktor	Arzneistoff	Verdräng-ungsfaktor
Acetylsalicylsäure	0,67	Metamizol-Natrium-Monohydrat	0,70
Benzocain	0,83	Metoclopramid	0,73
Bisacodyl	0,76	Metoclopramid-Hydrochlorid	0,74
Basisches Bismutgallat	0,37	Metronidazol	0,67
Butoxycain-Hydrochlorid	0,82	Morphin-Hydrochlorid-Trihydrat	0,80
Chinin-Hydrochlorid-Dihydrat	0,76	Nystatin	0,77
Codein-Monohydrat	0,74	Oxazepam	0,63
Dexamethason	0,71	Papaverin-Hydrochlorid	0,72
Diazepam	0,70	Paracetamol	0,72
Diclofenac-Natrium	0,64	Prednisolonacetat	0,75
Hydrocortisonacetat	0,73	Procain-Hydrochlorid	0,80
Ibuprofen	0,90	Propyphenazon	0,84
Indometacin	0,68	Sulfanilamid	0,62
Lactose-Monohydrat	0,62	Theophyllin	0,66
Lidocain-Hydrochlorid-Monohydrat	0,81	Zinkoxid	0,16

A.11 Löslichkeitsprodukte einiger schwerlöslicher Salze in H_2O bei 25 °C

Halogenide		**Sulfide**		**Sulfate**	
MgF_2	$6 \cdot 10^{-9}$	SnS	$1 \cdot 10^{-26}$	$CaSO_4$	$2 \cdot 10^{-5}$
CaF_2	$2 \cdot 10^{-10}$	PbS	$3 \cdot 10^{-28}$	$SrSO_4$	$8 \cdot 10^{-7}$
BaF_2	$2 \cdot 10^{-6}$	MnS	$7 \cdot 10^{-16}$	$BaSO_4$	$1 \cdot 10^{-9}$
PbF_2	$4 \cdot 10^{-8}$	NiS	$1 \cdot 10^{-21}$	$PbSO_4$	$2 \cdot 10^{-8}$
$PbCl_2$	$2 \cdot 10^{-5}$	FeS	$4 \cdot 10^{-19}$	**Hydroxide**	
PbI_2	$1 \cdot 10^{-8}$	CuS	$8 \cdot 10^{-45}$	$Be(OH)_2$	$3 \cdot 10^{-19}$
CuCl	$1 \cdot 10^{-6}$	Ag_2S	$5 \cdot 10^{-51}$	$Mg(OH)_2$	$1 \cdot 10^{-12}$
CuBr	$4 \cdot 10^{-8}$	ZnS	$1 \cdot 10^{-24}$	$Ca(OH)_2$	$4 \cdot 10^{-6}$
CuI	$5 \cdot 10^{-12}$	CdS	$1 \cdot 10^{-28}$	$Ba(OH)_2$	$4 \cdot 10^{-3}$
AgCl	$2 \cdot 10^{-10}$	HgS	$2 \cdot 10^{-54}$	$Al(OH)_3$	$2 \cdot 10^{-33}$
AgBr	$5 \cdot 10^{-13}$	**Carbonate**		$Pb(OH)_2$	$4 \cdot 10^{-15}$
AgI	$8 \cdot 10^{-17}$	Li_2CO_3	$2 \cdot 10^{-3}$	$Mn(OH)_2$	$7 \cdot 10^{-13}$
AgCN	$2 \cdot 10^{-14}$	$MgCO_3$	$3 \cdot 10^{-5}$	$Cr(OH)_3$	$7 \cdot 10^{-31}$
Hg_2Cl_2	$2 \cdot 10^{-13}$	$CaCO_3$	$5 \cdot 10^{-9}$	$Ni(OH)_2$	$3 \cdot 10^{-17}$
Hg_2I_2	$1 \cdot 10^{-23}$	$SrCO_3$	$2 \cdot 10^{-9}$	$Fe(OH)_2$	$2 \cdot 10^{-15}$
Chromate		$BaCO_3$	$2 \cdot 10^{-9}$	$Fe(OH)_3$	$5 \cdot 10^{-38}$
$BaCrO_4$	$8 \cdot 10^{-11}$	Pb_2CO_3	$3 \cdot 10^{-14}$	$Cu(OH)_2$	$2 \cdot 10^{-19}$
$PbCrO_4$	$2 \cdot 10^{-14}$	Zn_2CO_3	$6 \cdot 10^{-11}$	$Zn(OH)_2$	$2 \cdot 10^{-17}$
Ag_2CrO_4	$4 \cdot 10^{-12}$	Ag_2CO_3	$6 \cdot 10^{-12}$	$Cd(OH)_2$	$2 \cdot 10^{-14}$

A.12 Temperaturabhängigkeit des Brechungsindex (DAC)

Die Korrekturfaktoren K_n für die Änderung des Brechungsindexes pro °C:

Substanz	K_n	Substanz	K_n
Ameisensäure 25 %	0,00022	Ethanol 60 % (V/V)	0,00034
Ameisensäure 98 %	0,00040	Ethanol 70 % (V/V)	0,00038
Anethol	0,00051	Ethanol 80 % (V/V)	0,00040
Anisöl	0,00054	Ethanol 90 % (V/V)	0,00042
Avocadoöl	0,00038	Ethanol 96 % (V/V)	0,00042
Benzylalkohol	0,00031	Eucalyptusöl	0,00043
Benzylbenzoat	0,00042	Eugenol	0,00048
Benzylnicotinat	0,00045	Fichtennadelöl	0,00046
Bitterfenchelöl	0,00048	Glucose-Sirup	0,00018
Campherspiritus	0,00040	Glycerol	0,00024
Cineol	0,00044	Glycerol 85 %	0,00021
Citronellöl	0,00053	Hexetidin	0,00039
Citronenöl	0,00048	Hydroxyethylsalicylat	0,00041
Dichlormethan	0,00063	Isopropanol	0,00042
Dimethylsulfoxid	0,00050	Isopropanol 10 % (V/V)	0,00011
Dimeticon 350	0,00039	Isopropanol 20 % (V/V)	0,00021
Dimeticon 1000	0,00039	Isopropanol 30 % (V/V)	0,00027
Erdnussöl	0,00038	Isopropanol 40 % (V/V)	0,00032
Essigsäure 30 %	0,00024	Isopropanol 50 % (V/V)	0,00031
Ethanol, Wasserfrei	0,00041	Isopropanol 60 % (V/V)	0,00036
Ethanol 45 % (V/V)	0,00033	Isopropanol 70 % (V/V)	0,00038
Ethanol 50 % (V/V)	0,00033	Isopropanol 80 % (V/V)	0,00039

▶

Substanz	K_n	Substanz	K_n
Isopropanol 90 % (V/V)	0,00042	Olivenöl	0,00039
Isopropylmyristat	0,00045	Pfefferminzöl	0,00041
Isopropylpalmitat	0,00039	Phytomenadion	0,00041
Kiefernnadelöl	0,00048	1-Propanol	0,00040
Korianderöl	0,00050	Propylenglycol	0,00035
Kümmelöl	0,00042	Rapsöl	0,00036
Lactulose-Sirup	0,00024	Rizinusöl	0,00036
Latschenkiefernöl	0,00048	Rosmarinöl	0,00046
Lavendelöl	0,00042	Salbeiöl, Spanisches	0,00046
Leinöl, Natives	0,00035	Sesamöl	0,00037
Macrogol 300	0,00038	Sojaöl	0,00037
Macrogol 400	0,00035	Sonnenblumenöl	0,00038
Maisöl	0,00039	Sternanisöl	0,00050
Mandelöl	0,00037	Teebaumöl	0,00047
Methanol	0,00040	Terpentinöl	0,00048
Methylsalicylat	0,00048	Thymianöl	0,00043
Minzöl	0,00040	*all-rac-α*-Tocopherol	0,00038
Muskatöl	0,00047	Triglyceride, Mittelkettige	0,00040
Nachtkerzenöl	0,00034	Valproinsäure	0,00041
Nelkenöl	0,00045	Wasser	0,00009
Octyldodecanol	0,00036	Weizenkeimöl	0,00038
Ölsäure	0,00039	Zimtöl	0,00045

A.13 Elektrochemische Spannungsreihe

Elektrochemische Spannungsreihe: Standardelektrodenpotentiale (bzw. Realpotentiale *R*) für ausgewählte Redoxsysteme

Schematische Reaktion (Reduktion)	Realbedingungen	Standardpotential U^* (V)
$MnO_4^- + 8\,H^+ + 5\,e^- \longrightarrow Mn^{2+} + 4\,H_2O$		+1,51
$PbO_2 + 4\,H^+ + 2\,e^- \longrightarrow Pb^{2+} + 2\,H_2O$		+1,46
$Ce^{4+} + e^- \longrightarrow Ce^{3+}$	0,5 M–H_2SO_4	+1,44 *R*
	1 M–HCl	+1,28 *R*
$Cl_2 + 2\,e^- \longrightarrow 2\,Cl^-$		+1,36
$Cr_2O_7^{2-} + 14\,H^+ + 6\,e^- \longrightarrow 2\,Cr^{3+} + 7\,H_2O$		+1,33
$O_2 + 4\,H^+ + 4\,e^- \longrightarrow 2\,H_2O$		+1,23
$NO_3^- + 3\,H^+ + 2\,e^- \longrightarrow HNO_3 + H_2O$	1 M–HNO_3	+0,92 *R*
$Hg^{2+} + 2\,e^- \longrightarrow Hg$		+0,85
$Ag^+ + e^- \longrightarrow Ag$		+0,80
$Fe^3 + e^- \longrightarrow Fe^{2+}$		+0,77
$H_3AsO_4 + 2\,H^+ + 2\,e^- \longrightarrow H_3AsO_3 + H_2O$		+0,56
$I_3^- + 2\,e^- \longrightarrow 3\,I^-$		+0,54
$Cu^{2+} + 2\,e^- \longrightarrow Cu$		+0,34
$Hg_2Cl_2(\downarrow) + 2\,e^- \longrightarrow Hg_2^{2+} + 2\,Cl^-$		+0,27
$AgCl\,(\downarrow) + e^- \longrightarrow Ag + Cl^-$		+0,22
$2\,H^+ + 2\,e^- \longrightarrow H_2$		**0,00**
$Pb^{2+} + 2\,e^- \longrightarrow Pb$		−0,13
$Ni^{2+} + 2\,e^- \longrightarrow Ni$		−0,25
$Cd^{2+} + 2\,e^- \longrightarrow Cd$		−0,40
$Zn^{2+} + 2\,e^- \longrightarrow Zn$		−0,76
$Al^{3+} + 3\,e^- \longrightarrow Al$		−1,71
$Na^+ + e^- \longrightarrow Na$		−2,71
$Li^+ + e^- \longrightarrow Li$		−3,0

A.14 Nomogramm zur Bestimmung der Körperoberfläche

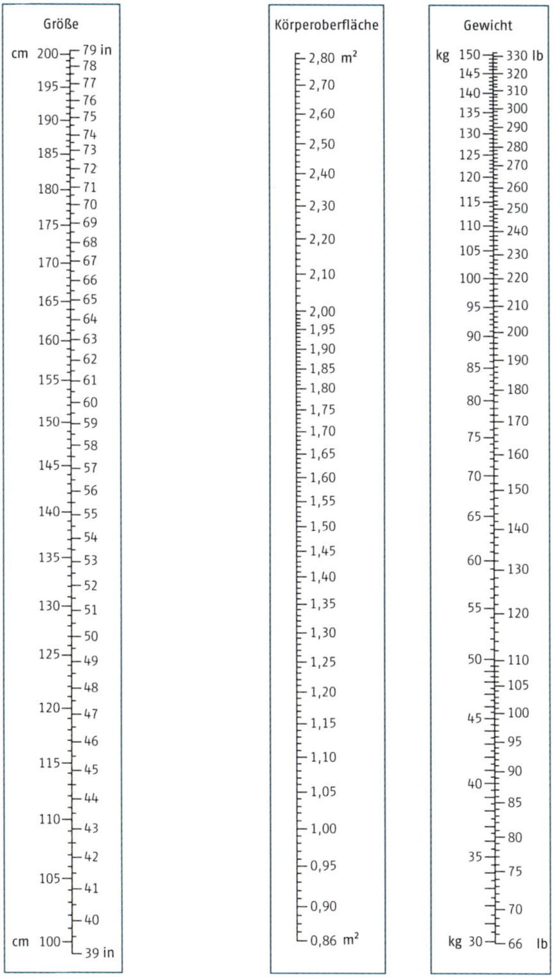

■ Nomogramm zur Abschätzung der Körperoberfläche nach Du Bois und Du Bois: eine Gerade wird von der Körpergröße auf der linken Skala zum Körpergewicht auf der rechten Skala gezogen, der Schnittpunkt mit der mittleren Skala ergibt eine Abschätzung der Körperoberfläche

A.15 Ethanoltabelle

Ethanol-gehalt in Prozent (V/V)	Ethanol-gehalt in Prozent (m/m)	Dichte ρ_{20} (kg/m^3)	Ethanol-gehalt in Prozent (V/V)	Ethanol-gehalt in Prozent (m/m)	Dichte ρ_{20} (kg/m^3)
100	100,00	789,24	**75**	67,82	872,79
99	98,38	794,25	**74**	66,72	875,40
98	96,81	798,90	**73**	65,62	877,99
97	95,31	803,27	**72**	64,53	880,54
96	93,84	807,42	**71**	63,46	883,06
95	92,41	811,38	**70**	62,39	885,56
94	91,01	815,18	**69**	61,32	888,03
93	89,64	818,85	**68**	60,27	890,48
92	88,29	822,39	**67**	59,22	892,89
91	86,97	825,83	**66**	58,18	895,28
90	85,66	829,18	**65**	57,15	897,65
89	84,38	832,45	**64**	56,12	899,99
88	83,11	835,64	**63**	55,11	902,31
87	81,86	838,77	**62**	54,09	904,60
86	80,63	841,84	**61**	53,09	906,87
85	79,40	844,85	**60**	52,09	909,11
84	78,20	847,82	**59**	51,10	911,33
83	77,00	850,74	**58**	50,11	913,53
82	75,82	853,62	**57**	49,13	915,70
81	74,64	856,46	**56**	48,15	917,84
80	73,48	859,27	**55**	47,18	919,96
79	72,33	862,04	**54**	46,22	922,06
78	71,19	864,78	**53**	45,26	924,12
77	70,06	867,48	**52**	44,31	926,16
76	68,93	870,15	**51**	43,37	928,16

▶

Ethanol-gehalt in Prozent (V/V)	Ethanol-gehalt in Prozent (m/m)	Dichte ρ_{20} (kg/m³)	Ethanol-gehalt in Prozent (V/V)	Ethanol-gehalt in Prozent (m/m)	Dichte ρ_{20} (kg/m³)
49	41,49	932,09	**24**	19,54	969,21
50	42,43	930,14	**23**	18,71	970,31
48	40,56	934,00	**22**	17,87	971,40
47	39,64	935,88	**21**	17,04	972,48
46	38,72	937,73	**20**	16,21	973,56
45	37,80	939,54	**19**	15,39	974,63
44	36,89	941,32	**18**	14,56	975,71
43	35,99	943,06	**17**	13,74	976,79
42	35,09	944,76	**16**	12,91	977,87
41	34,19	946,42	**15**	12,09	978,97
40	33,30	948,05	**14**	11,27	980,08
39	32,41	949,63	**13**	10,46	981,21
38	31,53	951,18	**12**	9,64	982,35
37	30,65	952,69	**11**	8,83	983,52
36	29,78	954,15	**10**	8,01	984,71
35	28,91	955,59	**9**	7,20	985,92
34	28,04	956,98	**8**	6,40	987,16
33	27,18	958,34	**7**	5,59	988,43
32	26,32	959,66	**6**	4,78	989,73
31	25,46	960,95	**5**	3,98	991,06
30	24,61	962,21	**4**	3,18	992,41
29	23,76	963,44	**3**	2,38	993,81
28	22,91	964,64	**2**	1,59	995,23
27	22,06	965,81	**1**	0,79	996,70
26	21,22	966,97	**0**	0,00	998,20
25	20,38	968,10			

A.16 Statistische Verteilungen

A.16.1 Standardnormalverteilung

	0	1	2	3	4	5	6	7	8	9
0,0	0,50000	0,50399	0,50798	0,51197	0,51595	0,51994	0,52392	0,52790	0,53188	0,53586
0,1	0,53983	0,54380	0,54776	0,55172	0,55567	0,55962	0,56356	0,56749	0,57142	0,57535
0,2	0,57926	0,58317	0,58706	0,59095	0,59483	0,59871	0,60257	0,60642	0,61026	0,61409
0,3	0,61791	0,62172	0,62552	0,62930	0,63307	0,63683	0,64058	0,64431	0,64803	0,65173
0,4	0,65542	0,65910	0,66276	0,66640	0,67003	0,67364	0,67724	0,68082	0,68439	0,68793
0,5	0,69146	0,69497	0,69847	0,70194	0,70540	0,70884	0,71226	0,71566	0,71904	0,72240
0,6	0,72575	0,72907	0,73237	0,73565	0,73891	0,74215	0,74537	0,74857	0,75175	0,75490
0,7	0,75804	0,76115	0,76424	0,76730	0,77035	0,77337	0,77637	0,77935	0,78230	0,78524
0,8	0,78814	0,79103	0,79389	0,79673	0,79955	0,80234	0,80511	0,80785	0,81057	0,81327
0,9	0,81594	0,81859	0,82121	0,82381	0,82639	0,82894	0,83147	0,83398	0,83646	0,83891
1,0	0,84134	0,84375	0,84614	0,84849	0,85083	0,85314	0,85543	0,85769	0,85993	0,86214
1,1	0,86433	0,86650	0,86864	0,87076	0,87286	0,87493	0,87698	0,87900	0,88100	0,88298
1,2	0,88493	0,88686	0,88877	0,89065	0,89251	0,89435	0,89617	0,89796	0,89973	0,90147
1,3	0,90320	0,90490	0,90658	0,90824	0,90988	0,91149	0,91309	0,91466	0,91621	0,91774
1,4	0,91924	0,92073	0,92220	0,92364	0,92507	0,92647	0,92785	0,92922	0,93056	0,93189
1,5	0,93319	0,93448	0,93574	0,93699	0,93822	0,93943	0,94062	0,94179	0,94295	0,94408
1,6	0,94520	0,94630	0,94738	0,94845	0,94950	0,95053	0,95154	0,95254	0,95352	0,95449
1,7	0,95543	0,95637	0,95728	0,95818	0,95907	0,95994	0,96080	0,96164	0,96246	0,96327
1,8	0,96407	0,96485	0,96562	0,96638	0,96712	0,96784	0,96856	0,96926	0,96995	0,97062

▼

	0	1	2	3	4	5	6	7	8	9
1,9	0,97128	0,97193	0,97257	0,97320	0,97381	0,97441	0,97500	0,97558	0,97615	0,97670
2,0	0,97725	0,97778	0,97831	0,97882	0,97932	0,97982	0,98030	0,98077	0,98124	0,98169
2,1	0,98214	0,98257	0,98300	0,98341	0,98382	0,98422	0,98461	0,98500	0,98537	0,98574
2,2	0,98610	0,98645	0,98679	0,98713	0,98745	0,98778	0,98809	0,98840	0,98870	0,98899
2,3	0,98928	0,98956	0,98983	0,99010	0,99036	0,99061	0,99086	0,99111	0,99134	0,99158
2,4	0,99180	0,99202	0,99224	0,99245	0,99266	0,99286	0,99305	0,99324	0,99343	0,99361
2,5	0,99379	0,99396	0,99413	0,99430	0,99446	0,99461	0,99477	0,99492	0,99506	0,99520
2,6	0,99534	0,99547	0,99560	0,99573	0,99585	0,99598	0,99609	0,99621	0,99632	0,99643
2,7	0,99653	0,99664	0,99674	0,99683	0,99693	0,99702	0,99711	0,99720	0,99728	0,99736
2,8	0,99744	0,99752	0,99760	0,99767	0,99774	0,99781	0,99788	0,99795	0,99801	0,99807
2,9	0,99813	0,99819	0,99825	0,99831	0,99836	0,99841	0,99846	0,99851	0,99856	0,99861
3,0	0,99865	0,99869	0,99874	0,99878	0,99882	0,99886	0,99889	0,99893	0,99896	0,99900
3,1	0,99903	0,99906	0,99910	0,99913	0,99916	0,99918	0,99921	0,99924	0,99926	0,99929
3,2	0,99931	0,99934	0,99936	0,99938	0,99940	0,99942	0,99944	0,99946	0,99948	0,99950
3,3	0,99952	0,99953	0,99955	0,99957	0,99958	0,99960	0,99961	0,99962	0,99964	0,99965
3,4	0,99966	0,99968	0,99969	0,99970	0,99971	0,99972	0,99973	0,99974	0,99975	0,99976
3,5	0,99977	0,99978	0,99978	0,99979	0,99980	0,99981	0,99981	0,99982	0,99983	0,99983
3,6	0,99984	0,99985	0,99985	0,99986	0,99986	0,99987	0,99987	0,99988	0,99988	0,99989
3,7	0,99989	0,99990	0,99990	0,99990	0,99991	0,99991	0,99992	0,99992	0,99992	0,99992
3,8	0,99993	0,99993	0,99993	0,99994	0,99994	0,99994	0,99994	0,99995	0,99995	0,99995
3,9	0,99995	0,99995	0,99996	0,99996	0,99996	0,99996	0,99996	0,99996	0,99997	0,99997
4,0	0,99997	0,99997	0,99997	0,99997	0,99997	0,99997	0,99998	0,99998	0,99998	0,99998

A.16.2 Wichtige Quantile der Standardnormalverteilung

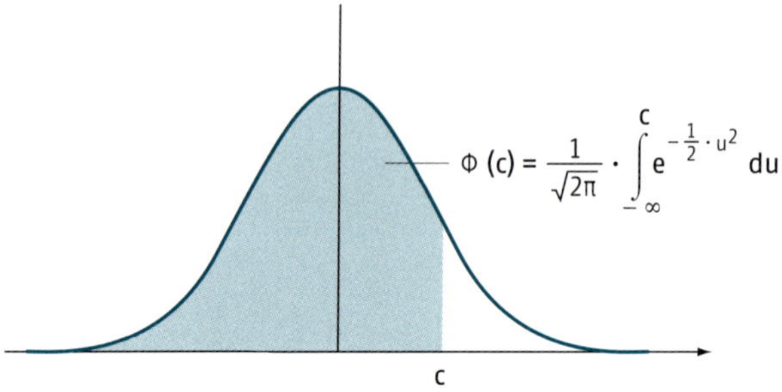

$\Phi(c)$	c	$\Phi(c)$	c
0,5000	0,000	0,9900	2,326
0,7500	0,674	0,9950	2,576
0,9000	1,282	0,9990	3,090
0,9500	1,645	0,9995	3,291
0,9750	1,960		

A.16.3 Student-Verteilung

Anzahl der Freiheitsgrade	Berechneter $F(c)$-Wert (einseitigen Vertrauensbereich)							
	0,75	0,875	0,90	0,95	0,975	0,99	0,995	0,999
1	1,000	2,414	3,078	6,314	12,706	31,821	63,657	318,309
2	0,816	1,604	1,886	2,920	4,303	6,965	9,925	22,327
3	0,765	1,423	1,638	2,353	3,182	4,541	5,841	10,215
4	0,741	1,344	1,533	2,132	2,776	3,747	4,604	7,173
5	0,727	1,301	1,476	2,015	2,571	3,365	4,032	5,893
6	0,718	1,273	1,440	1,943	2,447	3,143	3,707	5,208
7	0,711	1,254	1,415	1,895	2,365	2,998	3,499	4,785
8	0,706	1,240	1,397	1,860	2,306	2,896	3,355	4,501
9	0,703	1,230	1,383	1,833	2,262	2,821	3,250	4,297
10	0,700	1,221	1,372	1,812	2,228	2,764	3,169	4,144
11	0,697	1,214	1,363	1,796	2,201	2,718	3,106	4,025
12	0,695	1,209	1,356	1,782	2,179	2,681	3,055	3,930
13	0,694	1,204	1,350	1,771	2,160	2,650	3,012	3,852
14	0,692	1,200	1,345	1,761	2,145	2,624	2,977	3,787
15	0,691	1,197	1,341	1,753	2,131	2,602	2,947	3,733
16	0,690	1,194	1,337	1,746	2,120	2,583	2,921	3,686
17	0,689	1,191	1,333	1,740	2,110	2,567	2,898	3,646
18	0,688	1,189	1,330	1,734	2,101	2,552	2,878	3,610
19	0,688	1,187	1,328	1,729	2,093	2,539	2,861	3,579
20	0,687	1,185	1,325	1,725	2,086	2,528	2,845	3,552

Anzahl der Freiheitsgrade	Berechneter $F(c)$-Wert (einseitigen Vertrauensbereich)							
	0,75	0,875	0,90	0,95	0,975	0,99	0,995	0,999
21	0,686	1,183	1,323	1,721	2,080	2,518	2,831	3,527
22	0,686	1,182	1,321	1,717	2,074	2,508	2,819	3,505
23	0,685	1,180	1,319	1,714	2,069	2,500	2,807	3,485
24	0,685	1,179	1,318	1,711	2,064	2,492	2,797	3,467
25	0,684	1,178	1,316	1,708	2,060	2,485	2,787	3,450
26	0,684	1,177	1,315	1,706	2,056	2,479	2,779	3,435
27	0,684	1,176	1,314	1,703	2,052	2,473	2,771	3,421
28	0,683	1,175	1,313	1,701	2,048	2,467	2,763	3,408
29	0,683	1,174	1,311	1,699	2,045	2,462	2,756	3,396
30	0,683	1,173	1,310	1,697	2,042	2,457	2,750	3,385
40	0,681	1,167	1,303	1,684	2,021	2,423	2,704	3,307
50	0,679	1,164	1,299	1,676	2,009	2,403	2,678	3,261
60	0,679	1,162	1,296	1,671	2,000	2,390	2,660	3,232
70	0,678	1,160	1,294	1,667	1,994	2,381	2,648	3,211
80	0,678	1,159	1,292	1,664	1,990	2,374	2,639	3,195
90	0,677	1,158	1,291	1,662	1,987	2,368	2,632	3,183
100	0,677	1,157	1,290	1,660	1,984	2,364	2,626	3,174
200	0,676	1,154	1,286	1,653	1,972	2,345	2,601	3,131
300	0,675	1,153	1,284	1,650	1,968	2,339	2,592	3,118
400	0,675	1,152	1,284	1,649	1,966	2,336	2,588	3,111
500	0,675	1,152	1,283	1,648	1,965	2,334	2,586	3,107
∞	0,674	1,150	1,282	1,645	1,960	2,326	2,576	3,090

A.16.4 χ^2-Verteilung

Freiheits-	Berechneter $F(c)$-Wert (Wahrscheinlichkeit)										
grade	0,005	0,01	0,025	0,05	0,1	0,5	0,9	0,95	0,975	0,99	0,995
1	0,00	0,00	0,00	0,00	0,02	0,45	2,71	3,84	5,02	6,63	7,88
2	0,01	0,02	0,05	0,10	0,21	1,39	4,61	5,99	7,38	9,21	10,60
3	0,07	0,11	0,22	0,35	0,58	2,37	6,25	7,81	9,35	11,34	12,84
4	0,21	0,30	0,48	0,71	1,06	3,36	7,78	9,49	11,14	13,28	14,86
5	0,41	0,55	0,83	1,15	1,61	4,35	9,24	11,07	12,83	15,09	16,75
6	0,68	0,87	1,24	1,64	2,20	5,35	10,64	12,59	14,45	16,81	18,55
7	0,99	1,24	1,69	2,17	2,83	6,35	12,02	14,07	16,01	18,48	20,28
8	1,34	1,65	2,18	2,73	3,49	7,34	13,36	15,51	17,53	20,09	21,95
9	1,73	2,09	2,70	3,33	4,17	8,34	14,68	16,92	19,02	21,67	23,59
10	2,16	2,56	3,25	3,94	4,87	9,34	15,99	18,31	20,48	23,21	25,19
11	2,60	3,05	3,82	4,57	5,58	10,34	17,28	19,68	21,92	24,73	26,76
12	3,07	3,57	4,40	5,23	6,30	11,34	18,55	21,03	23,34	26,22	28,30
13	3,57	4,11	5,01	5,89	7,04	12,34	19,81	22,36	24,74	27,69	29,82
14	4,07	4,66	5,63	6,57	7,79	13,34	21,06	23,68	26,12	29,14	31,32
15	4,60	5,23	6,26	7,26	8,55	14,34	22,31	25,00	27,49	30,58	32,80
16	5,14	5,81	6,91	7,96	9,31	15,34	23,54	26,30	28,85	32,00	34,27
17	5,70	6,41	7,56	8,67	10,09	16,34	24,77	27,59	30,19	33,41	35,72
18	6,26	7,01	8,23	9,39	10,86	17,34	25,99	28,87	31,53	34,81	37,16
19	6,84	7,63	8,91	10,12	11,65	18,34	27,20	30,14	32,85	36,19	38,58

▼

Freiheits-	Berechneter $F(c)$-Wert (Wahrscheinlichkeit)										
grade	0,005	0,01	0,025	0,05	0,1	0,5	0,9	0,95	0,975	0,99	0,995
20	7,43	8,26	9,59	10,85	12,44	19,34	28,41	31,41	34,17	37,57	40,00
21	8,03	8,90	10,28	11,59	13,24	20,34	29,62	32,67	35,48	38,93	41,40
22	8,64	9,54	10,98	12,34	14,04	21,34	30,81	33,92	36,78	40,29	42,80
23	9,26	10,20	11,69	13,09	14,85	22,34	32,01	35,17	38,08	41,64	44,18
24	9,89	10,86	12,40	13,85	15,66	23,34	33,20	36,42	39,36	42,98	45,56
25	10,52	11,52	13,12	14,61	16,47	24,34	34,38	37,65	40,65	44,31	46,93
26	11,16	12,20	13,84	15,38	17,29	25,34	35,56	38,89	41,92	45,64	48,29
27	11,81	12,88	14,57	16,15	18,11	26,34	36,74	40,11	43,19	46,96	49,65
28	12,46	13,56	15,31	16,93	18,94	27,34	37,92	41,34	44,46	48,28	50,99
29	13,12	14,26	16,05	17,71	19,77	28,34	39,09	42,56	45,72	49,59	52,34
30	13,79	14,95	16,79	18,49	20,60	29,34	40,26	43,77	46,98	50,89	53,67
31	14,46	15,66	17,54	19,28	21,43	30,34	41,42	44,99	48,23	52,19	55,00
32	15,13	16,36	18,29	20,07	22,27	31,34	42,59	46,19	49,48	53,49	56,33
33	15,82	17,07	19,05	20,87	23,11	32,34	43,75	47,40	50,73	54,78	57,65
34	16,50	17,79	19,81	21,66	23,95	33,34	44,90	48,60	51,97	56,06	58,96
35	17,19	18,51	20,57	22,47	24,80	34,34	46,06	49,80	53,20	57,34	60,28
36	17,89	19,23	21,34	23,27	25,64	35,34	47,21	51,00	54,44	58,62	61,58
37	18,59	19,96	22,11	24,08	26,49	36,34	48,36	52,19	55,67	59,89	62,88
38	19,29	20,69	22,88	24,88	27,34	37,34	49,51	53,38	56,90	61,16	64,18
39	20,00	21,43	23,65	25,70	28,20	38,34	50,66	54,57	58,12	62,43	65,48
40	20,71	22,16	24,43	26,51	29,05	39,34	51,80	55,76	59,34	63,69	66,77

A.16.5 F-Verteilung

F-Verteilung für $\alpha = 0{,}05$

Freiheitsgrad (Nenner)	Freiheitsgrad (Zähler)																						
	1	2	3	4	5	6	7	8	9	10	11	12	14	16	18	20	22	24	26	27	28	29	30	100
1	161,5	199,5	215,7	224,6	230,2	234,0	236,8	238,9	240,5	241,9	243,0	243,9	245,4	246,5	247,3	248,0	248,6	249,1	249,5	249,6	249,8	250,0	250,1	253,0
2	18,51	19,00	19,16	19,25	19,30	19,33	19,35	19,37	19,38	19,40	19,40	19,41	19,42	19,43	19,44	19,45	19,45	19,45	19,46	19,46	19,46	19,46	19,46	19,49
3	10,13	9,55	9,28	9,12	9,01	8,94	8,89	8,85	8,81	8,79	8,76	8,74	8,71	8,69	8,67	8,66	8,65	8,64	8,63	8,63	8,62	8,62	8,62	8,55
4	7,71	6,94	6,59	6,39	6,26	6,16	6,09	6,04	6,00	5,96	5,94	5,91	5,87	5,84	5,82	5,80	5,79	5,77	5,76	5,76	5,75	5,75	5,75	5,66
5	6,61	5,79	5,41	5,19	5,05	4,95	4,88	4,82	4,77	4,74	4,70	4,68	4,64	4,60	4,58	4,56	4,54	4,53	4,52	4,51	4,50	4,50	4,50	4,41
6	5,99	5,14	4,76	4,53	4,39	4,28	4,21	4,15	4,10	4,06	4,03	4,00	3,96	3,92	3,90	3,87	3,86	3,84	3,83	3,82	3,82	3,81	3,81	3,71
7	5,59	4,74	4,35	4,12	3,97	3,87	3,79	3,73	3,68	3,64	3,60	3,57	3,53	3,49	3,47	3,44	3,43	3,41	3,40	3,39	3,39	3,38	3,38	3,27
8	5,32	4,46	4,07	3,84	3,69	3,58	3,50	3,44	3,39	3,35	3,31	3,28	3,24	3,20	3,17	3,15	3,13	3,12	3,10	3,10	3,09	3,08	3,08	2,97
9	5,12	4,26	3,86	3,63	3,48	3,37	3,29	3,23	3,18	3,14	3,10	3,07	3,03	2,99	2,96	2,94	2,92	2,90	2,89	2,88	2,87	2,87	2,86	2,76
10	4,96	4,10	3,71	3,48	3,33	3,22	3,14	3,07	3,02	2,98	2,94	2,91	2,86	2,83	2,80	2,77	2,75	2,74	2,72	2,72	2,71	2,70	2,70	2,59
11	4,84	3,98	3,59	3,36	3,20	3,09	3,01	2,95	2,90	2,85	2,82	2,79	2,74	2,70	2,67	2,65	2,63	2,61	2,59	2,59	2,58	2,58	2,57	2,46
12	4,75	3,89	3,49	3,26	3,11	3,00	2,91	2,85	2,80	2,75	2,72	2,69	2,64	2,60	2,57	2,54	2,52	2,51	2,49	2,48	2,48	2,47	2,47	2,35
13	4,67	3,81	3,41	3,18	3,03	2,92	2,83	2,77	2,71	2,67	2,63	2,60	2,55	2,51	2,48	2,46	2,44	2,42	2,41	2,40	2,39	2,39	2,38	2,26
14	4,60	3,74	3,34	3,11	2,96	2,85	2,76	2,70	2,65	2,60	2,57	2,53	2,48	2,44	2,41	2,39	2,37	2,35	2,33	2,33	2,32	2,31	2,31	2,19
15	4,54	3,68	3,29	3,06	2,90	2,79	2,71	2,64	2,59	2,54	2,51	2,48	2,42	2,38	2,35	2,33	2,31	2,29	2,27	2,27	2,26	2,25	2,25	2,12
16	4,49	3,63	3,24	3,01	2,85	2,74	2,66	2,59	2,54	2,49	2,46	2,42	2,37	2,33	2,30	2,28	2,25	2,24	2,22	2,21	2,21	2,20	2,19	2,07

Freiheitsgrad (Nenner)	Freiheitsgrad (Zähler)																						
	1	2	3	4	5	6	7	8	9	10	11	12	14	16	18	20	22	24	26	27	28	29	30	100
17	4,45	3,59	3,20	2,96	2,81	2,70	2,61	2,55	2,49	2,45	2,41	2,38	2,33	2,29	2,26	2,23	2,21	2,19	2,17	2,17	2,16	2,15	2,15	2,02
18	4,41	3,55	3,16	2,93	2,77	2,66	2,58	2,51	2,46	2,41	2,37	2,34	2,29	2,25	2,22	2,19	2,17	2,15	2,13	2,13	2,12	2,11	2,11	1,98
19	4,38	3,52	3,13	2,90	2,74	2,63	2,54	2,48	2,42	2,38	2,34	2,31	2,26	2,21	2,18	2,16	2,13	2,11	2,10	2,09	2,08	2,08	2,07	1,94
20	4,35	3,49	3,10	2,87	2,71	2,60	2,51	2,45	2,39	2,35	2,31	2,28	2,22	2,18	2,15	2,12	2,10	2,08	2,07	2,06	2,05	2,05	2,04	1,91
21	4,32	3,47	3,07	2,84	2,68	2,57	2,49	2,42	2,37	2,32	2,28	2,25	2,20	2,16	2,12	2,10	2,07	2,05	2,04	2,03	2,02	2,02	2,01	1,88
22	4,30	3,44	3,05	2,82	2,66	2,55	2,46	2,40	2,34	2,30	2,26	2,23	2,17	2,13	2,10	2,07	2,05	2,03	2,01	2,00	2,00	1,99	1,98	1,85
23	4,28	3,42	3,03	2,80	2,64	2,53	2,44	2,37	2,32	2,27	2,24	2,20	2,15	2,11	2,08	2,05	2,02	2,01	1,99	1,98	1,97	1,97	1,96	1,86
24	4,26	3,40	3,01	2,78	2,62	2,51	2,42	2,36	2,30	2,25	2,22	2,18	2,13	2,09	2,05	2,03	2,00	1,98	1,97	1,96	1,95	1,95	1,94	1,84
25	4,24	3,39	2,99	2,76	2,60	2,49	2,40	2,34	2,28	2,24	2,20	2,16	2,11	2,07	2,04	2,01	1,98	1,96	1,95	1,94	1,93	1,93	1,92	1,82
26	4,23	3,37	2,98	2,74	2,59	2,47	2,39	2,32	2,27	2,22	2,18	2,15	2,09	2,05	2,02	1,99	1,97	1,95	1,93	1,92	1,91	1,91	1,90	1,80
27	4,21	3,35	2,96	2,73	2,57	2,46	2,37	2,31	2,25	2,20	2,17	2,13	2,08	2,04	2,00	1,97	1,95	1,93	1,91	1,90	1,90	1,89	1,88	1,79
28	4,20	3,34	2,95	2,71	2,56	2,45	2,36	2,29	2,24	2,19	2,15	2,12	2,06	2,02	1,99	1,96	1,93	1,91	1,90	1,89	1,88	1,83	1,87	1,77
29	4,18	3,33	2,93	2,70	2,55	2,43	2,35	2,28	2,22	2,18	2,14	2,10	2,05	2,01	1,97	1,94	1,92	1,90	1,88	1,88	1,87	1,86	1,85	1,75
30	4,17	3,32	2,92	2,69	2,53	2,42	2,33	2,27	2,21	2,16	2,13	2,09	2,04	1,99	1,96	1,93	1,91	1,89	1,87	1,86	1,85	1,85	1,84	1,74
31	4,16	3,30	2,91	2,68	2,52	2,41	2,32	2,25	2,20	2,15	2,11	2,08	2,03	1,98	1,95	1,92	1,90	1,88	1,86	1,85	1,84	1,83	1,83	1,73
32	4,15	3,29	2,90	2,67	2,51	2,40	2,31	2,24	2,19	2,14	2,10	2,07	2,01	1,97	1,94	1,91	1,88	1,86	1,85	1,84	1,83	1,82	1,82	1,71
33	4,14	3,28	2,89	2,66	2,50	2,39	2,30	2,23	2,18	2,13	2,09	2,06	2,00	1,96	1,93	1,90	1,87	1,85	1,83	1,83	1,82	1,81	1,81	1,70
34	4,13	3,28	2,88	2,65	2,49	2,38	2,29	2,23	2,17	2,12	2,08	2,05	1,99	1,95	1,92	1,89	1,86	1,84	1,82	1,82	1,81	1,80	1,80	1,69
35	4,12	3,27	2,87	2,64	2,49	2,37	2,29	2,22	2,16	2,11	2,07	2,04	1,99	1,94	1,91	1,88	1,85	1,83	1,82	1,81	1,80	1,79	1,79	1,68

▼

Freiheitsgrad (Nenner)	Freiheitsgrad (Zähler)																							
	1	2	3	4	5	6	7	8	9	10	11	12	14	16	18	20	22	24	26	27	28	29	30	100
36	4,11	3,26	2,87	2,63	2,48	2,36	2,28	2,21	2,15	2,11	2,07	2,03	1,98	1,93	1,90	1,87	1,85	1,82	1,81	1,80	1,79	1,78	1,78	1,67
37	4,11	3,25	2,86	2,63	2,47	2,36	2,27	2,20	2,14	2,10	2,06	2,02	1,97	1,93	1,89	1,86	1,84	1,82	1,80	1,79	1,78	1,77	1,77	1,66
38	4,10	3,24	2,85	2,62	2,46	2,35	2,26	2,19	2,14	2,09	2,05	2,02	1,96	1,92	1,88	1,85	1,83	1,81	1,79	1,78	1,77	1,77	1,76	1,65
39	4,09	3,24	2,85	2,61	2,46	2,34	2,26	2,19	2,13	2,08	2,04	2,01	1,95	1,91	1,88	1,85	1,82	1,80	1,78	1,77	1,77	1,76	1,75	1,65
40	4,08	3,23	2,84	2,61	2,45	2,34	2,25	2,18	2,12	2,08	2,04	2,00	1,95	1,90	1,87	1,84	1,81	1,79	1,77	1,77	1,76	1,75	1,74	1,64
50	4,03	3,18	2,79	2,56	2,40	2,29	2,20	2,13	2,07	2,03	1,99	1,95	1,89	1,85	1,81	1,78	1,76	1,74	1,72	1,71	1,70	1,69	1,69	1,58
60	4,00	3,15	2,76	2,53	2,37	2,25	2,17	2,10	2,04	1,99	1,95	1,92	1,86	1,82	1,78	1,75	1,72	1,70	1,68	1,67	1,66	1,66	1,65	1,53
70	3,98	3,13	2,74	2,50	2,35	2,23	2,14	2,07	2,02	1,97	1,93	1,89	1,84	1,79	1,75	1,72	1,70	1,67	1,65	1,65	1,64	1,63	1,62	1,50
80	3,96	3,11	2,72	2,49	2,33	2,21	2,13	2,06	2,00	1,95	1,91	1,88	1,82	1,77	1,73	1,70	1,68	1,65	1,63	1,63	1,62	1,61	1,60	1,48
90	3,95	3,10	2,71	2,47	2,32	2,20	2,11	2,04	1,99	1,94	1,90	1,86	1,80	1,76	1,72	1,69	1,66	1,64	1,62	1,61	1,60	1,59	1,59	1,46
100	3,94	3,09	2,70	2,46	2,31	2,19	2,10	2,03	1,97	1,93	1,89	1,85	1,79	1,75	1,71	1,68	1,65	1,63	1,61	1,60	1,59	1,58	1,57	1,45
125	3,92	3,07	2,68	2,44	2,29	2,17	2,08	2,01	1,96	1,91	1,87	1,83	1,77	1,73	1,69	1,66	1,63	1,60	1,58	1,58	1,57	1,56	1,55	1,42
150	3,90	3,06	2,66	2,43	2,27	2,16	2,07	2,00	1,94	1,89	1,85	1,82	1,76	1,71	1,67	1,64	1,61	1,59	1,57	1,51	1,55	1,54	1,54	1,41
175	3,90	3,05	2,66	2,42	2,27	2,15	2,06	1,99	1,93	1,89	1,84	1,81	1,75	1,70	1,66	1,63	1,60	1,58	1,56	1,55	1,49	1,53	1,52	1,39
200	3,89	3,04	2,65	2,42	2,26	2,14	2,06	1,98	1,93	1,88	1,84	1,80	1,74	1,69	1,66	1,62	1,60	1,57	1,55	1,54	1,53	1,47	1,52	1,39
250	3,88	3,03	2,64	2,41	2,25	2,13	2,05	1,98	1,92	1,87	1,83	1,79	1,73	1,68	1,65	1,61	1,58	1,56	1,54	1,53	1,52	1,51	1,50	1,37
500	3,86	3,01	2,62	2,39	2,23	2,12	2,03	1,96	1,90	1,85	1,81	1,77	1,71	1,66	1,62	1,59	1,56	1,54	1,52	1,51	1,50	1,49	1,48	1,35
1000	3,85	3,00	2,61	2,38	2,22	2,11	2,02	1,95	1,89	1,84	1,80	1,76	1,70	1,65	1,61	1,58	1,55	1,53	1,51	1,50	1,49	1,48	1,47	1,33

1 2 3 4 5 6 7 8 9 A

F-Verteilung für α = 0,01

Freiheitsgrad (Nenner)	Freiheitsgrad (Zähler)																						
	1	2	3	4	5	6	7	8	9	10	11	12	14	16	18	20	22	24	26	27	28	29	30	100
	1	2	3	4	5	6	7	8	9	10	11	12	14	16	18	20	22	24	26	27	28	29	30	100
1	4052	4999	5403	5624	5763	5858	5928	5980	6022	6055	6083	6106	6143	6170	6191	6208	6223	6234	6244	6249	6252	6257	6260	6333
2	98,5	99,0	99,2	99,3	99,3	99,3	99,4	99,4	99,4	99,4	99,4	99,4	99,4	99,4	99,4	99,5	99,5	99,5	99,5	99,5	99,5	99,5	99,5	99,5
3	34,1	30,8	29,5	28,7	28,2	27,9	27,7	27,5	27,3	27,2	27,1	27,1	26,9	26,8	26,8	26,7	26,6	26,6	26,6	26,6	26,5	26,5	26,5	26,2
4	21,2	18,0	16,7	16,0	15,5	15,2	15,0	14,8	14,7	14,6	14,5	14,4	14,3	14,2	14,1	14,0	14,0	13,9	13,9	13,9	13,9	13,9	13,8	13,6
5	16,3	13,3	12,1	11,4	11,0	10,7	10,5	10,3	10,2	10,1	9,96	9,89	9,77	9,68	9,61	9,55	9,51	9,47	9,43	9,42	9,40	9,39	9,38	9,13
6	13,8	10,9	9,78	9,15	8,75	8,47	8,26	8,10	7,98	7,87	7,79	7,72	7,60	7,52	7,45	7,40	7,35	7,31	7,28	7,27	7,25	7,24	7,23	6,99
7	12,3	9,55	8,45	7,85	7,46	7,19	6,99	6,84	6,72	6,62	6,54	6,47	6,36	6,28	6,21	6,16	6,11	6,07	6,04	6,03	6,02	6,00	5,99	5,75
8	11,3	8,65	7,59	7,01	6,63	6,37	6,18	6,03	5,91	5,81	5,73	5,67	5,56	5,48	5,41	5,36	5,32	5,28	5,25	5,23	5,22	5,21	5,20	4,96
9	10,6	8,02	6,99	6,42	6,06	5,80	5,61	5,47	5,35	5,26	5,18	5,11	5,01	4,92	4,86	4,81	4,77	4,73	4,70	4,68	4,67	4,66	4,65	4,41
10	10,1	7,56	6,55	5,99	5,64	5,39	5,20	5,06	4,94	4,85	4,77	4,71	4,60	4,52	4,46	4,41	4,36	4,33	4,30	4,28	4,27	4,26	4,25	4,01
11	9,65	7,21	6,22	5,67	5,32	5,07	4,89	4,74	4,63	4,54	4,46	4,40	4,29	4,21	4,15	4,10	4,06	4,02	3,99	3,98	3,96	3,95	3,94	3,71
12	9,33	6,93	5,95	5,41	5,06	4,82	4,64	4,50	4,39	4,30	4,22	4,16	4,05	3,97	3,91	3,86	3,82	3,78	3,75	3,74	3,72	3,71	3,70	3,47
13	9,07	6,70	5,74	5,21	4,86	4,62	4,44	4,30	4,19	4,10	4,02	3,96	3,86	3,78	3,72	3,66	3,62	3,59	3,56	3,54	3,53	3,52	3,51	3,27
14	8,86	6,51	5,56	5,04	4,69	4,46	4,28	4,14	4,03	3,94	3,86	3,80	3,70	3,62	3,56	3,51	3,46	3,43	3,40	3,38	3,37	3,36	3,35	3,11
15	8,68	6,36	5,42	4,89	4,56	4,32	4,14	4,00	3,89	3,80	3,73	3,67	3,56	3,49	3,42	3,37	3,33	3,29	3,26	3,25	3,24	3,23	3,21	2,98
16	8,53	6,23	5,29	4,77	4,44	4,20	4,03	3,89	3,78	3,69	3,62	3,55	3,45	3,37	3,31	3,26	3,22	3,18	3,15	3,14	3,12	3,11	3,10	2,86
17	8,40	6,11	5,19	4,67	4,34	4,10	3,93	3,79	3,68	3,59	3,52	3,46	3,35	3,27	3,21	3,16	3,12	3,08	3,05	3,04	3,03	3,01	3,00	2,76

Freiheitsgrad (Nenner)	Freiheitsgrad (Zähler)																							
	1	2	3	4	5	6	7	8	9	10	11	12	14	16	18	20	22	24	26	27	28	29	30	100
18	8,29	6,01	5,09	4,58	4,25	4,01	3,84	3,71	3,60	3,51	3,43	3,37	3,27	3,19	3,13	3,08	3,03	3,00	2,97	2,95	2,94	2,93	2,92	2,68
19	8,18	5,93	5,01	4,50	4,17	3,94	3,77	3,63	3,52	3,43	3,36	3,30	3,19	3,12	3,05	3,00	2,96	2,92	2,89	2,88	2,87	2,86	2,84	2,60
20	8,10	5,85	4,94	4,43	4,10	3,87	3,70	3,56	3,46	3,37	3,29	3,23	3,13	3,05	2,99	2,94	2,90	2,86	2,83	2,81	2,80	2,79	2,78	2,54
21	8,02	5,78	4,87	4,37	4,04	3,81	3,64	3,51	3,40	3,31	3,24	3,17	3,07	2,99	2,93	2,88	2,84	2,80	2,77	2,76	2,74	2,73	2,72	2,48
22	7,95	5,72	4,82	4,31	3,99	3,76	3,59	3,45	3,35	3,26	3,18	3,12	3,02	2,94	2,88	2,83	2,78	2,75	2,72	2,70	2,69	2,68	2,67	2,42
23	7,88	5,66	4,76	4,26	3,94	3,71	3,54	3,41	3,30	3,21	3,14	3,07	2,97	2,89	2,83	2,78	2,74	2,70	2,67	2,66	2,64	2,63	2,62	2,45
24	7,82	5,61	4,72	4,22	3,90	3,67	3,50	3,36	3,26	3,17	3,09	3,03	2,93	2,85	2,79	2,74	2,70	2,66	2,63	2,61	2,60	2,59	2,58	2,40
25	7,77	5,57	4,68	4,18	3,85	3,63	3,46	3,32	3,22	3,13	3,06	2,99	2,89	2,81	2,75	2,70	2,66	2,62	2,59	2,58	2,56	2,55	2,54	2,36
26	7,72	5,53	4,64	4,14	3,82	3,59	3,42	3,29	3,18	3,09	3,02	2,96	2,86	2,78	2,72	2,66	2,62	2,58	2,55	2,54	2,53	2,51	2,50	2,33
27	7,68	5,49	4,60	4,11	3,78	3,56	3,39	3,26	3,15	3,06	2,99	2,93	2,82	2,75	2,68	2,63	2,59	2,55	2,52	2,51	2,49	2,48	2,47	2,29
28	7,64	5,45	4,57	4,07	3,75	3,53	3,36	3,23	3,12	3,03	2,96	2,90	2,79	2,72	2,65	2,60	2,56	2,52	2,49	2,48	2,46	2,45	2,44	2,26
29	7,60	5,42	4,54	4,04	3,73	3,50	3,33	3,20	3,09	3,00	2,93	2,87	2,77	2,69	2,63	2,57	2,53	2,49	2,46	2,45	2,44	2,42	2,41	2,23
30	7,56	5,39	4,51	4,02	3,70	3,47	3,30	3,17	3,07	2,98	2,91	2,84	2,74	2,66	2,60	2,55	2,51	2,47	2,44	2,42	2,41	2,40	2,39	2,21
31	7,53	5,36	4,48	3,99	3,67	3,45	3,28	3,15	3,04	2,96	2,88	2,82	2,72	2,64	2,58	2,52	2,48	2,45	2,41	2,40	2,39	2,37	2,36	2,18
32	7,50	5,34	4,46	3,97	3,65	3,43	3,26	3,13	3,02	2,93	2,86	2,80	2,70	2,62	2,55	2,50	2,46	2,42	2,39	2,38	2,36	2,35	2,34	2,16
33	7,47	5,31	4,44	3,95	3,63	3,41	3,24	3,11	3,00	2,91	2,84	2,78	2,68	2,60	2,53	2,48	2,44	2,40	2,37	2,36	2,34	2,33	2,32	2,14
34	7,44	5,29	4,42	3,93	3,61	3,39	3,22	3,09	2,98	2,89	2,82	2,76	2,66	2,58	2,51	2,46	2,42	2,38	2,35	2,34	2,32	2,31	2,30	2,12
35	7,42	5,27	4,40	3,91	3,59	3,37	3,20	3,07	2,96	2,88	2,80	2,74	2,64	2,56	2,50	2,44	2,40	2,36	2,33	2,32	2,30	2,29	2,28	2,10

Freiheitsgrad (Nenner)	Freiheitsgrad (Zähler)																						
	1	2	3	4	5	6	7	8	9	10	11	12	14	16	18	20	22	24	26	27	28	29	30	100
36	7,40	5,25	4,38	3,89	3,57	3,35	3,18	3,05	2,95	2,86	2,79	2,72	2,62	2,54	2,48	2,43	2,38	2,35	2,32	2,30	2,29	2,28	2,26	2,08
37	7,37	5,23	4,36	3,87	3,56	3,33	3,17	3,04	2,93	2,84	2,77	2,71	2,61	2,53	2,46	2,41	2,37	2,33	2,30	2,28	2,27	2,26	2,25	2,06
38	7,35	5,21	4,34	3,86	3,54	3,32	3,15	3,02	2,92	2,83	2,75	2,69	2,59	2,51	2,45	2,40	2,35	2,32	2,28	2,27	2,26	2,24	2,23	2,05
39	7,33	5,19	4,33	3,84	3,53	3,30	3,14	3,01	2,90	2,81	2,74	2,68	2,58	2,50	2,43	2,38	2,34	2,30	2,27	2,26	2,24	2,23	2,22	2,03
40	7,31	5,18	4,31	3,83	3,51	3,29	3,12	2,99	2,89	2,80	2,73	2,66	2,56	2,48	2,42	2,37	2,33	2,29	2,26	2,24	2,23	2,22	2,20	2,02
50	7,17	5,06	4,20	3,72	3,41	3,19	3,02	2,89	2,78	2,70	2,63	2,56	2,46	2,38	2,32	2,27	2,22	2,18	2,15	2,14	2,12	2,11	2,10	1,91
60	7,08	4,98	4,13	3,65	3,34	3,12	2,95	2,82	2,72	2,63	2,56	2,50	2,39	2,31	2,25	2,20	2,15	2,12	2,08	2,07	2,05	2,04	2,03	1,84
70	7,01	4,92	4,07	3,60	3,29	3,07	2,91	2,78	2,67	2,59	2,51	2,45	2,35	2,27	2,20	2,15	2,11	2,07	2,03	2,02	2,01	1,99	1,98	1,78
80	6,96	4,88	4,04	3,56	3,26	3,04	2,87	2,74	2,64	2,55	2,48	2,42	2,31	2,23	2,17	2,12	2,07	2,03	2,00	1,98	1,97	1,96	1,94	1,75
90	6,93	4,85	4,01	3,53	3,23	3,01	2,84	2,72	2,61	2,52	2,45	2,39	2,29	2,21	2,14	2,09	2,04	2,00	1,97	1,96	1,94	1,93	1,92	1,72
100	6,90	4,82	3,98	3,51	3,21	2,99	2,82	2,69	2,59	2,50	2,43	2,37	2,27	2,19	2,12	2,07	2,02	1,98	1,95	1,93	1,92	1,91	1,89	1,69
125	6,84	4,78	3,94	3,47	3,17	2,95	2,79	2,66	2,55	2,47	2,39	2,33	2,23	2,15	2,08	2,03	1,98	1,94	1,91	1,89	1,88	1,87	1,85	1,65
150	6,81	4,75	3,91	3,45	3,14	2,92	2,76	2,63	2,53	2,44	2,37	2,31	2,20	2,12	2,06	2,00	1,96	1,92	1,88	1,78	1,85	1,84	1,83	1,62
175	6,78	4,73	3,90	3,43	3,12	2,91	2,74	2,61	2,51	2,42	2,35	2,29	2,19	2,10	2,04	1,98	1,94	1,90	1,87	1,85	1,74	1,82	1,81	1,60
200	6,76	4,71	3,88	3,41	3,11	2,89	2,73	2,60	2,50	2,41	2,34	2,27	2,17	2,09	2,03	1,97	1,93	1,89	1,85	1,84	1,82	1,71	1,79	1,58
250	6,74	4,69	3,86	3,40	3,09	2,87	2,71	2,58	2,48	2,39	2,32	2,26	2,15	2,07	2,01	1,95	1,91	1,87	1,83	1,82	1,80	1,79	1,77	1,56
500	6,69	4,65	3,82	3,36	3,05	2,84	2,68	2,55	2,44	2,36	2,28	2,22	2,12	2,04	1,97	1,92	1,87	1,83	1,79	1,78	1,76	1,75	1,74	1,52
1000	6,66	4,63	3,80	3,34	3,04	2,82	2,66	2,53	2,43	2,34	2,27	2,20	2,10	2,02	1,95	1,90	1,85	1,81	1,77	1,76	1,74	1,73	1,72	1,50

Stichwortverzeichnis

C

E

L

M

N

T

Die Autoren

Dr. rer. nat. Heiko A. Schiffter

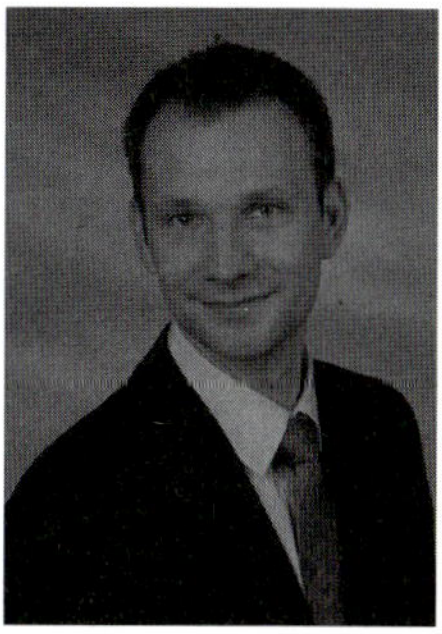

Studium der Pharmazie an der Ruprecht-Karls-Universität Heidelberg mit anschließender Promotion am Lehrstuhl für pharmazeutische Technologie und Biopharmazie der Universität Erlangen. Von 2006 bis 2008 Postdoktorat als Bellhouse Research Fellow am Department of Engineering Science der Universität Oxford in Großbritannien. Von 2008 bis 2009 Brasenose Research Fellow in Biomedical Engineering. Von 2009 bis 2012 Lecturer in Engineering Science und verantwortlich für den Bereich Drug and Vaccine Delivery am Institute of Biomedical Engineering der Universität Oxford. Seit 2012 bei der BASF SE im Bereich R & D Pharma Ingredients.

Dr. rer. nat. Andreas S. Ziegler

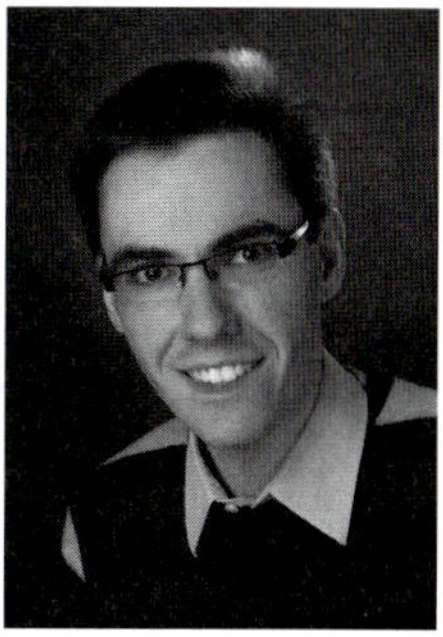

Studium der Pharmazie an der Friedrich-Alexander-Universität Erlangen-Nürnberg mit anschließender Promotion am dortigen Lehrstuhl für pharmazeutische Technologie und Biopharmazie. Seit 2005 Referent und Wissenschaftsjournalist mit den Schwerpunkten Life Science und Wissenschaftskommunikation. Seit 2007 Lehrauftrag für das Fach Pharmazeutische Technologie an der Friedrich-Alexander-Universität Erlangen-Nürnberg.